国家卫生健康委员会"十三五"规划教材

全国高等学校教材

供口腔医学类专业用

口腔材料学

第6版

主　　编　赵信义

副 主 编　孙　皎　包崇云

编　　者　（以姓氏笔画为序）

包崇云（四川大学华西口腔医学院）

朱　松（吉林大学口腔医学院）

孙　皎（上海交通大学口腔医学院）

李石保（空军军医大学口腔医学院）

李志安（武汉大学口腔医学院）

张祖太（首都医科大学附属北京口腔医院）

林　红（北京大学口腔医学院）

赵　克（中山大学光华口腔医学院）

赵信义（空军军医大学口腔医学院）

傅柏平（浙江大学医学院附属口腔医院）

程　辉（福建医科大学口腔医学院）

人民卫生出版社

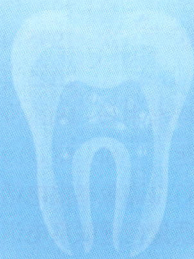

图书在版编目（CIP）数据

口腔材料学 / 赵信义主编. —6 版. —北京：人
民卫生出版社，2020
第 8 轮口腔本科规划教材配网络增值服务
ISBN 978-7-117-28400-4

Ⅰ. ①口…　Ⅱ. ①赵…　Ⅲ. ①口腔科材料－高等学校
－教材　Ⅳ. ①R783.1

中国版本图书馆 CIP 数据核字（2019）第 072455 号

| 人卫智网 | www.ipmph.com | 医学教育、学术、考试、健康，购书智慧智能综合服务平台 |
| 人卫官网 | www.pmph.com | 人卫官方资讯发布平台 |

口腔材料学
第 6 版

主　　编：赵信义
出版发行：人民卫生出版社（中继线 010-59780011）
地　　址：北京市朝阳区潘家园南里 19 号
邮　　编：100021
E - mail：pmph @ pmph.com
购书热线：010-59787592　010-59787584　010-65264830
印　　刷：北京盛通印刷股份有限公司
经　　销：新华书店
开　　本：889×1194　1/16　印张：16
字　　数：483 千字
版　　次：1995 年 10 月第 1 版　　2020 年 5 月第 6 版
　　　　　2025 年 8 月第 6 版第 11 次印刷（总第 44 次印刷）
标准书号：ISBN 978-7-117-28400-4
定　　价：58.00 元
打击盗版举报电话：010-59787491　E-mail：WQ @ pmph.com
质量问题联系电话：010-59787234　E-mail：zhiliang @ pmph.com

国家卫生健康委员会"十三五"规划教材
全国高等学校五年制本科口腔医学专业
第八轮 规划教材修订说明

1977年,卫生部召开了教材建设工作会议并成立了卫生部教材办公室,决定启动第一轮全国高等医学院校本科口腔医学专业卫生部规划教材编写工作,第一轮教材共5种,即《口腔解剖生理学》《口腔组织病理学》《口腔内科学》《口腔颌面外科学》和《口腔矫形学》。自本套教材第一轮出版40多年来,在原卫生部、原国家卫生和计划生育委员会及国家卫生健康委员会的领导下,在教育部支持下,在原卫生部教材办公室的指导下,在全国高等学校口腔医学专业教材评审委员会的规划组织下,全国高等学校五年制本科口腔医学专业教材已经过七轮修订、一轮数字化升级,形成了课程门类齐全、学科系统优化、内容衔接合理、结构体系科学的由规划教材、配套教材、网络增值服务以及数字出版组成的立体化教材格局,已成为我国唯一一套长期用于我国高等口腔医学院校教学的历史最悠久、内容最权威、结构最优化、形式最经典、质量最上乘的口腔医学专业本科精品教材。老一辈医学教育家和专家们亲切地称本套教材是中国口腔医学教育的"干细胞"教材。

2012年出版的第七轮全国高等学校本科口腔医学专业卫生部规划教材共15种,全套教材为卫生部"十二五"规划教材,全部被评为教育部"十二五"普通高等教育本科国家级规划教材。

2017年本套第八轮教材启动修订,当时正是我国进一步深化医教协同之际,更是我国医疗卫生体制改革和医学教育改革全方位深入推进之时。在全国医学教育改革发展工作会议上,李克强总理亲自批示"人才是卫生与健康事业的第一资源,医教协同推进医学教育改革发展,对于加强医学人才队伍建设、更好保障人民群众健康具有重要意义",并着重强调,要办好人民满意的医学教育,加大改革创新力度,奋力推动建设健康中国。

教材建设是事关未来的战略工程、基础工程,教材体现了党和国家的意志。人民卫生出版社紧紧抓住深化医教协同全面推动医学教育综合改革的历史发展机遇期,以全国高等学校五年制本科口腔医学专业第八轮规划教材全面启动为契机,以规划教材创新建设,全面推进国家级规划教材建设工作,服务于医改和教改。第八轮教材的修订原则,是积极贯彻落实国务院办公厅关于深化医教协同、进一步推进医学教育改革与发展的意见,努力优化人才培养结构,坚持以需求为导向,构建发展以"5+3"模式为主体的口腔医学人才培养体系;强化临床实践教学,切实落实好"早临床、多临床、反复临床"的要求,提高医学生的临床实践能力。

为了全方位启动国家卫生健康委员会"十三五"规划教材建设工作,经过近1年的调研,在国家卫生健康委员会、教育部的领导下,全国高等学校口腔医学专业教材评审委员会和人民卫生出版社于2017年启动了本套教材第八轮修订工作,得到全国高等口腔医学本科院校的积极响应。经过200多位编委的辛勤努力,全国高等学校第八轮口腔医学专业五年制本科国家卫生健康委员会"十三五"规划教材现成功付梓。

本套教材修订和编写特点如下:

1. 教材编写修订工作是在国家卫生健康委员会、教育部的领导和支持下,由全国高等医药教材建设研究学组规划,口腔医学专业教材评审委员会审定,院士专家把关,全国各医学院校知名专家教师编写,人民卫生出版社高质量出版。

2. 教材编写修订工作是根据教育部培养目标、国家卫生健康委员会行业要求、社会用人需求,在全国进行科学调研的基础上,借鉴国内外医学人才培养模式和教材建设经验,充分研究论证本专业人才素质要求、学科体系构成、课程体系设计和教材体系规划后,科学进行的。

3. 教材编写修订工作着力进行课程体系的优化改革和教材体系的建设创新——科学整合课程、淡化学科意识、实现整体优化、注重系统科学、保证点面结合。继续坚持"三基、五性、三特定"的教材编写原则,以确保教材质量。

4. 本套教材共 17 种,新增了《口腔医学人文》《口腔种植学》,涵盖了口腔医学基础与临床医学全部主干学科。读者对象为口腔医学五年制本科学生,也可作为七年制、八年制等长学制学生本科阶段参考使用,是口腔执业医师资格考试推荐参考教材。

5. 为帮助学生更好地掌握知识点,并加强学生实践能力的同步培养,本轮编写了 17 种配套教材。同时,继续将实验(或实训)教程作为教学重要内容分别放在每本教材中编写,使各学科理论与实践在一本教材中有机结合,方便开展实践教学工作,强化实践教学的重要性。

6. 为满足教学资源的多样化,实现教材系列化、立体化建设,本套教材以融合教材形式出版,将更多图片以及大量视频、动画等多媒体资源以二维码形式印在纸质教材中,扫描二维码后,老师及学生可随时在手机或电脑端观看优质的配套网络数字资源,紧追"互联网 +"时代特点。

获取网络数字资源的步骤

1 扫描封底红标二维码,获取图书"使用说明"。

2 揭开红标,扫描绿标激活码,注册 / 登录人卫账号获取数字资源。

3 扫描书内二维码或封底绿标激活码随时查看数字资源。

4 登录 zengzhi.ipmph.com 或下载应用体验更多功能和服务。

扫描下载应用

客户服务热线
400-111-8166

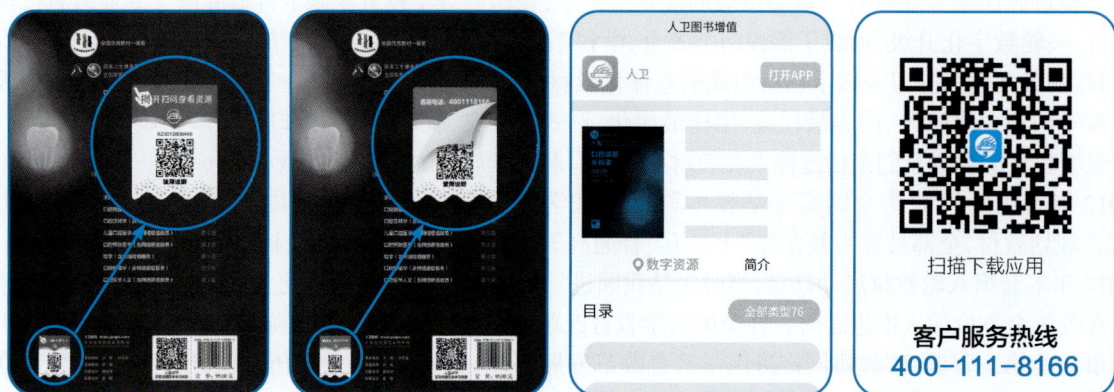

7. 本套教材采用大 16 开开本、双色或彩色印刷,彩图随文编排,铜版纸印刷。形式活泼,重点突出,印刷精美。

为进一步提高教材质量,请各位读者将您对教材的宝贵意见和建议**发至"人卫口腔"微信公众号(具体方法见附件)**,以便我们及时勘误,同时为下一轮教材修订奠定基础。衷心感谢您对我国口腔医学本科教育工作的关心和支持。

人民卫生出版社
2019 年 11 月

附件

1. 打开微信,扫描右侧"人卫口腔"二维码并关注"人卫口腔"微信公众号。
2. 请留言反馈您的宝贵意见和建议。
注意:留言请标注"口腔教材反馈 + 教材名称 + 版次",谢谢您的支持!

第八轮全国高等学校五年制本科口腔医学专业规划教材目录

序号	教材名称	版次
1	口腔解剖生理学（含网络增值服务）	第 8 版
2	口腔组织病理学（含网络增值服务）	第 8 版
3	口腔颌面医学影像诊断学（含网络增值服务）	第 7 版
4	口腔生物学（含网络增值服务）	第 5 版
5	口腔临床药物学（含网络增值服务）	第 5 版
6	口腔材料学（含网络增值服务）	第 6 版
7	牙体牙髓病学（含网络增值服务）	第 5 版
8	口腔颌面外科学（含网络增值服务）	第 8 版
9	口腔修复学（含网络增值服务）	第 8 版
10	牙周病学（含网络增值服务）	第 5 版
11	口腔黏膜病学（含网络增值服务）	第 5 版
12	口腔正畸学（含网络增值服务）	第 7 版
13	儿童口腔医学（含网络增值服务）	第 5 版
14	口腔预防医学（含网络增值服务）	第 7 版
15	殆学（含网络增值服务）	第 4 版
16	口腔种植学（含网络增值服务）	第 1 版
17	口腔医学人文（含网络增值服务）	第 1 版

中国医学教育题库(口腔医学题库)

序号	题库名称	题量	
		一类试题*	二类试题**
1	口腔解剖生理学	2 000	6 000
2	口腔组织病理学	2 000	6 000
3	口腔颌面医学影像诊断学	900	2 700
4	口腔生物学	800	2 400
5	口腔临床药物学	800	2 400
6	口腔材料学	900	2 700
7	牙体牙髓病学	2 500	7 500
8	口腔颌面外科学	3 000	9 000
9	口腔修复学	3 000	6 000
10	牙周病学	1 000	3 000
11	口腔黏膜病学	800	2 400
12	口腔正畸学	1 500	4 500
13	儿童口腔医学	1 000	3 000
14	口腔预防医学	800	2 400
15	殆学	800	2 400
16	口腔种植学	800	2 400

  * 一类试题:包含客观题与主观题,试题经过大规模实考测试,参数稳定,试题质量高,保密性强,主要为各院校教务管理部门提供终结性教学评价服务,适用于组织学科期末考试、毕业综合考试等大型考试。

  ** 二类试题:包含客观题与主观题,题型丰富,覆盖知识点全面,主要为教师提供日常形成性评价服务,适用于日常教学中布置课前预习作业,开展课堂随堂测试,布置课后复习作业以及学生自学、自测、自评等。

前　言

供全国高等医学院校口腔医学专业本科教学的《口腔材料学》教材，自从 1995 年第 1 版出版以来，到目前已经出版了 6 版。从第 5 版开始，本教材在章节架构上进行了较大的调整，以材料在临床的用途进行划分章节，目的是使材料学的教学紧密联系临床实际，更好地用于教学和学生学习。经过 5 年的使用，获得了很好的效果和反响。

近年来，以网络技术为主的现代信息技术高速发展，改变了人们教育和学习的方式，传统的纸质教材面临现代信息传播技术的挑战。人民卫生出版社顺应时代潮流，提出在第八轮口腔本科规划教材中融入网络信息技术，编写出版附有二维码的融合式教材，通过二维码链接出版社的数字资源。通过手机扫描书中二维码即可观看与书中内容相关的数字资源（图片、视频、动画、文本），解决传统纸质版教材呈现手段单一的问题，以丰富教材内容，辅助教学，提高学生学习效率。

在文字方面，第 6 版《口腔材料学》保持了第 5 版的章节架构，内容方面进行了更新，特别是近几年发展较快的口腔材料，例如复合树脂、粘接材料、氧化锆全瓷修复材料和植入材料，均进行了更新和补充，以满足于临床应用的需要。另外，一些口腔材料的名称在不同的学科间存在不一致现象，给学生的学习带来负面影响，为此第 6 版教材对一些材料的名称进行了规范，主要参照了我国医药行业标准中相关材料的名称。为了加强口腔材料学的实验课教学、便于实验课的实施，第 6 版教材仍然保留了第 5 版的第十七章内容，并对内容进行了修订。

第 6 版《口腔材料学》可能还存在许多不完善和不尽合理的地方，内容方面也难免出现一些遗漏和错误，我们热诚希望广大师生和口腔医务工作者提出批评和建议，为进一步提高和完善教材共同努力。

赵信义

2019 年 12 月

目　录

>> 学习要点

掌握口腔材料学的学习目的和要求，了解口腔材料的发展历史及口腔材料的管理。

人体口腔颌面部的软硬组织，特别是牙齿硬组织，在正常的生理活动中，会因为疾病、创伤、生理退化等因素导致组织缺损或缺失，影响口腔组织器官形态的完整，进而影响其功能的正常行使，或者影响口腔颌面部的美观。因此需要对缺损或缺失的软硬组织进行人工修复，恢复其外形和功能。到目前为止，修复这些缺损或缺失的材料主要是人工合成的材料或其组合物，这些材料被称为口腔材料（dental materials）。口腔材料还包括制作这些修复体过程中使用的一些辅助材料。

临床上使用的口腔材料绝大多数需要医师进行进一步的加工成形，以制备出能恰当修复缺损或缺失的修复体。因此口腔临床医务工作者应当对其所使用的材料有充分的认知，这样才能制备出合格的修复体。口腔材料学（science of dental materials）是将材料科学与口腔医学结合在一起的一门界面学科，它是口腔医学专业的基础课程，主要内容包括口腔医学应用的各种人工材料的种类、性能特点、用途和应用中应当注意的问题。其内容丰富、知识广泛，不仅包括口腔医学的内容，还涉及物理学、化学、工程学、信息科学以及生物医学基础与临床的内容。

一、口腔材料学的地位

口腔材料学在口腔医学中占有重要的地位。纵观历史，口腔医学的发展，特别是口腔修复医学的发展，在很大程度上依赖于口腔材料的发展。新材料在口腔医学的应用往往带动了口腔修复技术的发展，口腔修复技术的改进反过来又会对材料提出新的要求，进而促进了口腔材料的发展。可以说，口腔医学，特别是口腔修复医学一些重要发展都与口腔材料的进步息息相关。

二、口腔材料学的发展

口腔材料具有悠久的应用历史。人类在很早的时候就尝试用材料修复牙齿缺损及缺失。金是使用最早的牙齿修复材料之一，早在公元前 700 年至公元前 500 年，罗马人便开始使用金冠和桥体修复牙齿。公元 1 世纪罗马的 Celsus 在拔除龋齿之前，曾用棉绒、铅和其他物质充填大的龋洞，以防在拔牙过程中牙齿破碎，这可能是最早的龋洞充填材料。我国苏恭著的《唐本草》（公元659 年）中就有银膏的记载。李时珍所著的《本草纲目》（公元 1578 年）对此进行了更加详细的描述。银膏的主要成分是银、汞和锡，与现代的银汞合金很相似。

有文献记载，早在 1480 年意大利人 Johannes Arculanus 已经开始使用金箔充填牙齿龋洞，这是牙齿修复领域中的一大进步。到 18 世纪，牙科学已取得了许多进步。Pierre Fauchard 在 1728 年出版的著作中描述了他那个时代牙科使用的材料和方法，包括手术过程和义齿制作过程，以及用作充填材料的铅、锡和金，用封闭蜡、松节油和白柯巴脂组成的水门汀混合物等。1746 年 Claude Mouton 的著作中提到了用锻模将一片金属锻制成金壳冠的技术，以及使用金卡环而不是结扎丝来固定义齿。1756 年 Pfaff 描述了用蜡在口内取印模的方法，并使用熟石膏灌注模型。1770 年 Jean Darcet 开始将低熔点合金用于牙科。1788 年法国牙科医生 Nicholas Dubois de Chemant 首次

图片：ER1-1
Celsus

图片：ER1-2
Pierre Fauch-ard 的著作

学习笔记

1

展示了一种有陶瓷人工牙的全口义齿，并写了一本描述烤瓷的书，这一技术被认为是牙科历史的最重要的事件，它标志着牙科实践修复技术科学改造的开始。约在1806~1808年间，一位居住在巴黎的意大利牙科医生Guiseppangelo Fonzi因制作了第一个连有铂环的烤瓷单个牙而名噪一时。他也因为通过使用金属氧化物制作出26种色泽烤瓷而名声大振。

1826年巴黎的O.Taveou公布了一种由银和汞结合而形成的"银膏"——银汞合金，这是西方牙科银汞合金的起始。1852年欧洲开始使用氯氧锌水门汀充填牙齿龋坏。1840年以前的欧洲，人工瓷牙在迈向完善的方向上取得了相当大的进步。1840年世界上第一个全国性牙科协会美国牙外科协会建立，其早期行动之一是禁止其成员使用银汞合金修复牙齿缺损。然而这一禁令客观上促进了对银汞合金的性质和改进的研究。经过多年研究后，性能良好的银汞合金被研制出来，并使其最终成为所有修复材料中最受欢迎、应用最广的牙齿修复材料。

1855年牙科医生开始用硫化硬橡胶通过模型翻制方法制作义齿基托。虽然硫化硬橡胶作为义齿基托并不是最理想的，但是它彻底改变了以前通过雕刻象牙来制作义齿的方法。1869年赛璐珞被用作义齿基托材料，成为硬橡胶的一种替代物。然而，直到80年后（1937年），一种替换硬橡胶且令人满意的义齿基托材料出现，它就是聚甲基丙烯酸甲酯树脂材料。

显然，现代所采用的许多修复材料及其辅助材料，在过去都曾经被使用过，但是有关它们的科学原理和性能评价等系统性研究直至20世纪以后才得以建立。进入20世纪以来，口腔材料发展的特点是对各种已被应用或曾被应用的材料进行科学的研究和改进，解决材料在应用中暴露出的问题，建立口腔材料的质量标准和市场准入制度。

1937年出现的热固化聚甲基丙烯酸甲酯基托材料及其应用技术是义齿修复史上的重大进步，也是合成高分子材料在口腔医学领域应用的最早实例。20世纪50年代出现了室温固化聚甲基丙烯酸甲酯基托材料，用于义齿修复。20世纪60~70年代是口腔材料大发展的年代。20世纪60年代聚羧酸锌水门汀问世，1971年英国学者Wilson综合了硅水门汀和聚羧酸水门汀的优点而开发出玻璃离子水门汀，为牙齿缺损修复开创了一种全新的材料。1963年美国学者Bowen合成了Bis-GMA树脂，并研制了用于牙齿充填修复的自凝复合树脂材料。20世纪70年代光固化复合树脂面世，奠定了复合树脂广泛应用的基础。发展到今天，玻璃离子水门汀和光固化复合树脂已成为口腔医学广泛应用的牙齿缺损修复材料。

口腔材料在20世纪60年代另一项重要进展是解决了基底合金与罩面烤瓷之间热膨胀和冷收缩的匹配问题，这一进步极大地提高了瓷-金属间的牢固结合，从而为金属熔附烤瓷的广泛应用扫清了障碍。

20世纪50年代后期开始，瑞典学者Brånemark等对纯钛与骨组织的结合进行了长期的观察研究，发现纯钛与骨组织能够形成牢固结合，提出了骨结合（osseous integration）的概念，这为之后纯钛人工牙种植体的广泛应用奠定了基础。

我国学者邱立崇和薛淼等在20世纪60年代初期开展了以铸造18-8铬镍不锈钢代替金合金用于制作义齿的系统研究，并建立了相应的应用技术，在世界上较早地广泛推广了铸造非贵金属义齿的应用。

进入21世纪以来，随着计算机科学和精密加工技术的发展，口腔材料的加工成形技术发生了革命性的改变，突出表现在计算机辅助设计与制造技术（computer aided design/computer aided manufacturing，CAD/CAM）在口腔材料加工成形上的广泛应用，使得传统口腔材料的加工成形快速化、网络化、椅旁化，使得口腔临床能够为患者快速修复牙齿缺损、缺失。

虽然口腔材料的应用有着悠久的历史，但是口腔材料学作为一门独立的学科，是从20世纪开始形成的。1900年以前只有为数极少的人专门从事口腔材料的研究工作，而目前世界上已经有相当数量的具备口腔医学、物理学、化学、工程学等专业知识、训练有素的专门人才从事这一领域的研究和教学工作。

我国的口腔材料学的快速发展始于20世纪70年代末。20世纪80年代中期我国成立了全国性的口腔材料学组织——中华医学会口腔学会口腔材料学组，90年代中期升级为中华口腔医学会口腔材料专业委员会。1995年我国第一本供全国高等医药院校口腔医学专业用的教材《口腔材料

图片：ER1-3
Bowen

图片：ER1-4
Bis-GMA树脂
分子结构示意
图

图片：ER1-5
Brånemark

学》在陈治清教授主编下出版发行,这标志着口腔材料学在我国口腔医学体系中的地位的完全建立。目前我国的口腔材料学已成为与口腔颌面外科学、口腔修复学、口腔正畸学、牙体牙髓病学、口腔病理学、口腔解剖生理学、儿童口腔医学、预防口腔医学、口腔医学影像诊断学等并列的学科之一。

三、口腔材料的分类

口腔材料是生物医学材料中的一大类。临床上应用的口腔材料种类繁多,使用情况及状态也不尽相同。为了学习、理解的方便,需要对其分类。不同的视角有不同的分类,通常有以下几种分类方法:

(一)按材料性质分类

可分为有机高分子材料、无机非金属材料和金属材料三大类。

(二)按材料用途分类

可分为制作各种修复体的修复材料和制作修复体过程中使用的辅助材料两大类,前者通常较长时间地接触患者人体组织,后者通常不接触或短暂接触患者人体组织。

1. **修复材料** 包括牙齿缺损充填修复材料、根管充填材料、义齿材料、口腔软硬组织粘接材料、口腔植入材料等。

2. **辅助材料** 包括印模材料、模型材料(包括蜡型材料)、铸造包埋材料、磨平抛光材料及其他辅助材料。

为突出各种材料的用途及临床应用顺序,加强临床联系,便于教学实施,本教材主要按照材料的用途进行大的分类,编排顺序按照先基础、后应用,先牙齿缺损充填修复材料、后义齿修复材料的原则进行。

四、口腔材料的管理及质量标准

口腔材料是直接或间接应用于人体的材料,为了保证人身安全,需要对口腔材料的质量进行控制,确保其安全、有效。管理上口腔材料归属于医疗器械。我国对医疗器械实行产品生产注册制度,即口腔材料需要在政府有关部门注册批准后才能进入市场。

从风险管理的角度,医疗器械分为三类:第一类是指通过常规管理足以保证其安全性、有效性的医疗器械,属于低风险产品,境内一类产品由市级人民政府药品监督管理部门审查批准。第二类是指对其安全性、有效性应当加以控制的医疗器械,属于中等风险产品,通常由省、自治区、直辖市人民政府药品监督管理部门审查批准。第三类医疗器械是指植入人体;用于支持、维持生命;对人体具有潜在危险,对其安全性、有效性必须严格控制的医疗器械,属于高风险产品,由国家食品药品监督管理局审查批准。根据口腔材料与组织的接触方式及时间长短,口腔材料也分为上述三类。

口腔材料的质量控制主要体现在口腔材料的标准上。口腔材料的标准是指口腔材料的质量规范或者口腔材料性能测试方法的规范,是评价口腔材料性能的技术性文件。当口腔材料的质量标准发布并实施后,材料的出厂质量必须达到标准的要求方可出厂,政府管理部门也是参照标准对口腔材料进行质量监管。口腔材料性能测试方法的标准也为研究口腔材料性能提供了标准的研究方法,使不同的研究者的研究结果可以互相比较。

医疗器械的标准,包括口腔材料的标准,通常分为五个层次:国际标准化组织(International Standard Organization,ISO)颁布的标准、国家颁布的标准(GB)、医药行业颁布的标准(YY)、团体颁布的标准和企业颁布的标准。ISO下属的第106"牙科学"技术委员会(ISO/TC 106 Dentistry)负责口腔领域国际标准的制定和修订。我国口腔材料和器械设备标准化技术委员会(SAC/TC 99)负责我国口腔材料国家标准和行业标准的制定和修订工作。目前我国有关口腔材料的国家标准和医药行业标准数量已达80余项。

五、本教材的范围和目的与要求

口腔材料学是涉及材料内部结构及材料性能与其应用之间依存关系的一门科学。本书的第

图片:ER1-6 口腔材料学第一版

学习笔记

二章中简明介绍了材料学的一些基本知识，目的是为后面学习和理解各种口腔材料的组成、性能特点及应用过程奠定基础，有助于学生理解后面章节的内容。第三章介绍了表征口腔材料性能的指标的概念以及口腔材料性能评价和测试的概念和基本原理。第四章至第八章主要介绍了用于牙齿缺损充填修复的材料。第九章至第十四章主要介绍了涉及义齿制作的材料。第十五章介绍了口腔常用的植入材料。第十六章介绍了口腔其他辅助材料。为了教学方便，本教材最后一章增加了口腔材料学实验指导。

口腔材料学的许多知识来源于诸如材料学、物理学、化学、冶金学以及材料工艺学这样的科学，实际上所有的工程应用科学对本学科的发展都发挥了积极作用。同时，人们也越来越认识到，口腔材料最终是用于人体的，不能把材料的生物学性能与理化、力学性能分割开来。在设计与制备、选择与使用口腔材料时，必须首先考虑到材料的生物学特性能否满足要求，这是口腔材料能否应用的先决条件。

本教材的目的在于通过介绍口腔材料的基本理化、力学、生物学性质及其操作性能特点，力图将学生在基础课程中所学的物理学、化学等知识与口腔临床知识相结合，为合理、有效地利用口腔材料和设计制作出完美的修复体提供理论依据。

本教材适用于口腔医学专业五年制本科教学，也兼顾了长学制（七年制、八年制）的教学。

对于口腔医学专业的学生来说，在未来的口腔临床医疗工作中，针对具体患者的牙齿缺损、缺失情况及患者的经济状况，需要选择适合于患者的最佳修复材料，并且要将选择的材料正确的应用成形，以获得最佳的修复效果。因此，学生们需要掌握每种用途的材料种类、每种材料的性能特点以及影响材料性能的因素，特别是与临床操作有关的影响因素。因此，在学习本门课程过程中，应当从各种材料的化学组成、结构入手，探讨材料的物理、力学、化学和生物性能，充分理解为什么材料会具有某种特性或某种反应，这种特性对材料的应用有什么影响，以及用怎样的手段和技术才能达到满意的临床效果等。

（赵信义）

参考文献

1. 薛淼. 口腔生物材料学. 上海：世界图书出版公司, 2006

2. 徐恒昌. 口腔材料学. 北京：北京大学医学出版社, 2005

3. ROBERT G C, JOHN M P. 牙科修复材料学. 赵信义, 易超, 译. 西安：世界图书出版公司, 2006

4. 李刚, 滕洪安, 张治. 中国口腔医学史. 天津：天津科学技术出版社, 1989

5. 周学东, 唐洁, 谭静. 口腔医学史. 北京：人民卫生出版社, 2014

6. SAKAGUCHI R L, POWERS J M. Craig's Restorative dental materials.13th ed.St Louis: Mosby, 2012

7. ANUSAVICE K J, SHEN C Y, RAWLS H R. Phillips' Science of dental materials.12th ed. St.Louis: Elsevier Saunders, 2013

8. MCCABE J F, WALL A.Applied dental materials.9th ed.Kluwer: Wiley-Blackwell Co., 2008

9. GLADWIN M, BAGBY M.Clinical aspects of dental materials: theory, practice and cases.2nd ed.USA: Lippincott Williams & Wilkins, 2004

10. RING M E.Dentistry: An illustrated history.New York: Harry N Abrams Co., 1992

材料是人类生活的基础。口腔医学使用许多材料来修复牙齿缺损、缺失。人们使用的材料可分为四大类，即无机非金属材料（主要是陶瓷材料）、金属材料、高分子（聚合物）材料和上述三种材料相互复合而成的复合材料，这四大类材料构成现代材料科学的四大支柱。材料的性能极大地影响着材料的用途和使用效果，而决定材料性能的最根本因素是组成材料的各元素的原子结构，原子间的相互作用、相互结合，原子或分子在空间的排列分布和运动规律，以及原子集合体的形貌特征等。因此，了解材料的结构对于学习口腔材料学有重要的意义。

第一节　材料的微观结构

一切物质是由无数微粒按一定的方式聚集而成。这些微粒可以是分子、原子或离子。当两个或多个原子形成分子或固体时，原子通过结合键可构成分子，原子之间或分子之间也靠结合键聚结成固体状态。物质在原子、分子层次上的结构称为微观结构。材料的许多物理性质，如强度、硬度、弹塑性、导热性等，都与材料的微观结构有密切的关系。

一、原子间结合键

原子间结合键可分为化学键（chemical bond）和物理键（physical bond）两大类。化学键为主价键（primary bond），结合力较强，包括金属键、离子键和共价键；物理键为次价键（secondary bond），结合力较弱，包括范德瓦耳斯力和氢键。

1. **离子键（ionic bond）**　离子键是由电子转移（失去电子者为阳离子，获得电子者为阴离子）形成的。即阳离子和阴离子之间由于静电引力所形成的化学键。离子既可以是单离子，如 Na^+、Cl^-，也可以由原子团形成，如 SO_2^{-4}、NO^{-3} 等。离子键的作用力强，无饱和性，无方向性。

2. **共价键（covalent bond）**　两个或多个原子共同使用它们的外层电子，在理想情况下达到电子饱和的状态，由此组成比较稳定的化学结构叫做共价键。共价键具有饱和性和方向性，饱和性决定了各种原子形成分子时相互结合的数量关系，方向性决定着分子的构形。当共价键中共用的电子对是由其中一原子独自提供时，称为配位共价键或配位键（coordinate bond），它是一种特殊的共价键。

3. **金属键（metallic bond）**　主要存在于金属中。在金属晶体中，金属原子把它们的价电子贡献出来形成电子云，贡献后的正离子沉浸在电子云中，依靠运动于其间的公有化自由电子的静电作用相结合，这种结合方式称为金属键。金属键没有方向性和饱和性，所以当金属的两部分发生相对位移时，金属的正离子始终被包围在电子云中，从而保持着金属键结合，这样金属就能经受变形而不断裂，具有良好的延展性。

金属的很多特性与金属键有关。例如金属键的电子可以自由移动，使金属具有良好的导电和导热性；金属的熔点、沸点随金属键的强度而升高；金属的力学性能也与金属键的强度有关。

4. 范德瓦耳斯（van der Waals）力　范德瓦耳斯力就是分子间作用力，其实质上是一种电性的吸引力。根据来源不同又可分为：①色散力：瞬时偶极之间的电性引力；②取向力：固有偶极之间的电性引力；③诱导力：诱导偶极与固有偶极之间的电性引力。范德瓦耳斯力键能较小，没有饱和性和方向性，而且随分子间距离的增大而迅速减小。

5. 氢键（hydrogen bond）　氢原子与电负性的原子 X 共价结合时，共用的电子对强烈地偏向 X 的一边，使氢原子带有部分正电荷，能再与另一个电负性高而半径较小的原子 Y 结合，形成的 X—H⋯Y 型的键，即氢键。氢键具有饱和性和方向性，能使物质的熔点、沸点、溶解度增加。

氢键通常是物质在液态时形成的，但形成后有时也能继续存在于某些晶态甚至气态物质之中。分子间有氢键的液体，一般黏度较大，例如甘油、磷酸、浓硫酸等多羟基化合物。

二、固体结构

物质通常有三种聚集状态：气态、液态和固态。自然界中的固态物质，除少数（如普通玻璃、松香、石蜡等）是非晶体（amorphous solid）外，绝大多数都是晶体（crystal），如金属、合金、硅酸盐，大多数无机化合物和有机化合物，甚至植物纤维都是晶体。晶体物质内部的微粒（原子、分子或离子）以周期性重复方式在三维空间作有规律排列，即长程有序，而非晶体物质的微粒是无规则排列的，即长程无序。

（一）晶体

晶体物质分为单晶体和多晶体。单晶体（single crystal）内微粒按同一取向排列，是由一个核心（称为晶核）沿各个方向均匀生长而成的。单晶体大多具有规则的多面体外形，如水晶、食用冰糖、食盐颗粒、雪花、氧化铝单晶。单晶体具有各向异性（anisotropy），即晶体的光、电、力、热等物理性质在不同方向上是不同的。晶体物质具有固定的熔点。

多晶体（polycrystal）通常由许多小晶粒（单晶颗粒）无序聚集而成（图2-1），晶粒与晶粒之间的界面称为晶界，晶界处原子排列为适应两晶粒间不同晶格位向的过渡，总是不规则的（图2-2）。尽管每一晶粒是各向异性的，但由于晶粒排列杂乱，各向异性互相抵消，使整个多晶体表现为各向同性（isotropic）。多晶体没有规则的外形。

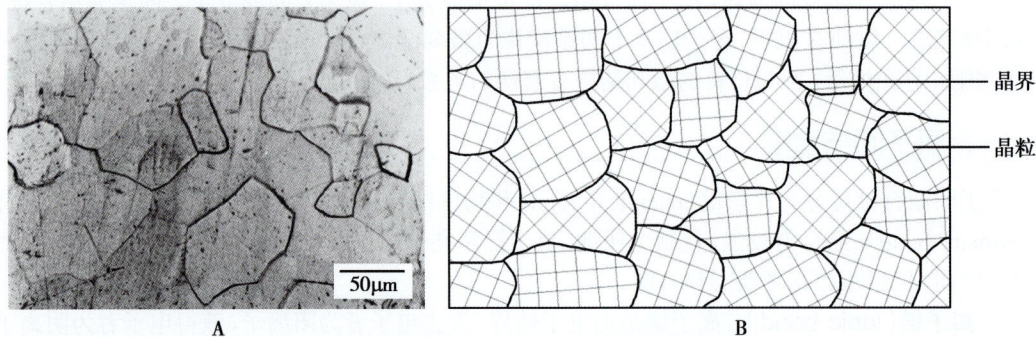

图片：ER2-1
氢键示意图

图片：ER2-2
氧化铝单晶

学习笔记

图2-1　多晶体晶粒（A）及其聚集示意图（B）

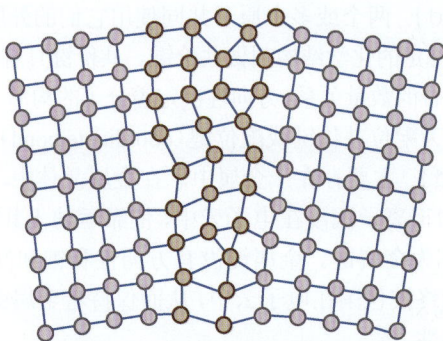

图2-2　晶界处晶格扭曲、变形

金属及其合金大多为多晶体。陶瓷材料晶体一般比较复杂。尽管大多数陶瓷材料可进行结晶，但也有一些是非晶体，这主要是指玻璃和硅酸盐结构。

聚合物也有晶态和非晶态之分。大多数聚合物容易得到非晶结构，结晶只起次要作用。

1. 晶格、晶胞及晶格参数　为了便于理解，把微粒（原子、分子或离子）看成是一个小球，则晶体就是由这些小球有规律堆积而成的物体（图2-3A）。为了形象地表示晶体中原子排列的规律，可以将微粒简化成一个结点，用假想的线将这些结点连接起来，构成有明显规律性的空间格架，即晶格（crystal lattice）（图2-3B）。

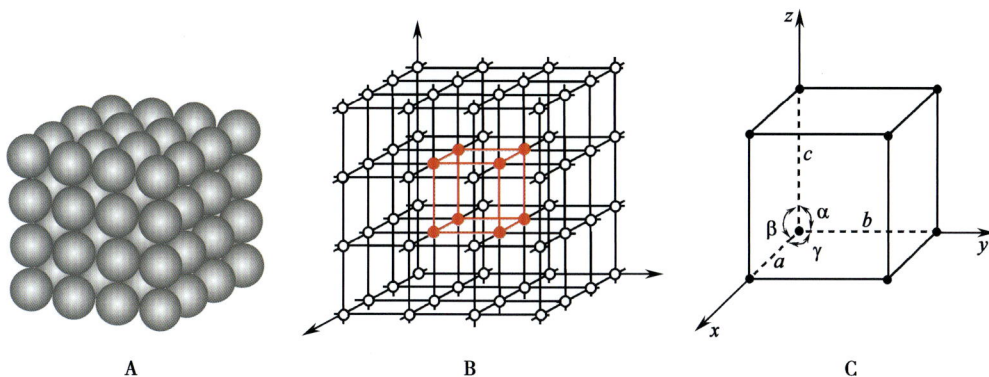

图2-3　晶格和晶胞的示意图
A. 晶体　B. 晶格　C. 晶胞

由于晶体中微粒排列的规律性，因此我们可以从晶格中取出一个最基本的几何单元来表达它的排列特征。如图2-3C所示，是简单立方晶格最基本的几何单元，它在空间各方向的重复排列就构成了简单立方晶格。我们把这种组成晶格的基本几何单元称为"晶胞"（unit cell）。

晶胞的大小和形状以晶胞的三个边长 a、b、c 及其三个夹角 α、β、γ 来表示（图2-3C），这些数据就是晶格参数。图2-3C所示的简单立方晶胞，其晶格参数 $a=b=c$，且 $\alpha=\beta=\gamma=90°$。

根据晶格参数，通常可以将晶体分为七种不同的晶系（型）。表2-1列出了这七种晶系（型）及相应的布拉菲点阵（图2-4）。

表2-1　七种晶系（型）及相应的布拉菲点阵

晶系	布拉菲点阵	棱边长度和夹角	与图2-4中对应的编号
立方	简单立方	$a=b=c$，$\alpha=\beta=\gamma=90°$	A
	体心立方		B
	面心立方		C
四方	简单四方	$a=b\neq c$，$\alpha=\beta=\gamma=90°$	D
	体心四方		E
菱方	简单菱方	$a=b=c$，$\alpha=\beta=\gamma\neq90°$	F
六方	简单六方	$a=b$，$\alpha=\beta=90°$，$\gamma=120°$	G
正交	简单正交	$a\neq b\neq c$，$\alpha=\beta=\gamma=90°$	H
	底心正交		I
	体心正交		J
	面心正交		K
单斜	简单单斜	$a\neq b\neq c$，$\alpha=\beta=90°\neq\gamma$	L
	底心单斜		M
三斜	简单三斜	$a\neq b\neq c$，$\alpha\neq\beta\neq\gamma\neq90°$	N

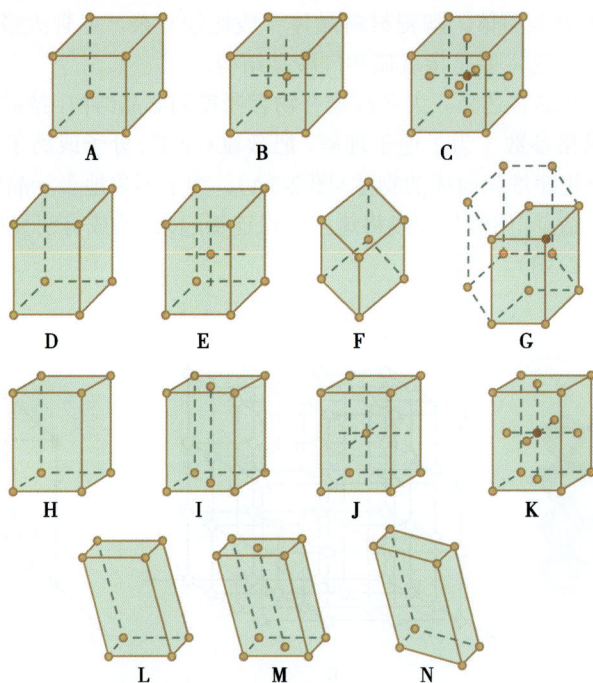

图2-4　14种布拉菲点阵的晶胞

2. 晶型转变　一些晶体在固态下随温度或压力的改变，还会发生晶型转变，即由一种晶格结构转变为另一种晶格结构。晶型转变的温度称为转变点，也称相变点。例如，液态纯铁在1 538℃进行结晶，得到具有体心立方晶格的δ-Fe。继续冷却到1 394℃时发生晶型转变，成为面心立方晶格的γ-Fe。再冷却到912℃时又发生一次同素异构转变，成为体心立方晶格的α-Fe。δ-Fe、γ-Fe、α-Fe均是纯铁的同素异构晶体。通常将这些同素异构晶体依温度由低到高命名为α、β、γ、……。

晶型转变时往往伴随着体积变化，因为不同晶型内部微粒排列密度不同，密度的变化导致体积变化。例如氧化锆晶体从高温冷却至2 680℃时从立方晶型转变为四方晶型，进一步降温到1 170℃时四方晶型的氧化锆转变为单斜晶型的氧化锆，伴随着3%～5%的体积膨胀。

在高温晶型中加入一些元素或物质可以显著降低晶型转变的温度，能将高温晶型保持至室温。例如在氧化锆晶体中添加一些Y_2O_3或其他稀土氧化物后，由于这些氧化物的阳离子半径与锆离子相近，它们能与氧化锆的各种异构晶体形成置换固溶体，显著降低晶型转变的温度，特别是大大地降低四方晶型向单斜晶型转变的温度，可以将氧化锆的四方晶型保持到室温下，形成亚稳态四方晶型氧化锆。室温下处于亚稳态的四方晶型氧化锆在受到一定的应力时能迅速转变为单斜晶型。

晶型转变在材料学中有广泛的应用。例如口腔铸造包埋材料利用石英晶型转变过程中产生的体积膨胀来补偿铸造金属的体积收缩。Y_2O_3部分稳定氧化锆陶瓷利用室温下亚稳态的四方晶型氧化锆受力时向单斜晶型转变时所产生的体积膨胀来弥合裂纹，从而增韧陶瓷。

（二）非晶体

非晶体是指组成物质的微粒（原子、分子或离子）不呈空间有规则周期性排列的固体，具有近程有序，但不具有长程有序。它的物理性质在各个方向上是相同的，即各向同性。它没有一定规则的外形，如玻璃、松香、石蜡、无定型碳及某些聚合物等。熔化时非晶体无明显熔点，只存在一个软化温度范围。图2-5是石英晶体和石英玻璃中氧原子和硅原子排列示意图。

非晶体实际上是从一种过冷状态液体中得到的。过冷液态的原子排列方式保留至固态，所以有人把非晶体叫做"过冷液体"或"流动性很小的液体"。

一种物质是否以晶体或以非晶体形式出现，还需视外部环境条件和加工制备方法而定，晶态与非晶态往往是可以互相转化的。

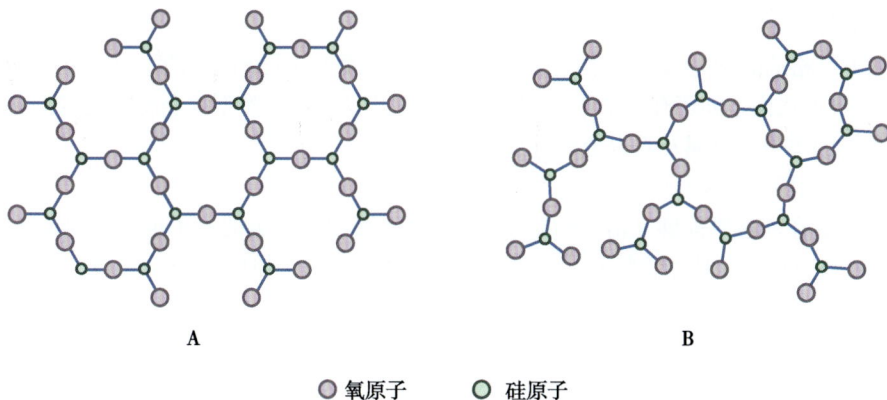

○ 氧原子　　○ 硅原子

图2-5　石英晶体（A）中氧原子和硅原子规则排列，而石英玻璃（B）中氧原子和硅原子排列不规则

（赵信义）

第二节　金属材料基本知识

金属（metal）材料包括纯金属和合金（alloy），纯金属由单一金属元素组成，而合金是由两种或两种以上的金属元素或金属元素与非金属元素熔合在一起所组成的具有金属特性的物质，例如生铁是主要由铁和碳元素组成的合金。纯金属获得困难、品种少、力学性能低。口腔医学应用的金属材料大多数是合金，制成合金的目的是改善金属的各种性能。合金通常以其所含主要元素来命名，例如金合金、钴铬合金。

一、金属的结构

金属材料中的金属原子主要通过金属键结合在一起，并规则地排列形成晶体结构。通常固态金属绝大多数是多晶体物质，结构上是由许多微小晶粒组成（图2-1）。

（一）纯金属的晶体结构

纯金属中最常见的晶体结构有体心立方结构、面心立方结构和密排六方结构（图2-6）。前两者属于立方晶系，后者属于六方晶系。

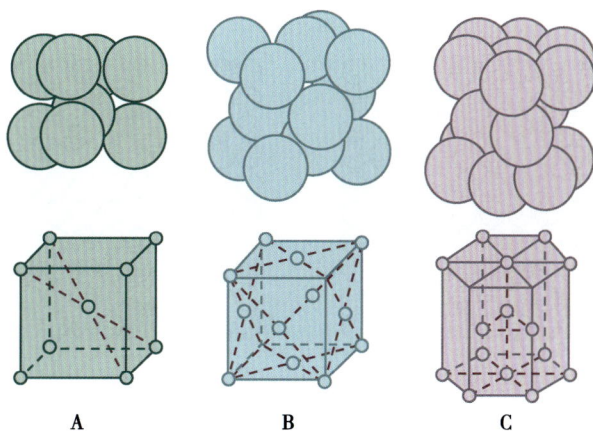

图2-6　三种常见金属晶格示意图

A. 体心立方晶格　B. 面心立方晶格　C. 密排六方晶格

体心立方晶格的晶胞为正立方体，立方体的 8 个顶角和立方体中心各有 1 个原子（图2-6A）。属于这种晶格类型的金属有 α- 铁、铬、钼、钒、β- 钛等。

面心立方晶格的晶胞主体也是由 8 个原子构成的立方体，但立方体的 6 个面心上还各有 1 个原子（图2-6B）。属于这种晶格类型的金属有 γ-Fe、铝、铜、镍、银、铂、金等，这类金属具有良好的

学习笔记

可塑性和延展性。

密排六方晶格的晶胞为六方柱体,在六棱柱的十二个顶角及上下底面的中心各有一个与相邻晶胞共有的原子,两底面之间还有三个原子(图2-6C)。属于这种晶格类型的金属有镁、锌、铍和镉等。

金属晶格的类型与金属及其合金的性质有密切关系。

(二)合金的晶体结构

合金中元素在液态时能够互溶,形成均匀的溶体。凝固后合金的原子也是规则地排列成晶体结构,根据合金中相的晶体结构特点,可以将其分为固溶体和金属间化合物两类。相是指金属组织中化学成分、晶体结构和物理性能相同的结构组分。

1. 固溶体(solid solution) 一种元素均匀地溶解于另一种元素的晶体相中而形成的固体称为固溶体。与液体溶液相同,固溶体中的原子也有溶剂和溶质之分,溶质原子溶入溶剂原子所形成的晶格结构中,构成了固溶体的合金结构。根据溶质原子在溶剂晶格中所处位置不同,固溶体又分为置换固溶体和间隙固溶体两种。

(1)置换(substitutional)固溶体:溶质原子占据溶剂晶格某些结点位置而形成的固溶体(图2-7)。在置换固溶体中,溶质原子呈无序分布的称为无序(disordered)固溶体(图2-8A),溶质原子呈有序分布的称为有序(ordered)固溶体(图2-8B)。固溶体从无序到有序的转化过程称为固溶体的有序化,有序化将使固溶体的性能发生很大变化,通常能显著提高合金的硬度和强度。有序固溶体的形成常被用来增强铸造口腔修复体,特别是金基合金。

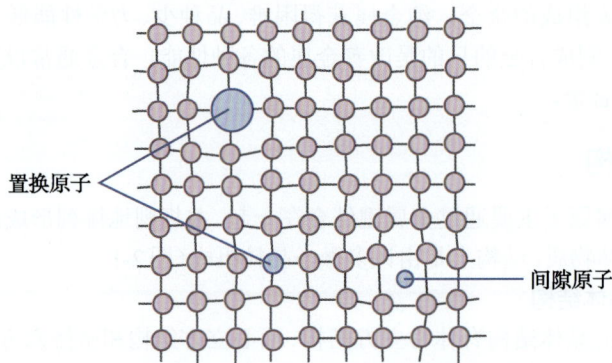

置换原子

间隙原子

图2-7 置换固溶体和间隙固溶体晶格示意图

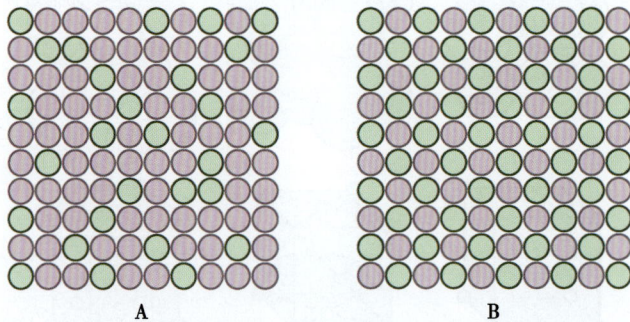

A   B

图2-8 无序固溶体(A)及有序固溶体(B)示意图

(2)间隙(interstitial)固溶体:溶质原子嵌入溶剂晶格间隙所形成的固溶体(图2-7)。形成间隙固溶体的溶质元素是原子半径较小的非金属元素,如氢、碳、硼、氮等,而溶剂元素一般为过渡族元素。间隙固溶体都是无序固溶体。

与溶液相似,固溶体中溶质原子在溶剂晶格中也存在溶解度问题。溶解度有一定限度的固溶体称为有限固溶体,而组成各元素能无限互溶的固溶体称为无限固溶体。组成元素原子半径、电化学特性相近,晶格类型相同的置换固溶体,才有可能形成无限固溶体,例如 Au 和 Cu 可以形成无限固溶体。间隙固溶体由于间隙有限，只能形成有限固溶体，而且有限固溶体的溶解度随温度的降低而降低。

无论是置换固溶体，还是间隙固溶体，溶质原子的溶入都会使其周围溶剂原子的晶格结构发生畸变（图2-7），晶格的畸变增大了晶格位错运动的阻力，使晶面滑移难以进行，从而使合金固溶体的强度与硬度增加。这种通过融入某种溶质元素来形成固溶体而使金属强化的现象称为固溶强化（solid solution strengthening）。固溶强化后，合金的韧性、延展性和塑性却有所下降。

2. 金属间化合物（intermetallic compounds）　合金中其晶体结构与组成元素的晶体结构均不相同的固相称为金属间化合物。金属间化合物具有较高的熔点、硬度和较大的脆性，并可用分子式表示其组成。金属间化合物也是一些合金的重要结构组成相。当合金中出现金属间化合物时，可提高其强度、硬度和耐磨性，但降低塑性。银汞合金就是主要由金属间化合物组成的合金。

二、金属的熔融和凝固

金属由固态向液态转变的过程称为熔融（melt），从液态向固态转变的过程称为凝固（solidification）。纯金属的熔点与凝固点均为恒定不变的温度，且两者的温度几乎相同。绝大部分金属材料是在液态中纯化、去杂质、调整成分等，然后浇铸成锭，再加工成型材，或直接铸造成可使用的用品。

（一）金属的凝固

金属凝固后通常形成晶体结构，因此金属的凝固是一个结晶过程。金属的结晶过程可分为两个阶段：①形成晶核：当液态金属的温度降低至接近凝固点时，液态金属中的一些原子就会规则地排列在一起，形成许多原子小集团（晶核），它们时聚时散。当温度降低至结晶温度时，一些尺寸较大的集团稳定地存在下来，并进一步吸附周围的液体原子而长大；②晶核长大：晶核生成初期，外形比较规则，由于晶核棱角处的散热比其他部位快，因而棱角处吸附的液体原子多，晶核在此处长大快。因此晶核的长大就像树枝一样，先长成枝干，再出分枝，最后才把枝干间填满。这种生长方式称为"枝晶生长"（图2-9）。结晶过程中，各个晶核按枝晶方式自由生长，直到生长着的晶体彼此接触后，在接触处停止生长。由于这种接触是随机的，因此凝固后每个晶粒的外形是不规则的多边形。

金属凝固过程中通常伴随着体积收缩。

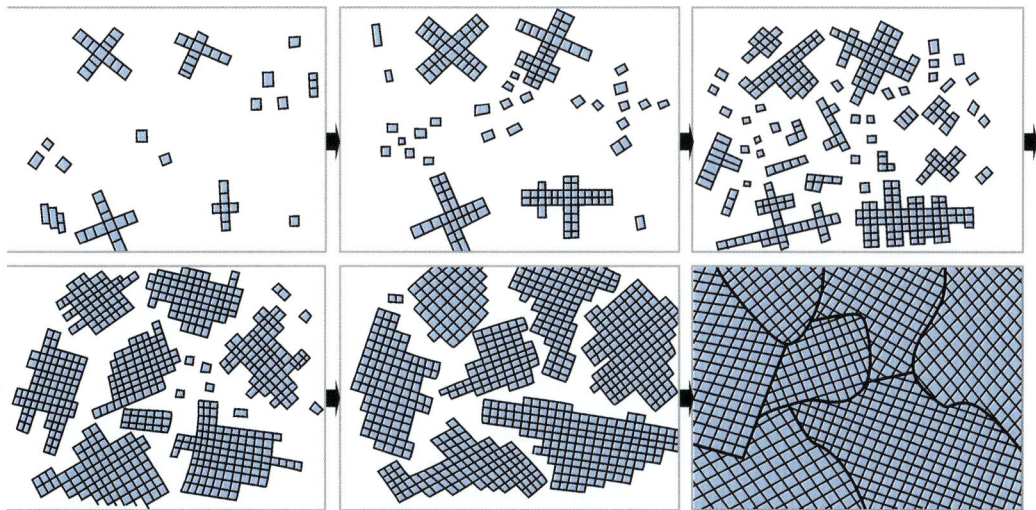

图2-9　纯金属结晶过程示意图

（二）冷却曲线

熔融的纯金属由液态向固态的冷却过程，可用冷却过程中所测得的温度与时间的关系曲线——冷却曲线来表示（图2-10）。

熔融的纯金属在冷却时，当其温度下降至平衡结晶温度（T_b）（理论结晶温度）时，金属并不能完全结晶，因为金属的结晶是一个放热过程，因此液体金属需要降至低于平衡凝固温度的某一温度（T_s）才能完全凝固，这种现象称为过冷（super cooling）。两者的温度差值被称为过冷度（ΔT）。过冷度的大小与冷却速度密切相关，冷却速度越快，实际结晶温度就越低，过冷度就越大；反之冷却速度越慢，过冷度就越小，实际结晶温度就更接近平衡结晶温度。金属的冷却速度愈快，所形成的晶粒愈细，晶界越多，而晶界是位错运动的障碍，晶界越多，位错被阻滞的地方就越多，金属的强度就越高。因此，细晶强化（grain refining strengthening）是提高金属强度的重要途径之一。

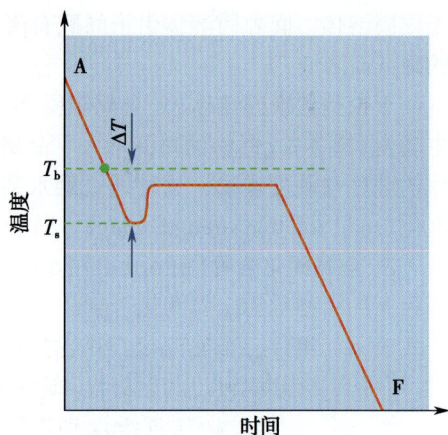

图 2-10　纯金属的冷却曲线

细化的晶粒在提高金属强度的同时，也使其塑性与韧性得以提高。因为晶粒越细，单位体积内晶粒越多，形变时同样的形变量可分散到更多的晶粒中，产生较均匀的形变而不会造成局部应力过度集中，引起裂纹的过早产生与发展。

（三）合金的结晶与状态平衡图

合金的结晶（凝固）过程比纯金属复杂。合金中各金属元素的凝固点不同，因此合金的凝固温度是一个范围，开始凝固至完全凝固的温度可以差很大。合金凝固过程中不但发生结晶，结晶过程中可能因为存在溶解度的变化而会发生成分的重新分配，主要是溶质元素的再分配。

合金的凝固过程可以用"温度 - 组成"为坐标的相图来表现，相图能表示出当温度和组成变化时合金所表现的状态，因此亦称为状态平衡图。现以一种理论上的二元合金 AB 的典型相图来说明（图 2-11）。

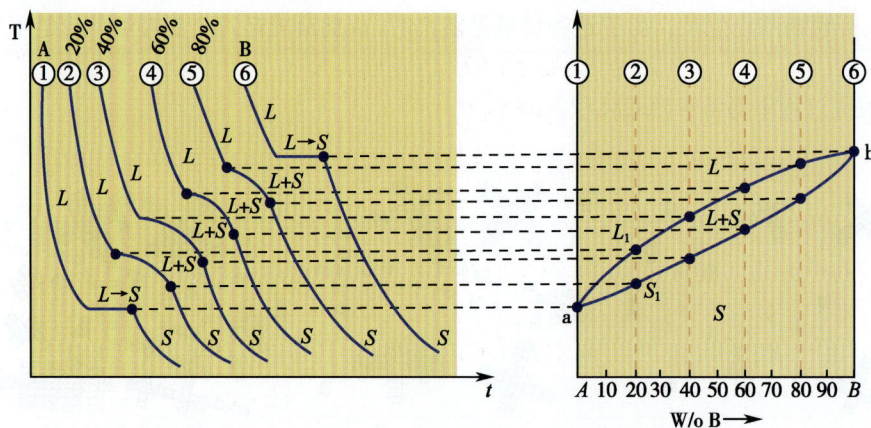

图 2-11　二元合金状态平衡图

首先以温度为纵坐标，组成为横坐标画出该合金体系一系列不同元素组成的合金的冷却曲线（图 2-11 左图）。再以温度为纵坐标，组成为横坐标在图形上画出各种不同的垂线，以对应于合金所选定的各种组成。然后利用所得冷却曲线，在这些垂直线上描取相应的合金凝固的始点 L 及终点 S（图 2-11 右图）。如果把所有的凝固始点及终点连线画成曲线，则得到二元合金的状态平衡图。曲线从 a 点、L_1、L_2……到 b 点连成的曲线称为液相线。从 a 点、S_1、S_2……到 b 点连成的曲线称为固相线。高于液相线的为合金的液体状态，低于固相线的为合金的固体状态。液相线与固相线之间为液相与固相的共存区域。合金在固相线温度开始熔融，在液相线温度全部成为液态。

图 2-11 是形成连续固溶体二元合金的相图，两种元素（A、B）在固相时完全互溶，且固溶体为一相，是最简单的情况。大多数合金的相图要复杂得多。

合金的凝固速度会影响有序固溶体的形成。当 Au-Cu 合金中金原子数量的含量在大约 20%～70% 之间时，可以形成有序固溶。如果将这种 Au-Cu 合金熔化后缓慢冷却，它将在 880℃ 左右凝固成固溶体。当它继续缓慢冷却至 424℃ 时，将形成有序固溶体并保持到室温。然而，如果在其刚形成固溶体后就将它快速冷却至室温，就不会形成有序固溶体，因为原子没有足够的时间重新排列。这样，合金将被冻结于固溶体的非平衡状态，合金的强度、硬度较低，延展性及伸长率较大。

三、合金的特性

合金的性质与纯金属基本相似，但由于合金结构上的特点，使它的性质与纯金属有所差别。

1. 熔点与凝固点 如前所述，合金没有固定的熔点和凝固点。通常合金的熔点是其开始熔化的温度，凝固点则是开始凝固的温度，而且多数合金的熔点一般低于各成分金属。

2. 力学性能 合金强度及硬度较其所组成的金属大，而延性及展性一般低于所组成的金属。

3. 传导性 合金的导电性和导热性一般均较组成的金属差，其中尤以导电性减弱更为明显。

4. 色泽 合金的色泽与所组成金属有关，例如金合金中加入 1/24 的银足以改变其颜色。

5. 耐腐蚀性 纯金属一般不易被腐蚀，合金的腐蚀一般视其结构及组成的不同而异。在合金中加入一定量的抗腐蚀元素如铬、锰和硅等，可提高合金的耐腐蚀性。因此，口腔医学使用的合金大部分具有良好的耐腐蚀性能。

四、口腔金属的分类

金属有多种分类方法。口腔医学通常将其使用的金属分为贵金属（noble metal）和非贵金属（base-metal）。口腔医学所指的贵金属是指在口腔潮湿环境中耐腐蚀、耐氧化的金属，包括金（Au）、铂（Pt）、铱（Ir）、锇（Os）、钯（Pd）、铑（Rh）和钌（Ru），不包括银，因为银在口腔环境中易腐蚀。口腔医学所用的合金也因此分为贵金属合金（noble metal alloy）和非贵金属合金（base-metal alloy）。国际、国内相关标准规定，凡是合金中一种或几种贵金属元素总含量不小于 25wt% 的合金属于贵金属合金。

五、金属的形变与热处理

（一）金属的形变

金属物体受力后产生的形变分为弹性形变和塑性形变。受力较小时产生弹性形变，当外加应力高于弹性极限时，金属将产生塑性变形。

1. 金属的塑性形变 金属是多晶体，其塑性形变主要通过晶粒内部的晶面滑移和晶粒间的转动和移动方式来完成。滑移的动力是在滑移面上沿着滑移方向的分切应力，只有当这个分切应力超过金属晶体的临界分切应力时，滑移过程才能开始，产生塑性变形（图 2-12）。

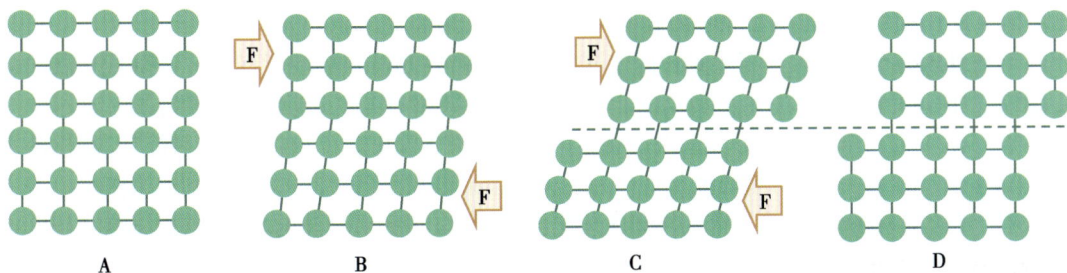

图 2-12 晶粒内部的晶面滑移
A. 未变形晶格 B. 弹性变形晶格 C. 弹、塑性变形晶格 D. 塑性变形后的晶格

动画：ER2-6 晶面滑移和转动

滑移过程中，晶粒形状发生改变，推挤周围的晶粒，使周围的晶粒转动和移动，并且引起周围晶粒内部发生晶面滑移。由此不断传递，使一批又一批的晶粒发生晶面滑移和转动、移动，变形也

学习笔记

由不均匀逐步发展到均匀，最后金属外形发生改变。

晶粒间的晶界处的原子排列不规则，晶格严重畸形（图2-2），阻碍晶面滑移的传递，进而阻碍变形。因此晶粒越细，晶界越多，金属的强度越高。

金属发生塑性变形时，不仅外形发生变化，而且其内部的晶粒也相应地被拉长或压扁。当变形量很大时，晶粒将被拉长为纤维状，晶界变得模糊不清，塑性变形还使晶粒破碎为亚晶粒。

2. 金属的冷加工 金属在高于再结晶温度下的塑性变形称为热加工，在低于再结晶温度下的塑性变形称为冷加工（cold working）。再结晶温度是指固体金属发生再结晶的最低温度。钨的再结晶温度为1 200℃，因此钨在加热到1 200℃以上的高温下进行加工变形，才能说是热加工；锡的再结晶温度是 -4℃，因此即使是在室温下进行锡的加工变形，也是热加工。

冷加工导致金属晶格严重扭曲畸变，晶粒破碎，产生大量亚晶界，而且原子离开了平衡位置，引起势能增加，内应力增加。金属冷加工后材料在性能上一般表现为硬度和强度增大，脆性增加，而塑性、延展性和耐腐蚀性降低，这种现象称为加工硬化（work hardening）。由于加工硬化的存在，使已变形部分发生硬化而停止变形，而未变形部分开始变形，因此，没有加工硬化，金属就不会发生均匀塑性变形。加工硬化是强化金属的重要手段之一。

（二）金属的热处理

金属冷加工后的不利性能可以通过热处理（heat treatment）来改变。热处理是指对固态金属或合金采用适当方式加热、保温和冷却，以获得所需要的组织结构与性能的加工方法。

1. 冷加工后金属加热过程中的组织变化 金属经冷加工后，组织处于不稳定状态，有自发恢复到变形前组织状态的倾向。但在常温下，原子扩散能力小，不稳定状态可以维持相当长时间，而加热则使原子扩散能力增加，能促进原子回归变形前的状态。加热会使冷加工后的金属依次发生回复、再结晶和晶粒长大（图2-13）。

（1）回复：加热温度较低或保温时间较短时发生回复，此时变形晶体内晶格畸变逐渐减少，使变形金属的内应力大大下降，塑性稍有回升。

（2）再结晶（recrystallization）：变形金属加热到较高的温度后，原子活动能力提高到能重新进行排列时，金属内部将出现新的细小等轴晶粒代替旧的畸变晶粒的现象，即所谓再结晶。此时金属的组织结构和性能基本上恢复到冷加工前的状态，加工硬化消失。

（3）晶粒长大：如果加热温度升得过高或加热保温时间延长，再结晶形成的细晶粒就会互相吞并而长大，使晶粒粗化，粗大的晶粒同样使力学性能、塑性和韧性降低。因此对冷加工后的金属的热处理通常最多只进行到再结晶程度。

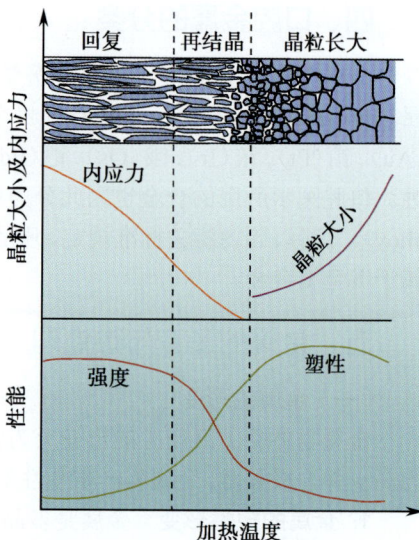

图2-13 塑性变形金属加热时组织与性能的变化示意图

2. 热处理方法 退火与正火是口腔金属材料常用的热处理方法，其目的是：①降低金属的硬度，增加塑性，减少脆性，以便进行切削加工和进一步的冷变形加工；②消除由于冷加工过程中产生的内应力，防止金属制品变形和开裂。将金属加热到临界温度以上，保温一定时间后，缓慢冷却（随炉温缓慢冷却）到室温的热处理工艺称为退火。如果是在空气中冷却下来，则称为正火。退火与正火的目的基本相同，只是正火的冷却速度更快。因此，正火后金属的晶粒较细，强度和硬度也就比退火金属要高些。

六、金属的成型方法

口腔金属材料主要有六种成型方法：铸造、锻制、切削加工、粉末冶金、电铸和激光选区熔化成型。

1. 铸造（casting） 将熔化的金属或合金浇注到预先制成的铸型中成为铸件的过程，铸造成型是口腔金属修复体成型的一种重要的加工方法。口腔医学常用的失蜡浇注法，可获得较高精度、形状复杂，特别是具有复杂内腔的修复体，而且较为节省金属材料。但是铸造过程工序繁多，工艺过程较难控制，铸件表面易产生诸如夹砂、缩孔、气孔等缺陷，其强度不及相同金属的锻制制品。

2. 锻制（forging）　是金属在固态下通过施加外部压力（例如锤击）的方式使其发生塑性变形而成型的方法，有热加工，冷加工之分。锻制有细化晶粒的作用，锻制后金属的组织结构更加致密，内部缺陷减少，形成纤维状晶粒，再通过适当的热处理可以获得强度、韧性比铸件更高的金属制品。锻制通常只能制作出外形相对简单的制品，例如线材、片材，不适合制作具有复杂外形的制品。口腔临床常用的不锈钢丝、镍铬合金片、锤造冠等均是锻制而成。

3. 切削加工　切削加工是一种用加工刃具对金属材料进行外形加工的方法，以制备出预定外形的金属制品。由于口腔修复体形状复杂，个性化较强，难以用普通车床切削加工成型。随着CAD/CAM和数控机床的进步，目前通过数控机床加工制作修复体已经在口腔医学得到广泛应用。该方法是在计算机上设计出修复体的外形，然后将修复体外形数字信息送入数控装置，经处理与运算后发出各种控制信号，使机床自动切削加工出所需的修复体。

4. 粉末冶金（powder metallurgy）　通常是以难熔的金属粉末（或金属粉末与非金属粉末的混合物）为主要原料，一些粉末冶金的金属粉末中有易熔金属粉末，经过模压成型和烧结，制造出预定形状的金属制品的工艺技术，与制作陶瓷的过程有相似之处。粉末冶金通常在低于难熔金属熔化温度下进行烧结，对于含有易熔金属粉末来说，烧结温度高于易熔金属的熔点。粉末冶金能最大限度地减少金属铸造凝固过程中成分的偏析，消除粗大、不均匀的铸造组织，可以容易地实现多种材料的复合。运用粉末冶金技术可以直接制成多孔、半致密或全致密的金属材料和制品。口腔修复使用的某些贵金属修复体制作技术就是基于粉末冶金的原理。

5. 电铸（electroforming）　是利用电镀原理，在导电性物质上镀上所需金属的过程。具体来讲是预先将所需形状制成的原模作为阴极，用电铸材料作为阳极，一同放入与阳极材料相同的金属盐溶液中，通以直流电，在电解作用下，原模表面逐渐沉积出金属电铸层。达到所需厚度后从溶液中取出，将电铸层与原模分离，便获得与原模形状相对应的金属复制件。该技术可用于金瓷修复体的底层冠的制作。

6. 激光选区熔化（selective laser melting，SLM）　是一种快速成型技术，俗称3D打印。它是采用计算机控制下的激光束，根据分层截面信息进行有选择地分层烧结金属粉末，一层完成后再进行下一层烧结，层层叠加最终制备出预期的制品。可用于口腔金属冠桥、义齿支架和基托的制作。

七、金属的腐蚀与防腐蚀

金属是口腔常用的修复材料，口腔中的金属修复体一旦发生严重腐蚀，不仅使其力学性能下降，还可能给人体带来危害。因此，了解金属的腐蚀和采取合理的防腐蚀措施显得非常重要。

（一）金属的腐蚀

金属的腐蚀（corrosion）是指金属与接触的气体或液体发生化学反应导致损坏的过程。金属的腐蚀主要有两种类型：化学腐蚀和电化学腐蚀。

1. 化学腐蚀（chemical corrosion）　是指金属与周围介质（例如 O_2、Cl^- 等）直接发生化学反应而引起损坏的现象。化学腐蚀不普遍，只在特殊条件下发生，例如将铁在火上烧后，表面因与氧反应而生成铁锈。

2. 电化学腐蚀（electrochemical corrosion）　是指金属与电解质溶液相接触，发生原电池反应，比较活泼的金属失去电子而被氧化，进而损坏的现象。电化学腐蚀普遍存在，金属材料在潮湿环境下的腐蚀就是电化学腐蚀。金属修复体在口腔中的腐蚀也是电化学腐蚀，因为唾液（包括人体液）是弱电解质溶液。

任意两种金属在电解质中互相接触时，就会产生电化学腐蚀。相对活泼的金属不断被溶解而腐蚀。即使是同一金属材料，由于其内部元素分布不均匀（例如晶粒、晶界、偏析、杂质等的存在），因此只要有电解质溶液存在，就一定会构成原电池（图3-2），导致电化学腐蚀。

口腔内有以下几种情况可以形成原电池：①摄取的食物中含有一些弱酸、弱碱和盐类物质，这

画廊：ER2-9
失蜡浇注法

ER2-10
金属的成型方法

学习笔记

图片：ER2-11
原电池原理

些食物残屑停留于牙间，经分解、发酵可产生有机酸等均可构成原电池；②口腔内两种不同组成的金属相并存或相接触，可形成原电池，使相对活泼的金属被腐蚀，而且两种金属间的活泼程度差异愈大，则腐蚀愈快；③口腔内金属表面的裂纹、铸造缺陷及污物的覆盖等，都能降低该处唾液内的氢离子浓度而成为原电池正极，金属呈负极，由此构成原电池使金属腐蚀；④因冷加工所致金属内部存在残余应力，有应力部分将成为负极而被腐蚀。

3. 影响金属腐蚀的因素　一般来说，影响金属腐蚀的因素很多，主要包括：①组织结构的均匀性；②材料本身的组成、微结构、物理状态、表面形态以及周围介质的组成和浓度；③环境变化如湿度和温度的改变，金属表面接触的介质的运动和循环；④腐蚀产物的溶解性和其性质等。

（二）金属的防腐蚀

金属的防腐蚀问题可从以下几个方面加以考虑：①使合金组织结构均匀；②避免不同金属的接触；③经冷加工后所产生的应力需通过热处理减小或消除；④修复体表面保持光洁无缺陷；⑤加入耐腐蚀元素，例如在18-8铬镍不锈钢中，铬和镍元素可提高钢基体的电极电位，当铬的含量大于13 wt%时，可明显改善钢的耐电化学腐蚀性。此外，加入一定量的铬、硅和铝等元素，还可在钢表面形成一层致密、稳定且能与基体结合紧密的氧化铬、氧化硅和氧化铝等氧化膜。这些氧化膜稳定性高，能保护内部金属，提高钢的耐化学腐蚀能力。

八、金属的生物学效应

金属的生物学效应主要取决于材料在应用时被释放或溶出到生物体内元素的特性和浓度，有多种因素会影响到金属元素的释放，比如金属元素在元素周期表中的位置、金属本身的化学成分、金属的晶相结构以及金属所处的生物体环境等，如果没有任何成分从金属材料中释出，则几乎不存在机体的不良生物学反应。

通常元素在元素周期表中的位置与该元素可能的细胞毒性程度有关系，例如，Ⅱ族元素显示很强的细胞毒性，而Ⅳ族和Ⅲ族的部分元素完全不显示细胞毒性，在Ⅰ、Ⅴ、Ⅷ族元素中，原子量小的元素如 Cu、V、As、Sb、Fe、Ni、Co 等显示细胞毒性，而原子量大的元素如 Au、Ta、Bi、Pd、Pt 等不显示细胞毒性。必须注意的是，单一元素的性能并不代表含有这一元素成分的合金的性能。例如，贵金属合金中非贵金属元素的特性可以被贵金属元素的优良特性所覆盖，在口腔里易溶解和易腐蚀的非贵金属元素可以因合金的自身纯化作用而被牢牢地整合于合金中，在贵金属合金表面仅有极少量的溶出。

（孙　皎）

第三节　陶瓷材料基本知识

一、陶瓷的概念及分类

陶瓷（ceramic）是陶器和瓷器的总称。陶器（pottery）是以黏土为主要原料，经成型、干燥后放在窑内于950～1 165℃下烧制而成的物品，为多孔、不透明的无玻璃质的烧结体。传统的瓷器（porcelain）是以高岭土、长石、石英等天然硅酸盐为主要原料，经过粉碎、配制、成型和高温烧结（1 200～1 300℃）而成的物品，质地致密，含有玻璃质成分，具有一定的半透明性。陶瓷还可以由玻璃晶化而来，由此产生的陶瓷称为玻璃陶瓷（glass-ceramics）。

陶瓷的分类方法很多。通常按原料来源将其分为普通陶瓷（传统陶瓷）和特种陶瓷（精细陶瓷），普通陶瓷是以天然的硅酸盐矿物原料制成，特种陶瓷则采用纯度较高的人工合成非硅酸盐化合物烧结而成，例如氧化物、氮化物、碳化物、羟基磷灰石。

二、陶瓷的结构

普通陶瓷是多相多晶材料，其显微结构通常由晶相、玻璃相和气相（孔）组成，各组成相结构、所占比例及分布对陶瓷性能有显著影响。传统瓷器通常含有较多的玻璃相，而一些特种陶瓷则不含玻璃相，完全由微小晶体（晶粒）构成，这种陶瓷又称为多晶陶瓷（polycrystalline ceramic）。陶瓷

图片：ER2-12
陶器

图片：ER2-13
传统瓷器

图片：ER2-14
陶瓷显微结构
（透射观）

材料通常是金属与非金属元素组成的化合物,以离子键和共价键为主要结合键。

(一)晶相

晶相是由原子、离子、分子在空间有规律排列成的结晶相。

1. 晶相的结合键　陶瓷的晶相以离子键和共价键为主要结合键的晶体,例如 ZrO_2、Al_2O_3 等以离子键为主,SiC、Si_3N_4 等以共价键为主。晶相对陶瓷的物理、化学及力学性能起决定性作用。离子键和共价键决定了陶瓷具有高熔点、高耐热性、高化学稳定性、高绝缘性和高脆性。

2. 晶相的晶体结构　普通陶瓷的晶体相主要是硅酸盐晶体,特种陶瓷的晶相为氧化物、氮化物、碳化物、硼化物和硅化物晶体。

(1)硅酸盐结构:硅酸盐是普通陶瓷的主要成分,其晶体结构比较复杂,基本结构单元是硅氧四面体 $[SiO_4]^{4-}$,它是由位于中心的一个硅原子与围绕它的四个氧原子所构成的配阴离子 $[SiO_4]^{4-}$(图 2-14),因周围的四个氧原子分布成配位四面体的形式。

在晶体结构中,各硅氧四面体可以各自孤立地存在,也可以通过共用四面体角顶上的一个、两个、三个以至全部四个氧原子相互连接而形成多种不同形式的络阴离子,从而形成不同结构类型的硅酸盐晶体。按照硅氧四面体连接的方式,将硅酸盐晶体结构分为五种:岛状结构、组群状结构、链状结构、层状结构和架状结构(图 2-15)。

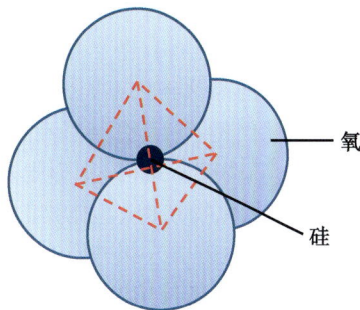

图 2-14　硅氧四面体

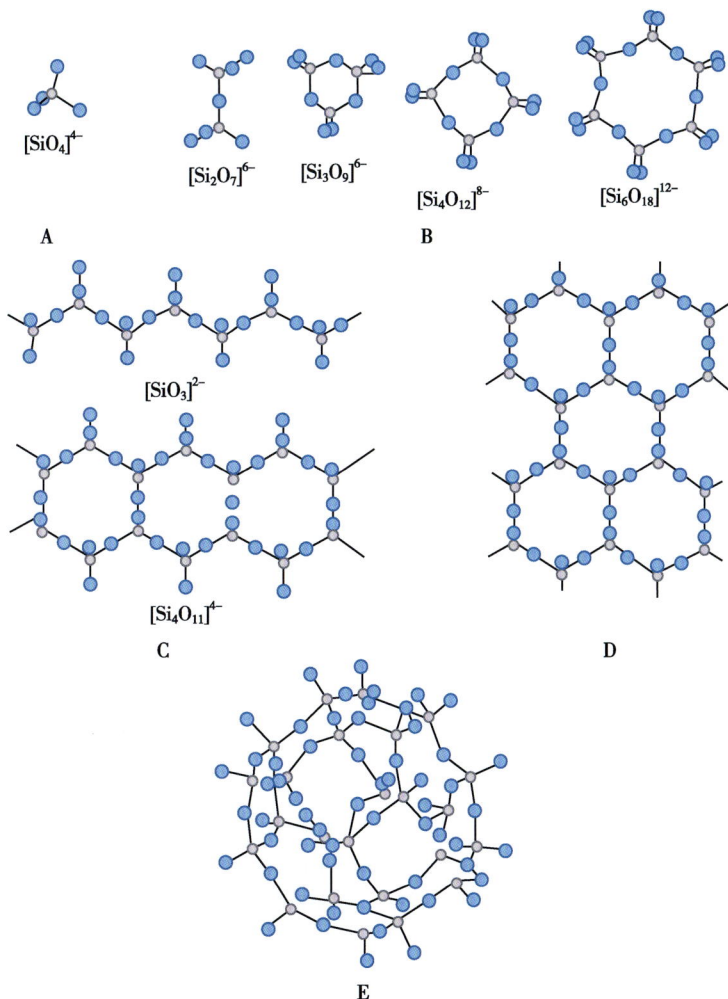

$[SiO_4]^{4-}$

$[Si_2O_7]^{6-}$　　$[Si_3O_9]^{6-}$

$[Si_4O_{12}]^{8-}$

$[Si_6O_{18}]^{12-}$

A

B

$[SiO_3]^{2-}$

$[Si_4O_{11}]^{4-}$

C

D

E

图 2-15　硅酸盐结构

A. 岛状结构　B. 组群状结构　C. 链状结构　D. 层状结构　E. 架状结构

①岛状结构：硅酸盐晶体中硅氧四面体以孤立形式存在，四面体顶角的氧原子通过和其他正离子键合而使化合价达到饱和，从而得到由孤立的硅 - 氧四面体构成的稳定结构（图 2-15A）。例如镁橄榄石 Mg_2SiO_4，锆石英 $Zr[SiO_4]$、MTA 中的硅酸二钙 C_2S 和硅酸三钙 C_3S。

②组群状结构：硅氧四面体以两个、三个、四个或六个，通过共用氧连成硅氧四面体群体，群体之间由其他阳离子按一定的配位形式将它们连接在一起（图 2-15B），例如镁方柱石 $Ca_2Mg[Si_2O_7]$ 等。

③链状结构：硅氧四面体可以由共用氧原子相连，在一维方向延伸成链状，链与链之间再通过其他阳离子按一定的配位关系连接而形成链状结构（图 2-15C），例如辉石类硅酸盐。

④层状结构：硅氧四面体彼此共用三个氧，连接成无限延伸的硅氧四面体平面层，平面层之间通过金属阳离子连接（图 2-15D），例如滑石 $Mg_3[Si_4O_{10}](OH)_2$。

⑤架状结构：每个硅氧四面体的四个角顶都与相邻的硅氧四面体共用氧原子而排列成具有三维"架"状网络结构（图 2-15E）。石英、长石族晶体属于架状结构。

晶相的晶体结构不同，则陶瓷性能不同。例如同样是硅酸盐，若为岛状结构，则电学性能好；若为链状结构，则具有某些高分子材料的特性，故称为无机高分子材料；若为层状，则硬度低，可塑性好；若为架状结构，则膨胀系数小。

（2）氧化物结构：氧化物的晶体结构比较简单，尺寸较大的负离子氧（O^{2-}）组成晶格（如面心立方、密排六方等），尺寸较小的金属正离子（如 Al^{3+}、Mg^{2+}、Ca^{2+} 等）处于氧离子的间隙之中。常见氧化物的晶体结构见表 2-2。

表 2-2　陶瓷中常见氧化物的晶体结构

结构类型	晶体结构	主要化合物
AO 型	面心立方	碱金属卤化物（NaCl） 碱土金属氧化物 MgO、BaO、CaO
AO_2 型	面心立方 简单四方	CaF_2（萤石）、ThO_2、UO_2 等 TiO_2（金红石）、SiO_2（石英）等
A_2O_3 型	菱形晶系	α-Al_2O_3（刚玉）
ABO_3 型	简单立方 菱形晶系	$CaTiO_3$、$BaTiO_3$ 等 $FeTiO_3$、$LiNbO_3$ 等
AB_2O_4 型	面心立方	$MgAl_2O_4$（尖晶石）等100多种

（二）玻璃相

陶瓷烧结时原料中有些硅酸盐已处于熔化状态，熔化后黏度大，冷却时原子迁移比较困难，很难重新结晶，成为过冷液体，当其继续冷却到玻璃化温度 Tg 时，则"冻结"成非晶态玻璃质（相）。普通陶瓷玻璃相的成分大都为二氧化硅，其中的硅氧四面体排列不规则（图 2-5）。不同的陶瓷材料玻璃相的含量不同。

玻璃相是陶瓷材料中重要的组成相，对陶瓷的性能有重要影响，其作用是：①起粘接剂和填充剂的作用，玻璃相易熔，可以填充晶粒间隙和气孔，将晶粒粘接在一起，使材料致密化；②降低烧成温度，加快烧结过程；③阻止晶型转变，抑制晶粒长大，使晶粒细化；④增加陶瓷的透明度，因此口腔修复陶瓷材料通常含有较多的玻璃相；⑤降低陶瓷材料的力学强度和热稳定性。

（三）气相

气相是指陶瓷中的气孔，它是在陶瓷烧制过程中形成并保留下来的，对陶瓷的性能有显著影响，能显著降低陶瓷的强度、断裂韧性和半透明性。口腔修复陶瓷应当尽量减少气孔。但是作为植入人体骨组织的植入陶瓷材料往往需要含有一定的气孔，以便周围骨组织长入陶瓷孔隙中，增强陶瓷与骨组织的结合。

三、陶瓷的性能特点

陶瓷材料的化学结合键及显微结构与其他材料相比有显著不同，这决定了陶瓷具有一些独特

图片：ER2-15 植入人体骨组织的植入陶瓷材料往往需要含有一定的气孔

的力学性能、物理性能和化学性能。

1. 力学性能　与金属相比，陶瓷的力学性能有如下特点：

（1）高硬度、高弹性模量、高脆性：陶瓷内部的化学键以共价键和离子键为主，这些键键能高、方向性强，因此陶瓷材料在受力过程中几乎不发生塑性变形，具有很高的硬度和弹性模量，是各类材料中弹性模量最高的。

由于受力过程中基本上不发生塑性变形，陶瓷的韧性对其表面及内部的裂纹特别敏感，其断裂往往以这些裂纹的扩展开始。受力时，这些裂纹尖端会产生很高的应力集中，当应力超过某一数值（阈值）时，裂纹发生快速扩展，致使材料断裂表现出很高的脆性，其冲击韧性、断裂韧性都很低，断裂韧性约为金属的 1/100～1/60。图 2-16 为陶瓷和金属的拉伸应力 - 应变曲线示意图，可见陶瓷在拉应力作用下产生一定弹性变形后直接脆断，几乎没有塑性变形。

（2）低拉伸强度、弯曲强度和较高的压缩强度：陶瓷的理论强度比金属高，但由于具有高脆性，而且对内部及表面缺陷非常敏感，所以陶瓷的实际拉伸强度要比金属低得多。金属的实际强度和理论强度的比值为 1/50～1/3，而陶瓷为 1/200～1/100。陶瓷在受压时，气孔等缺陷不易扩展成宏观裂纹，故其压缩强度较高，约为拉伸强度的 10～40 倍。减少

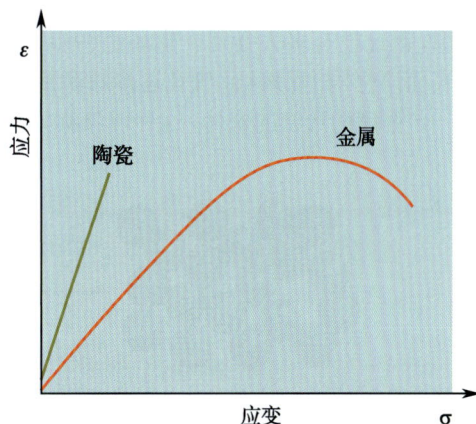

图 2-16　陶瓷与金属的拉伸应力 - 应变曲线示意图

陶瓷中的杂质和气孔，细化晶粒，提高致密度和均匀度，可提高陶瓷强度。此外，对陶瓷表面进行处理，减少表面缺陷或在表面造成残余压应力层，可以有效地提高陶瓷强度。由于陶瓷受力过程中其内部裂纹扩展具有一定的随机性，因此陶瓷材料测定的强度值数据通常分散性很大。

通常测定陶瓷的弯曲强度来表示其强度，因为弯曲强度能同时反映陶瓷的拉伸强度和压缩强度。此外，断裂韧性是陶瓷材料的一项重要的性能指标。

（3）优良高温强度和低抗热震性：陶瓷的熔点高于金属，因而具有优于金属的高温强度。多数金属在 1 000℃以上就丧失强度，而陶瓷在高温下不仅保持高硬度，而且基本保持其室温下的强度，具有高的蠕变抗力，同时抗氧化性能好，故广泛用作高温材料。但是陶瓷承受温度急剧变化的能力（即抗热震性）差，当温度剧裂变化时容易破裂，烧结和使用时要加以注意。例如，从烧结炉内取出修复体需要待其温度降低至 200℃以下，以免温度急剧下降导致修复体开裂。

2. 物理性能和化学性能

（1）热性能：陶瓷的熔点高，大多在 2 000℃以上。陶瓷的热膨胀系数小、热导率低、热容量小，而且随气孔率增加而降低，故多孔或泡沫陶瓷可用作绝热材料。

（2）电性能：大部分陶瓷有极高的电阻率，可用作绝缘材料。

（3）化学稳定性：陶瓷结构稳定，金属正离子被四周非金属负离子（氧离子）所包围，不能再与介质中的氧发生氧化反应，故陶瓷在 1 000℃高温下也不会氧化，并对酸、碱、盐有良好的抗蚀能力。

（4）美观性能：由于陶瓷能上釉着色，表面光泽度高，又具有透明和半透明性，因此，用陶瓷材料修复牙体缺损和制作义齿，其色泽与真牙极为相似，具有优秀的审美性。

3. 生物性能　陶瓷材料的化学稳定性赋予陶瓷良好的生物惰性和生物相容性，陶瓷材料通常无毒、无味、无刺激，耐人体体液腐蚀。通过精选原料或者使用高纯度人工合成原料，可以极大地提高陶瓷的生物相容性，满足口腔修复的需要。

四、陶瓷制品的制备方法

1. 传统烧结法　传统烧结法一般经历以下三个阶段：坯料制备、成型与烧结。

（1）坯料制备：采用天然原料时，一般要经过原料粉碎、精选（除去杂质）、磨细、配料等过程。采用人工合成原料时，如何获得成分、纯度及粒度均达到要求的粉状化合物是坯料制备的关键。原料经过坯料制备以后，根据成型工艺要求，可以是粉料、浆料或可塑泥团。

（2）成型：最常用的成型方法有堆塑法和模压法。堆塑法是通过手工或机械将坯料堆塑成型。模压法是将含有一定水分和添加剂的粉料，在金属模具中用较高的压力压制成型，成为制品生坯。随着 CAD/CAM 技术的发展，采用数控机床对轻度烧结的瓷坯块进行切削成型已经成为口腔瓷修复体成型的重要方法。

（3）烧结：生坯是由许多固相粒子堆积起来的聚积体。颗粒之间除了点接触外，尚存在许多孔隙，因此没有多大强度。生坯经初步干燥后可直接进行高温烧结。在高温下，陶瓷生坯固体颗粒表面熔化，相互熔结，气孔逐步排除或减少，陶瓷致密度增加（图 2-17），体积收缩，最后成为具有一定强度的致密的瓷体，这种现象称为烧结（sintering）。

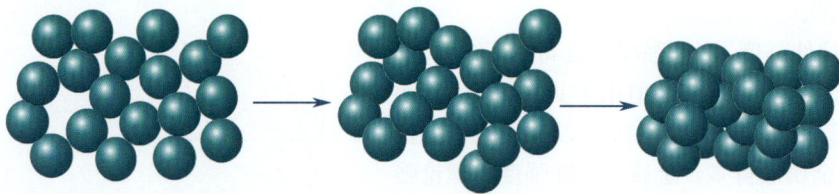

图 2-17　陶瓷烧结致密化过程示意图

2. 玻璃晶化法　由于玻璃在高温熔化后具有良好的流动性，可浇铸成任意形状的铸件，再将铸件置于特定温度下进行结晶化处理，使玻璃中析出大量的晶体而转变为陶瓷结构，这种制备陶瓷的方法称为玻璃晶化法，所获得的陶瓷质地致密，几乎没有气孔，具有较高的强度，称为玻璃陶瓷（glass-ceramics）或微晶玻璃（microcrystalline glass）。

第四节　高分子材料基本知识

一、高分子的基本概念

低分子和高分子之间并无严格的明显界线。一般把分子量低于 1 500 的化合物称为低分子化合物；分子量在 10 000 以上的称为高分子化合物（或聚合物），介于两者之间的称为低聚物。

常用的人工合成高分子，分子量虽然高达 $10^4 \sim 10^6$，构成的原子数也多达 $10^3 \sim 10^5$，但其分子往往由许多相同的结构单元通过共价键重复连接而成。例如聚甲基丙烯酸甲酯是由许多甲基丙烯酸甲酯结构单元重复连接而成：

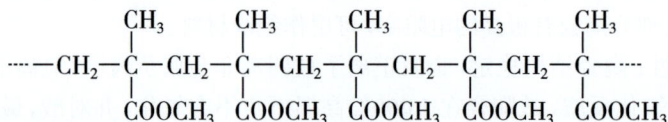

$$\cdots\!-\!CH_2\!-\!\underset{\underset{COOCH_3}{|}}{\overset{\overset{CH_3}{|}}{C}}\!-\!CH_2\!-\!\underset{\underset{COOCH_3}{|}}{\overset{\overset{CH_3}{|}}{C}}\!-\!CH_2\!-\!\underset{\underset{COOCH_3}{|}}{\overset{\overset{CH_3}{|}}{C}}\!-\!CH_2\!-\!\underset{\underset{COOCH_3}{|}}{\overset{\overset{CH_3}{|}}{C}}\!-\!CH_2\!-\!\underset{\underset{COOCH_3}{|}}{\overset{\overset{CH_3}{|}}{C}}\!-\!\cdots$$

为了方便起见，上式可缩写成：

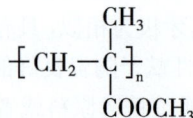

$$\left[\!CH_2\!-\!\underset{\underset{COOCH_3}{|}}{\overset{\overset{CH_3}{|}}{C}}\!\right]_n$$

其中 $-\!CH_2\!-\!\underset{\underset{COOCH_3}{|}}{\overset{\overset{CH_3}{|}}{C}}\!-$ 是结构单元（units），也是重复结构单元。由能够形成结构单元的分子所

组成的化合物称为单体(monomer)，也是合成聚合物的原料。上式中 n 代表重复单元数，又称聚合度(the degree of polymerization)，它是衡量高分子大小的一个指标。如果组成聚合物分子的重复单元数很多，增减几个单元，并不显著影响其物理性质，一般情况下，称此种聚合物为高聚物。如果聚合物分子的重复单元数较少，增减几个单元对物性有显著影响的聚合物，则称为低聚物(oligomer)。

由一种单体聚合而成的聚合物称为均聚物(homopolymer)，如上述的聚甲基丙烯酸甲酯。由两种以上单体共聚而成的则称为共聚物(copolymer)，如氯乙烯-醋酸乙烯共聚物。

聚合物名称有时很长，往往用英文缩写符号表示，如聚甲基丙烯酸甲酯〔poly(methyl methacrylate)〕的符号是 PMMA。

二、高分子材料的分类

根据材料的性能和用途，将高分子材料分成橡胶、纤维和塑料三大类。

1. 橡胶(rubber)　室温下弹性模量小(0.1～1.0MPa)，弹性高，在很小的外力作用下，能产生很大的形变(可达 1 000%)；外力去除后，能迅速恢复原状。常用的橡胶有天然橡胶、丁苯橡胶、硅橡胶等。

2. 纤维(fibre)　弹性模量大，约 1～10GPa；受力时形变较小，一般只有百分之几到二十，纤维大分子沿轴向作一定规则排列，长径比大。在较广的温度范围内(50～150℃)机械性能变化不大。

3. 塑料(plastic)　弹性模量介于橡胶和纤维之间，约 10～100MPa。温度稍高时，受力形变可达百分之几十到几百。部分形变是可逆的，部分则是永久形变。黏度、延展性和弹性模量都与温度有直接关系，具有塑性行为。

根据受热时的行为，又可将塑料分为热塑性塑料(thermoplastic)和热固性塑料(thermoset plastics)两类。热塑性塑料受热时能塑化和软化，冷却时则凝固成形，温度改变时可以反复变形。聚乙烯、聚甲基丙烯酸甲酯、聚苯乙烯等均属于这一类。热固性塑料受热时塑化和软化，发生化学变化并固化定型，冷却后如再次受热时不再发生塑性变形。酚醛塑料、脲醛塑料、口腔用硬质塑料等均属于这一类。

合成塑料中未成型加工前的原始聚合物，在工程技术上有时称为树脂(resin)。在合成树脂和塑料的基础上，又衍生出粘接剂、涂料等，用途虽然有别，但聚合物本身可能相似。

三、高分子的分子结构

单个高分子从它的几何结构来看，可大致分为线型(linear)、支链(branched)和交联(network)三种类型。若大分子是由许多相同的结构单元重复连接而成的，最简单的连接方式呈线型，PMMA 就是线型结构。形成线型高分子的单体要求带有两个官能团，在加聚反应中，烯类的 π 键就相当于两个官能团。

含有两个以上官能团的单体，就有可能形成支链或交联的高分子。例如，二元醇(如乙二醇)和二元酸(如邻苯二甲酸)反应，只能形成线型聚酯；加有少量三元醇(如甘油)而且反应程度不深时，则形成支链型聚酯；三元醇较多，反应较深时，就形成交联结构的聚酯。线型、支链和交联高分子的结构形态示意见图 2-18。线型或支链型高分子彼此以分子间作用力吸引，相互聚集在一起，形成聚合物。因此加热可使其熔融软化，用适当溶剂可使其溶解，聚甲基丙烯酸甲酯就是这类结构。

交联聚合物可以看作是许多线型或支链大分子由化学键连接而成的网状结构或体型结构。许多分子结合成一整体，也无单个大分子可言。交联程度浅的，受热时可以软化，但不能熔融，适当溶剂可以溶胀，但不能溶解；交联程度深的，则不能软化，也难溶胀。口腔科使用的硬质树脂、复合树脂、硅橡胶等，在其固化前，树脂处于线型或少量支链的低分子阶段，在固化过程中，残留的活性官能团继续反应成交联结构而使高分子成为体型聚合物。

学习笔记

ER2-17
图片:ER2-17
热固性塑料制品

ER2-18
视频:ER2-18
线型高分子结构示意

ER2-19
视频:ER2-19
交联程度深的高分子结构示意

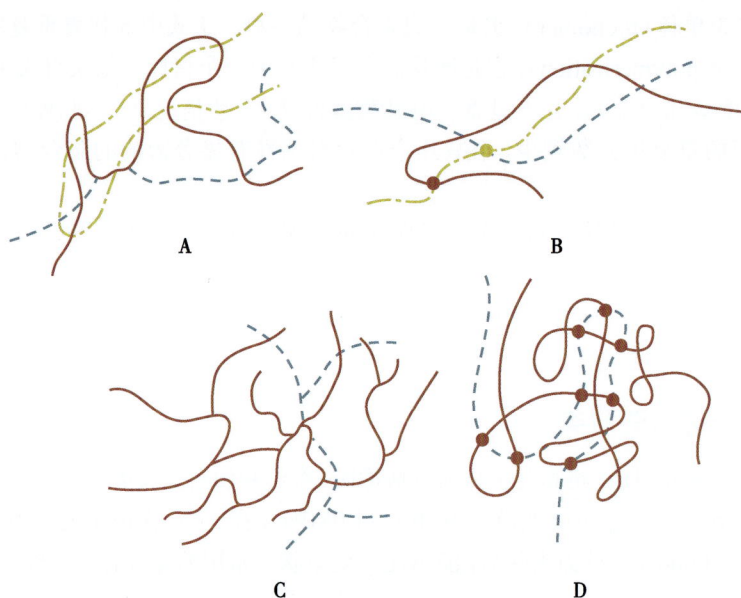

图2-18 线型、支链和交联高分子结构示意图
A. 线型　B. 交联少的网状结构　C. 支链　D. 交联多的网状结构

四、聚合反应

由低分子单体合成聚合物的反应称为聚合反应（polymerization）。聚合反应可分为加聚反应和缩聚反应两大类。

（一）加聚反应

单体加成而聚合起来的反应称为加聚反应（addition polymerization）。甲基丙烯酸甲酯合成聚甲基丙烯酸甲酯是个例子。

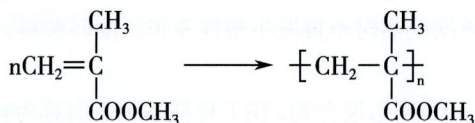

加聚反应的产物称为加聚物。加聚物的元素组成与原料单体相同，仅仅是电子结构有所变化。加聚反应一般是连锁反应。加聚反应无副产物。

加聚反应可分为均聚合和共聚合两类。由一种单体进行的聚合反应叫做均聚合，由两种或两种以上的单体进行的聚合反应叫做共聚合，利用共聚合的方法可以大大提高聚合物的性能。

参加加聚反应的单体绝大多数为包含C=C双键的不饱和化合物。按双键的断裂方式，有自由基反应历程和离子型反应历程，后者又可分为阳离子聚合反应和阴离子聚合反应，其中自由基聚合反应应用最广。

1. 自由基聚合反应　在自由基聚合反应中，单体分子借助于引发剂、热能、光能或辐射能活化成单体自由基，然后按自由基历程进行聚合。

（1）引发剂：口腔材料中应用较广的是使用引发剂来引发的聚合。引发剂（initiator）是易于产生活性自由基（free radicals）的物质，其分子结构上具有弱键，在热能和辐射能等的作用下，弱键均裂成两个自由基。例如过氧化苯甲酰（benzoyl peroxide，BPO）受热后可分解产生活性自由基：

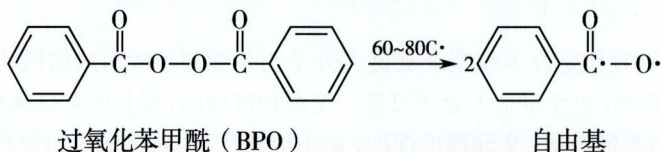

过氧化苯甲酰（BPO）　　　　　　　自由基

一些过氧化物引发剂（例如过氧化苯甲酰）能与还原剂（reducing agent）（例如有机叔胺类物质）组成氧化还原体系（redox system），这样可以降低引发剂的分解温度，使其在常温下分解产生自由

基，引发聚合。常用的还原剂有二甲基对甲苯胺（dimethyl p-toluidine，DMPT）、二羟乙基对甲苯胺（dihydroxyethyl p-toluidine，DHEPT）：

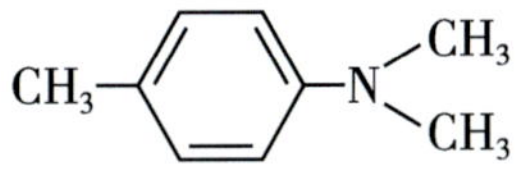

DMPT

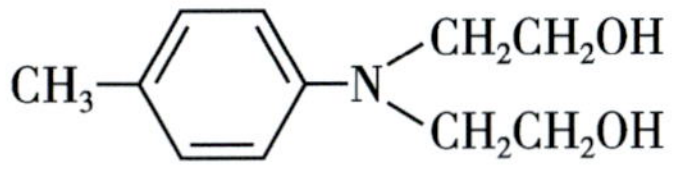

DHEPT

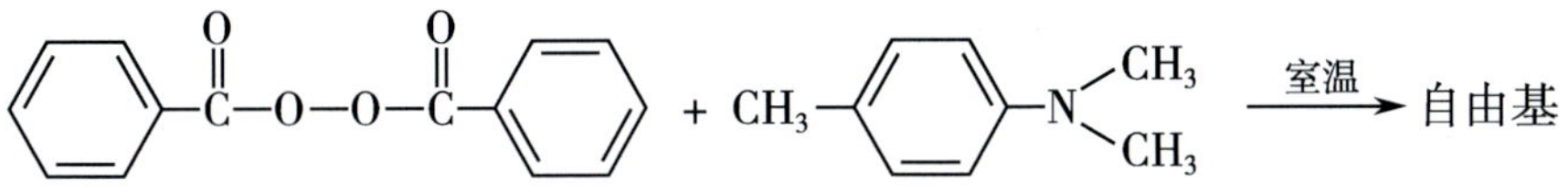

BPO　　　　DMPT

有些化合物在一定波长的光照射下能分解成自由基，引发单体聚合，这种化合物称为光敏引发剂（photosensitizer），例如安息香、联苯酰：

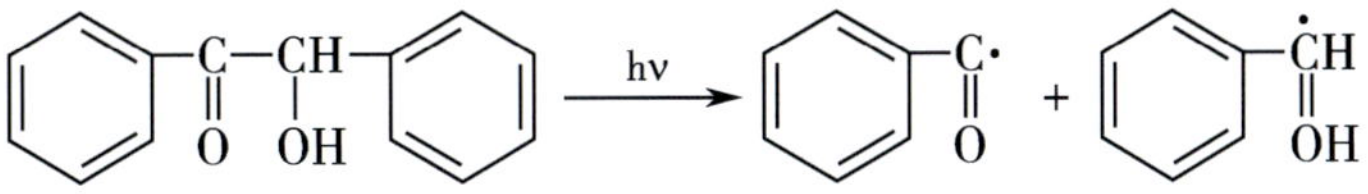

安息香　　　　自由基

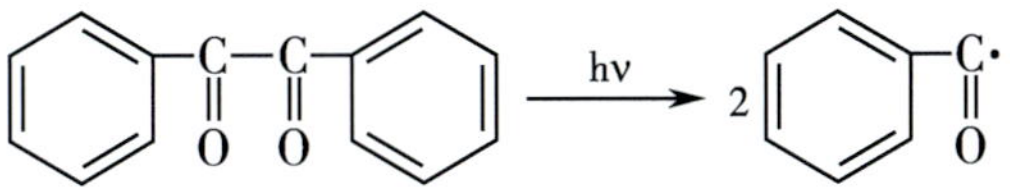

联苯酰　　　　自由基

有些光敏剂需在还原剂（促进剂）存在下受到一定波长的光线照射，可产生活性自由基，例如樟脑醌与甲基丙烯酸二甲氨基乙酯组成的光敏引发体系：

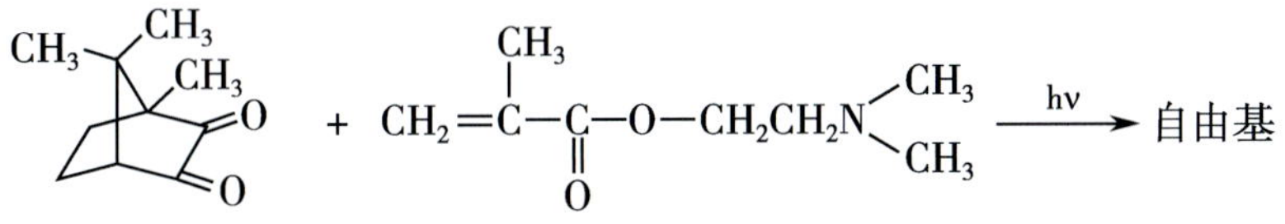

樟脑醌　　　　甲基丙烯酸二甲氨基乙酯

（2）自由基聚合反应历程：现用 R·代表引发剂分解产生的自由基，简述自由基聚合反应历程如下：

1）链引发（initiation）：由引发剂（I）产生的自由基 R·成为活性中心，与单体作用引发反应：

$$I \longrightarrow 2R\cdot \text{（初级自由基）}$$

$$R\cdot + CH_2{=}\underset{\displaystyle X}{\underset{|}{CH}} \longrightarrow R{-}\ CH_2{-}\underset{\displaystyle X}{\underset{|}{CH}}\cdot \text{（单体自由基）}$$

2）链增长（propagation）：在链引发阶段形成的单体自由基有很高的活性，如无阻聚物质与之作用，就能打开第二个烯类分子的 π 键，形成新的自由基。新自由基活性并不衰减，继续和其他单体分子结合成单元更多的链自由基，这个过程称为链增长反应。

视频：ER2-20 链增长示意

$$RCH_2{-}\overset{\displaystyle X}{\overset{|}{CH}}\cdot \xrightarrow{CH_2=\overset{X}{\overset{|}{CH}}} RCH_2{-}\overset{\displaystyle X}{\overset{|}{CH}}{-}CH_2{-}\overset{\displaystyle X}{\overset{|}{CH}}\cdot \xrightarrow{(n-1)\ CH_2=\overset{X}{\overset{|}{CH}}} R{\left[CH_2\overset{\displaystyle X}{\overset{|}{CH}}\right]}_n CH_2{-}\overset{\displaystyle X}{\overset{|}{CH}}\cdot$$

链增长反应有两个特征：一是放热反应，聚合热约 8.4×10kJ/mol；二是增长速率极高，在 0.01～几秒钟内就可以使聚合度达到数千，甚至上万，这样高的速度是难以控制的。单体自由基一经形成后，立刻与其他单体分子加成，增长成活性链，而后终止成大分子。

3）链终止（termination）：自由基有相互作用的强烈倾向，两自由基相遇时，由于独电子消失而使链终止。终止反应有偶合和歧化两种方式。

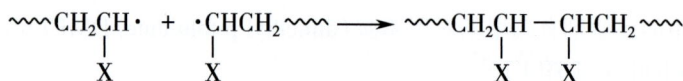

偶合终止

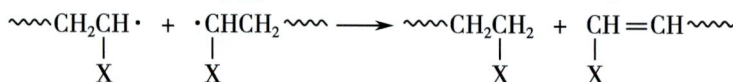

歧化终止

2. 阳离子聚合　由阳离子引发而产生聚合的反应称为阳离子聚合（cationic polymerization）。光引发的阳离子聚合在口腔复合树脂材料中有良好的应用。光引发的阳离子聚合是利用阳离子光引发剂在光照下产生的质子酸催化环氧基的开环聚合的聚合。常用的阳离子光引发剂有碘鎓盐和硫鎓盐。

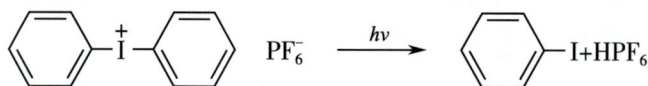

碘鎓盐　　　　　　　　　　　　　　　　质子酸

质子酸 HPF_6 可使环氧基团发生开环聚合：

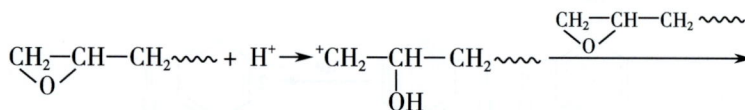

质子酸

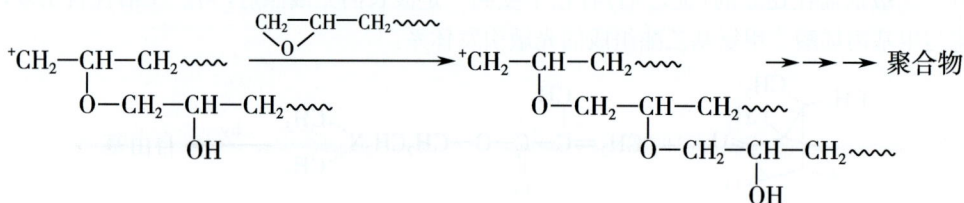

阳离子光引发聚合的最大优点是没有空气氧阻聚问题，而且环氧化合物开环聚合过程中存在分子链的伸展现象，所以聚合收缩较小。

3. 阴离子聚合　阴离子聚合（anionic polymerization）是以带负电荷的离子或离子对为活性中心的一类连锁聚合反应。例如带吸电子取代基（—CN）的 α- 氰基丙烯酸酯（α-cyanoacrylate）能被阴离子 A^-（例如 OH^-）或其他碱性物质快速地引发聚合：

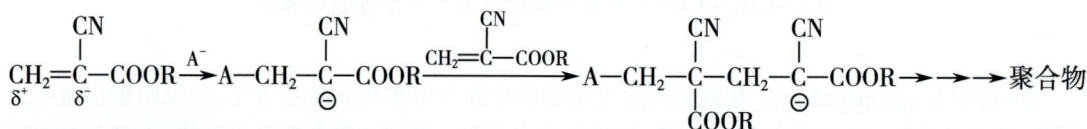

α-氰基丙烯酸酯

这一反应速度非常快，最终形成坚硬的固体。α- 氰基丙烯酸酯含有强极性的氰基和酯键，对极性被粘物有很强的黏附力，因此它常被用来制备瞬间粘接剂，例如 502 粘接剂。

（二）缩聚反应

聚合反应过程中，除形成聚合物外，同时还有低分子副产物产生的反应，称为缩聚反应（condensated polymerization），其产物称为缩聚物。根据单体中官能团的不同，低分子副产物可能是水、醇、醋酸等。

在口腔印模材料中，缩合型硅橡胶印模材料的固化过程就伴随着缩聚反应。缩合型硅橡胶的基质——端羟基聚二甲基硅氧烷在催化剂（辛酸亚锡）的作用下，与交联剂硅酸乙酯发生缩合反应，由线型分子交联成网状缩聚物，同时生成乙醇：

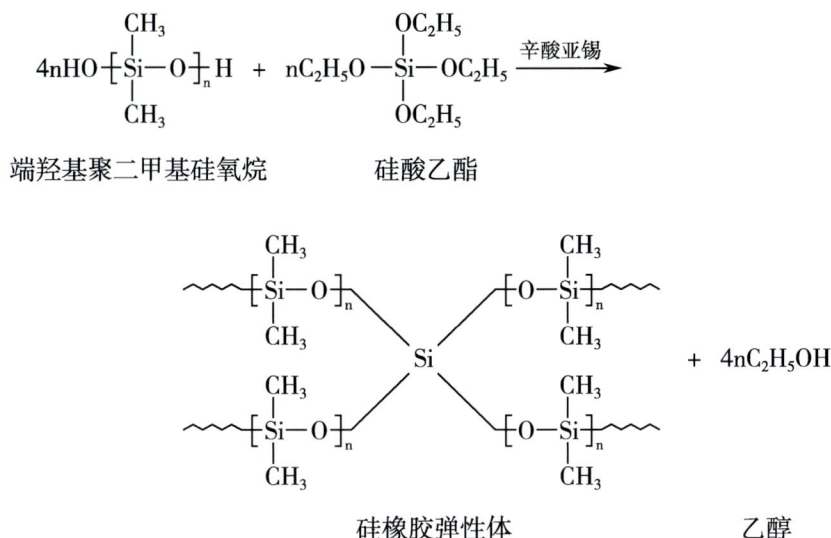

$$4n\text{HO}\!\left[\!\begin{array}{c}\text{CH}_3\\\text{Si—O}\\\text{CH}_3\end{array}\!\right]_n\!\!\text{H} \ +\ n\text{C}_2\text{H}_5\text{O—}\!\begin{array}{c}\text{OC}_2\text{H}_5\\\text{Si—OC}_2\text{H}_5\\\text{OC}_2\text{H}_5\end{array} \xrightarrow{\text{辛酸亚锡}}$$

端羟基聚二甲基硅氧烷　　　　硅酸乙酯

$$+\ 4n\text{C}_2\text{H}_5\text{OH}$$

硅橡胶弹性体　　　　　　　乙醇

五、高分子的聚集态结构

高分子的聚集态结构是指大分子链间的排列和堆砌方式，可粗略地分为晶态和非晶态结构。结构规整或链间范德瓦耳斯力较强的聚合物容易结晶，例如高密度聚乙烯等。结晶聚合物中往往是部分区域结晶，存在着非结晶区域，并不是所有的分子处于规则排列。熔融温度是结晶聚合物使用的上限温度。

结构不规整或链间次价力较弱的聚合物，如聚氯乙烯、聚甲基丙烯酸甲酯等，难以结晶，一般为非晶态。非晶态聚合物在一定负荷和受力速度下，于不同温度可呈现玻璃态、高弹态和黏流态三种力学状态（图 2-19）。玻璃态到高弹态的转变温度称为玻璃化温度（T_g），是非晶态塑料使用的上限温度，橡胶使用的下限温度。从高弹态到黏流态的转变温度称黏流温度（T_f），是聚合物加工成型的重要参数。

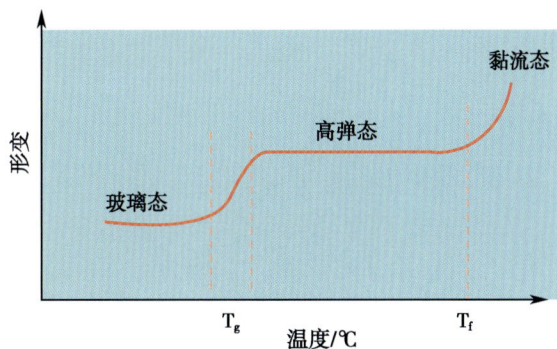

图 2-19 非晶态聚合物的三种力学状态

当聚合物处于玻璃态时，整个大分子链和链段的运动均被冻结，宏观性质为硬、脆，形变量很小，只呈现一般硬性固体的普弹形变。塑料是室温处于玻璃态的聚合物材料。聚合物处于高弹态时，链段运动高度活跃，表现出高形变能力的高弹性。橡胶是室温处于高弹态的聚合物材料。当线型聚合物在黏流温度以上时，聚合物变为熔融、黏滞的流体，受力可以流动，并兼有弹性和黏流行为，称黏弹性。

当高分子的分子呈高度取向时，其在分子取向方向上的拉伸强度非常高，如纤维、打包、捆扎用的撕裂膜带等。

六、聚合物的生产

天然聚合物多从自然界植物中通过物理或化学方法制取。合成聚合物是低分子单体经聚合

ER2-21

图片：ER2-21
结晶聚合物中
往往是部分区
域结晶

ER2-22

图片：ER2-22
聚合物分子通
过轴向拉伸而
呈高度取向

学习笔记

反应过程制得的。聚合物的生产方法有本体聚合、溶液聚合、悬浮聚合、乳液聚合等。

1. 本体聚合　它是将单体、引发剂及少量必要的添加剂（如增塑剂等）混合在一起，通过加热聚合成块状聚合物。此法简单，不用溶剂或分散介质，产物纯度高、性能好。但由于体系黏度大，聚合反应热难于扩散，容易发生爆聚现象。甲基丙烯酸甲酯合成有机玻璃就是典型的例子。

2. 溶液聚合　将单体溶解在溶剂中进行的聚合反应称溶液聚合。溶液聚合有大量溶剂存在，体系黏度小，容易散热，反应过程及产物分子量易于控制。但因使用大量溶剂，聚合物分子量一般不高。

3. 悬浮聚合　它是在机械搅拌下，将单体以小液滴分散在水中进行的聚合反应，聚合反应在小液滴中进行，每个小液滴就相当于一个小的本体聚合体系，聚合完成后收集颗粒状聚合物。为了保证悬浮体系的稳定，通常要加入一些悬浮剂，如明胶、聚乙烯醇等。此法反应热易散发，聚合反应较易于控制，产物的分子量比本体聚合高，但纯度不如本体聚合。由甲基丙烯酸甲酯制造牙托粉就是采用悬浮聚合进行的。

（赵信义）

图片：ER2-23
悬浮聚合制造
珠状聚合物过
程示意图

学习笔记

参考文献

1. 王亚男，陈树江，张峻巍，等. 材料科学基础教程. 北京：冶金工业出版社，2011
2. 戴起勋. 金属材料学. 北京：化学工业出版社，2012
3. 王广春，赵国群. 选择性激光烧结工艺的应用. 北京：机械工业出版社，2011
4. 张锐，王海龙，许红亮. 陶瓷工艺学. 第 2 版. 北京：化学工业出版社，2013
5. 潘祖仁. 高分子化学. 第 5 版. 北京：化学工业出版社，2011
6. 王澜，陆晓中，王佩璋. 高分子材料. 第 2 版. 北京：中国轻工业出版社，2009
7. 姚日生. 药用高分子材料学. 第 2 版. 北京：化工出版社，2008
8. 薛淼. 口腔生物材料学. 上海：世界图书出版公司，2006
9. CALLISTER W D.Materials science and engineering-an introduction.7th ed.New York: John Wiley & Sons，2007
10. ANUSAVICE K J，SHEN C Y，RAWLS H R. Phillips' Science of dental materials.12th ed.St.Louis: Saunders Co.，2013

第三章

材料的性能

> **》学习要点**
>
> 常用物理性能和力学性能的含义及其临床意义,材料化学性能和生物性能临床意义。

口腔材料质量的好坏是通过性能表现出来的,良好的性能是临床应用安全有效的重要保证。口腔医生通过材料的性能选择材料,因此,应当了解材料性能的概念及其意义。不能仅凭某一项性能来评定材料的质量。通常综合多项性能进行材料质量的评定。口腔材料的性能主要有物理性能、力学性能、化学性能及生物学性能四个方面。

第一节 物 理 性 能

一、尺寸变化

口腔修复材料及其辅助材料在凝固成形过程中或者使用过程中由于物理及化学因素的影响而导致材料外形尺寸变化的现象称为尺寸变化(dimensional change)。尺寸变化超过一定范围将导致修复体就位困难。例如,印模材料和模型材料的尺寸稳定性对最终制作的修复体的精度有重要影响,印模和模型收缩可造成制作的修复体过小,修复体无法完全就位。牙齿缺损充填材料在固化过程中发生体积收缩,使充填体与窝洞之间不密合,容易形成微渗漏而发生继发龋。

尺寸变化通常用长度(或体积)变化的百分数来表示,其表达式为:

$$\varepsilon = \frac{L - L_0}{L_0} \times 100\%$$

式中,ε 为尺寸变化,L_0 为原长,L 为变化后的长度。

表3-1列举了几种常用口腔材料在固化期间的尺寸变化的允许值。

表3-1 一些口腔材料固化期间尺寸变化允许值

材料名称	线性尺寸变化 /%
银汞合金	$-0.15 \sim +0.20$
氧化锌丁香酚水门汀	$-0.31 \sim 0.85$
磷酸锌水门汀	$-0.05 \sim -0.07$
硅磷酸锌水门汀	$-0.12 \sim -0.21$
熟石膏	$0 \sim 0.30$
人造石	$0 \sim 0.20$

二、热学性能

(一)线[膨]胀系数

线[膨]胀系数(linear expansion coefficient)是指固体物质的温度每改变1℃时,其长度的变化

ER3-1

图片:ER3-1
固化过程中体积收缩

ER3-2

图片:ER3-2
微渗漏

和它在0℃时长度之比,它表征物体长度随温度变化的物理量,单位为每开[尔文](1/K或K^{-1})。

图3-1为新鲜无龋牙根、牙冠的尺寸随温度的变化曲线,曲线上各点的微熵除以试样长度所得的商即为相应温度下的线胀系数,可见同种材料不同温度时的线胀系数不同。因此实际应用中,测定某一温度范围的平均线胀系数更有意义。下式为计算温度从T_1变化到T_2范围内试样的平均线胀系数(α_L)的公式:

$$\alpha_L = \frac{L_2 - L_1}{L_1(T_2 - T_1)}$$

式中,L_1为温度为T_1时试样的长度,L_2为温度为T_2时试样的长度。

体[膨]胀系数(cubic expansion coefficient)是表征物体体积随温度变化的物理量,它是体积的相对变化dV/V除以温度的变化dT,体胀系数(α_V)按下式计算:

$$\alpha_V = \frac{1}{V} \cdot \frac{dV}{dT}$$

式中,V为温度T_0时试样的体积,dV为物体体积的改变,dT为温度的变化。

如果物体是各向同性的,则其$\alpha_V = 3 \times \alpha_L$。

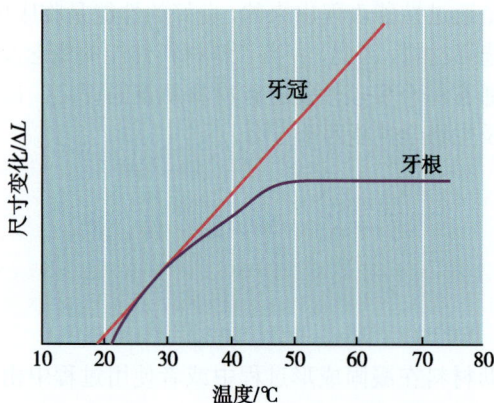

图3-1 牙根、牙冠的线胀系数随温度的变化

口腔材料的线胀系数对临床应用有很大影响。铸造包埋材料的线胀系数直接影响铸造修复体的精度。充填体与牙体组织线胀系数的差别,会导致口腔温度变化过程中充填体与窝洞之间产生缝隙。随着温度的变化,唾液会时而进入微裂或缝隙,时而又被挤出,细菌易侵入引发牙髓炎。金属烤瓷修复体中的金属与陶瓷的线胀系数必须相匹配,在口腔的温度变化过程中,陶瓷和金属才能结合紧密,不发生剥离。表3-2列出人牙及一些口腔材料的线胀系数。

表3-2 人牙及一些口腔材料的线胀系数

材料	线胀系数/K^{-1}
人牙釉质	11.4×10^{-6}
人牙本质	8.3×10^{-6}
银汞合金	$(22 \sim 28) \times 10^{-6}$
复合树脂	$(14 \sim 50) \times 10^{-6}$
丙烯酸树脂	$(70 \sim 100) \times 10^{-6}$
窝沟封闭剂	$(70.9 \sim 99.1) \times 10^{-6}$
长石质陶瓷	$(6.4 \sim 7.8) \times 10^{-6}$
体瓷及不透明瓷	$(12.4 \sim 16.2) \times 10^{-6}$
氧化铝烤瓷	6.6×10^{-6}
嵌体蜡	$(260 \sim 320) \times 10^{-6}$
高贵金属合金	$(12 \sim 15.5) \times 10^{-6}$
钴-铬合金	$(14.1 \sim 14.7) \times 10^{-6}$

材料	线胀系数 /K^{-1}
镍 - 铬合金	$(14.1\sim15.7)\times10^{-6}$
钯基合金	$(14.2\sim15.2)\times10^{-6}$
金 - 钯合金	13.5×10^{-6}
钛	$(8.5\sim11.9)\times10^{-6}$
钛合金（Ti-6Al-4V）	12.43×10^{-6}
氧化锌丁香酚水门汀	35×10^{-6}
玻璃离子水门汀	$(10.2\sim11.4)\times10^{-6}$

（二）热传导

1. **热导率（thermal conductivity）**　又称为导热系数（coefficient of thermal conductivity），是指当温度垂直梯度为1℃/m时，单位时间内通过单位水平截面积所传递的热量，单位是瓦［特］每米开［尔文］，符号为 W•m^{-1}•K^{-1}。热导率是热传导中最常用的表征材料导热能力的参数之一。通常金属的导热性最高，其次是陶瓷，聚合物最低。热导率越高，材料的导热性越强，在相同的温度梯度下可以传导更多的热量。表3-3列出牙齿硬组织及一些口腔材料的热导率和热扩散系数。

表3-3　牙釉质、牙本质及一些口腔材料的热导率和热扩散系数

材料	热导率 （单位：W•m^{-1}•K^{-1}）	热扩散系数 （单位：cm^2•s^{-1}）
牙釉质	$0.87\sim0.93$	0.004 7
牙本质	$0.57\sim0.63$	$0.001\,8\sim0.002\,6$
银汞合金	$22.6\sim23$	0.96
复合树脂	$1.09\sim1.37$	$0.001\,9\sim0.007\,3$
金合金	297.3	1.18
丙烯酸树脂	0.21	—
陶瓷	1.05	—
磷酸锌水门汀	$1.05\sim1.29$	0.003 0
玻璃离子水门汀	$0.51\sim0.72$	0.002 2
氧化锌丁香酚水门汀	0.46	—

2. **热扩散系数（thermal diffusivity）**　又称热扩散率，是物体中某一点的温度的扰动传递到另一点的速率的量度，即衡量当一个表面受热时，温度变化在物体上传播的速度，也是材料传播温度变化能力大小的指标。计算公式如下：

$$\alpha=\lambda/\rho c$$

式中，热扩散系数 α 的单位为 m^2/s，λ 为热导率［W/(m•K)］，ρ 为密度（kg/m^3），c 为比热容［J/(kg•K)］。

式中 ρc 的含义是单位体积的物体温度升高1℃所需的热量。显然，密度大、比热容高的材料，其热扩散系数小，意味着温度变化很慢。相反，比热容低、热导率高的材料的热扩散系数大，温度变化传播迅速。因此，热扩散系数 α 越大，材料中温度变化传播得越迅速。一些口腔材料的热扩散系数见表3-3。

在牙齿缺损充填修复时，接近牙髓的部位需选用热传导性能低的材料，以隔绝温度变化对牙髓的刺激。磷酸锌水门汀和氧化锌丁香酚水门汀的热导率同牙齿硬组织相近，因此在较深窝洞中，用这类材料垫底可起到隔热作用。此外，复合树脂和不加填料的丙烯酸树脂，从导热性能来讲也可以直接充填较深窝洞。由于银汞合金热导率远大于牙齿硬组织，故需用氧化锌丁香酚水门汀垫底后才可充填。但义齿基托与口腔黏膜接触，因此，基托材料应有一定的导热性能，以传递食物温度，防止过热或过冷温度对黏膜刺激。

三、流电性

在口腔环境中异种金属修复体相接触时，由于不同金属之间的电位不同，所产生的电位差，导致电流产生，称为流电性（galvanism）。流电现象产生的原理同原电池原理。原电池是将化学反应的能量转变成电能的装置（图3-2），它是由两个活泼性不同的金属（电极）和连通两金属（电极）的电解质溶液所组成。当两个金属（电极）接触时（例如用导线连接），闭合电路有电流通过。因为锌板浸在稀硫酸中，溶于酸的 Zn^{2+} 带正电，而锌板带负电，于是在锌板和硫酸溶液相接处便发生电位改变。电场力的方向是硫酸指向锌板，化学力的方向是锌板指向硫酸。化学力促进锌板溶解产生 Zn^{2+}，电场力阻止 Zn^{2+} 产生。当电场力和化学力平衡时，维持一定的电位差。金属、电解质溶液决定了电位差的大小。不同金属的电极电位不同，一般指定标准氢电极的电位为0，其他电极与标准氢电极比较得出它的电极电位，表3-4列出了一些金属材料的电位。

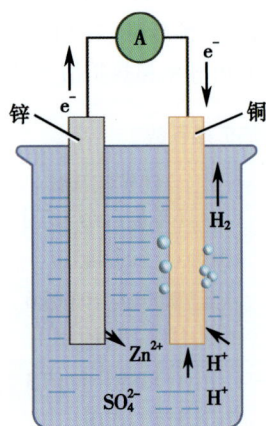

图3-2　原电池工作原理示意图

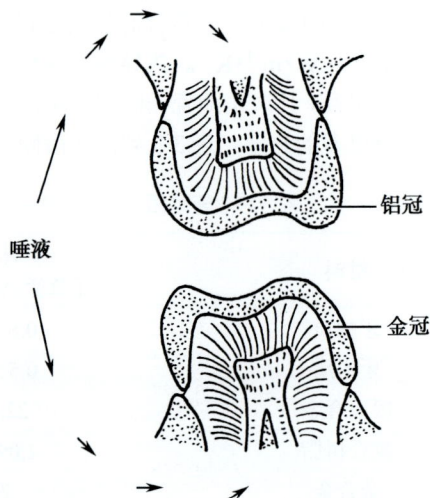

图3-3　金冠和铝冠在口腔内形成流电性示意图

如图3-3所示，金冠和铝冠在和唾液接触时伴随溶解，其电位分别为1.33V和-1.26V，所以铝冠和金冠之间电位差为2.59V。当铝冠和金冠接触时，相当于电池两极短路，有较大的电流产生，即流电现象，患者会有电击样感觉，极不舒服。接触后两冠间的电位差下降为零。随着溶解继续进行，直到电位差达到2.59V为止。两冠接触再次产生流电现象。这样溶解、流电现象不断产生，金属修复体会不断被锈蚀（为电化学腐蚀）。因此这种现象在临床中应尽量避免。

表3-4　一些金属材料的电位

元素	化合价	电位
金	Au^+	+1.50V
金	Au^{2+}	+1.36V
铂	Pt^{2+}	+0.86V
钯	Pd^{2+}	+0.82V
汞	Hg^{2+}	+0.80V
银	Ag^+	+0.80V
铜	Cu^+	+0.47V
铋	Bi^{3+}	+0.23V
锑	Sb^{3+}	+0.10V
氢	H^+	0.00V
锡	Sn^{2+}	-0.14V
镍	Ni^{2+}	-0.23V

续表

元素	化合价	电位
铁	Fe^{2+}	−0.44V
铬	Cr^{2+}	−0.56V
锌	Zn^{2+}	−0.76V
铝	Al^{3+}	−1.70V

四、表面特性

1. 表面张力（surface tension）与表面能（surface energy）　促使液体表面收缩的力称为表面张力，单位为每米牛（N/m）。表面张力的方向和液面相切，如果液面是平面，表面张力就在这个平面上；如果液面是曲面，表面张力就在这个曲面的切面上。

处于液体内部的任一分子受到其周围分子的作用力是相等的，可以抵消，因而处于受力平衡状态。处于液体表面上的分子受到液体内部分子的作用力远大于另一侧气体（或蒸汽）分子的作用力，其合力方向垂直指向液体内部，因而液体表面分子有自动向液体内部迁移的趋势，这种趋势的表现之一是液体表面自动缩小。

通常所说的液体表面张力是指以空气与该液体为界面（液 - 气）的表面张力，记为 γ_{LV}。固体的表面张力是指以空气与该固体为界面（固 - 气）的表面张力，记为 γ_{SV}。固体与液体所形成的界面（固 - 液）的表面张力则记为 γ_{SL}。

液态金属原子之间有金属键，表面张力大；水分子间有氢键，表面张力较大；非极性液体分子间只有范德瓦耳斯力，表面张力小。

由于物质表面层原子或分子受力不平衡，键能没有得到补偿，比物质内部原子或分子具有额外的势能，这种额外的势能称为表面能，单位为 J/m^2。具有较高表面能的材料有金属及合金、陶瓷、聚碳酸酯、聚酯、聚氯乙烯、聚氨酯，表面能较小的材料有聚乙烯、聚苯乙烯、聚丙烯、聚四氟乙烯。

2. 液体在固体表面的润湿　液体在固体表面扩散的趋势称为液体对固体的润湿性（wettability），可由液滴在固体表面的接触角的大小来表示。接触角（contact angle）是指液滴接触固体表面并达到平衡状态时，通过液滴边缘三相点（气、液、固点）作液滴曲面的切线，切线在液滴接触面一侧与固体表面的夹角（图3-4中的 θ 角）。

润湿过程与体系的界面张力有关，当液滴接触固体表面并达到平衡状态时，形成的接触角与各界面张力之间符合下面的杨氏公式（Young equation）：

$$\gamma_{SV} = \gamma_{SL} + \gamma_{LV} \cdot \cos\theta$$

式中，γ_{SV} 为固 - 气的表面张力，γ_{SL} 为固 - 液的表面张力，γ_{LV} 为液 - 气的表面张力。

当 $\gamma_{SV} - \gamma_{SL} = \gamma_{LV}$ 时，$\cos\theta = 1$，$\theta = 0°$，称完全润湿或理想润湿；当 $\gamma_{SV} > \gamma_{SL}$；$1 > \cos\theta > 0$，$0° < \theta \leq 90°$，称润湿（图 3-4A），表明液体的润湿性好；当 $\gamma_{SV} < \gamma_{SL}$，$\cos\theta < 0$，$\theta > 90°$，称不润湿，表明液体的润湿性差（图 3-4B）；当 $\gamma_{SV} = \gamma_{SL}$，$\cos\theta = 0$，$\theta = 180°$，称完全不润湿。因此，接触角越小，润湿性越好。液体在固体表面润湿的先决条件是 $\gamma_{SV} > \gamma_{SL}$。

对于指定固体，液体表面张力越小，接触角 θ 越小，液体对固体的润湿性越好；对于同一液体，固体表面能越大，接触角 θ 越小，液体对固体的润湿性也越好。

粘接剂对被粘物体表面的润湿是粘接的必要条件。金属烤瓷粉熔附于金属表面时也应有良好的润湿。

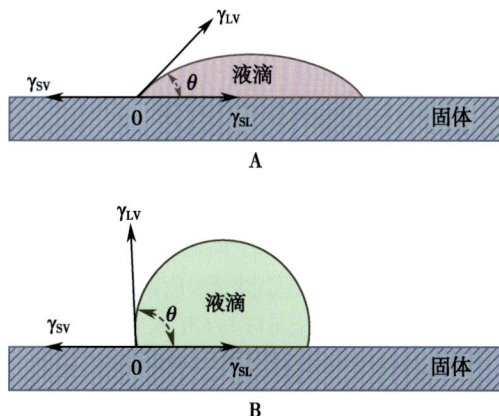

图 3-4　接触角（θ）与润湿性
A. 润湿性好　B. 润湿性不好

图片：ER3-4
表面张力

图片：ER3-5
接触角

学习笔记

五、色彩性

口腔修复不仅要恢复软硬组织的形态和功能,而且对审美的要求更高。在口腔疾病治疗过程中,掌握色彩的和谐性,获得美感,是非常重要的。

颜色由非彩色和彩色构成。彩色指除黑白以外的所有颜色。

(一)彩色的三个特性

1. 色调(hue) 又称色相、色别,为颜色的名称,是彩色彼此划分的特性,如红、橙、黄、绿、蓝等。

2. 彩度(chroma) 又称饱和度,指色彩的强弱,即色彩的浓度和强度的等级。

3. 明度(value) 又称亮度,指色彩的明亮程度,反映物体对光的反射性。

非彩色只有明度的差别。

(二)颜色的测定

一般采用分光光度色彩计、光电色彩计和视感比色板来测定颜色。

常用三种方法对颜色进行描述:①颜色名词(如朱红、橙黄);②色卡、色片、比色板(用各种颜色组合制作色卡、色片、比色板,按一定分类顺序编号排列,通过字符和数码传递颜色信息);③CIE 标准色度系统。

对颜色的定量描述常用 CIE 标准色度系统(CIE color system)及孟塞尔色度系统(Munsell color system)。

1. CIE-XYZ 色度系统 由国际照明委员会于 1931 年规定的。它是一种混色系统,是采用三个设想的原色 X(红)、Y(绿)、Z(蓝)建立的可对颜色进行数字化的定量描述,并能计算和测量的色度系统。X、Y、Z 称为三刺激值,表示色彩中三原色所占的绝对分量,x、y、z 为相对分量(即百分比)。其中 X、Z 的明度规定为 0,只代表色调,Y 既代表色调也代表明度。X、Y、Z 与 x、y、z 的关系:

$$X=X/(X+Y+Z); \quad Y=Y/(X+Y+Z); \quad Z=Z/(X+Y+Z); \quad x+y+z=1$$

CIE 于 1976 年又推荐了 CIE(L*、a*、b*)系统,一直沿用至今,该系统用参数 L、a、b 来表示颜色。L* 表示明度,a*、b* 表示红绿度和黄蓝度。a* 为红绿轴;b* 为黄蓝轴。a*、b* 绝对值大小决定彩度大小(图 3-5)。可以下式计算两个颜色的总色差(ΔE)。

$$\Delta E_{CIE(L^*、a^*、b^*)}=[(\Delta L^*)^2+(\Delta a^*)^2+(\Delta b^*)^2]^{1/2}$$

2. 孟塞尔色度系统 是用一个颜色的三维立体模型将颜色的三种特性——色调、明度、彩度全部表现出来(图 3-5)。按照各特征量的差值相同的原则制作色卡,并按大小排列,每个色卡有一标号,以色卡作为目视测量颜色的标准。

孟塞尔系统中中央轴分为 0～11 个等级,称孟塞尔明度值,代表无彩色黑白中性色的明度。离开中央轴的水平距离为孟塞尔彩度,代表彩度的变化,按偶数将彩度分成许多在视觉上相等的等级,中央轴上中性色的彩度为 0,离中央轴越远,彩度值越大。在立体水平剖面上的各个方向代表 10 种孟塞尔色调,即 5 种主要色调红(R)、黄(Y)、蓝(B)、绿(G)、紫(P)和 5 种中间色调黄红(YR)、绿黄(GY)、蓝绿(BG)、紫蓝(PB)、红紫(RP),每种色调从 1～10 分成 10 个等级,每种主要色调和中间色调的等级都定为 5。

孟塞尔系统由下式表示:色调 明度/彩度,简写为 H V/C。孟塞尔系统可以与 CIE-XYZ 色度系统互换。

口腔修复体制作过程中常用比色板对照患者牙齿色泽来选择材料的色泽,如 Vita 烤瓷粉有许多种颜色,它有自己的比色板系统。该比色板共分 A、B、C、D 四个色系。A 为红棕色系,根据饱和度的大

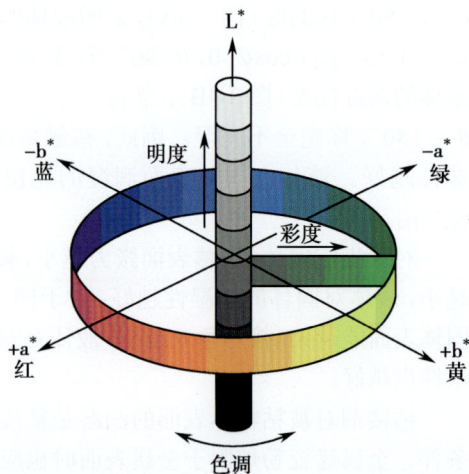

图 3-5 CIE 和孟塞尔颜色系统表示示意图

小，它又分为 A₁、A₂、A₃、A₃.₅、A₄；B 为红黄色系，含 B₁～B₄ 色；C 为灰色，也含 C₁～C₄ 色；D 为红灰色，含 D₂、D₃、D₄ 三色。表 3-5 为按孟塞尔系统、CIE L*、a*、b* 系统对 Vita 比色板进行的定量描述。

表 3-5 Vita 比色板的颜色定量描述

比色板	孟塞尔系统		色度			CIE(L*、a*、b*)系统		
	H	V / C	Y	x	y	L*	a*	b*
A₁	4.5Y	7.80/1.7	55.92	0.335 2	0.345 9	79.57	−1.61	13.05
A₂	2.4Y	7.45/2.3	49.95	0.346 8	0.353 9	76.04	−0.08	16.73
A₃	1.3Y	7.40/2.9	48.85	0.355 9	0.359 3	75.36	1.36	19.61
A₃.₅	1.6Y	7.05/3.2	44.12	0.362 7	0.365 7	72.31	1.48	21.81
A₄	1.6Y	6.70/3.1	38.74	0.363 3	0.365 8	68.56	1.58	21.00
B₁	5.1Y	7.75/1.6	54.76	0.333 6	0.344 7	78.90	−1.76	12.33
B₂	4.3Y	7.50/2.2	50.97	0.343 7	0.354 9	76.66	−1.62	16.62
B₃	2.3Y	7.25/3.2	46.91	0.361 1	0.366 9	74.13	0.47	22.34
B₄	2.4Y	7.00/3.2	43.38	0.362 0	0.367 8	71.81	0.50	22.15
C₁	4.3Y	7.30/1.6	47.16	0.336 1	0.346 2	74.29	−1.26	12.56
C₂	2.8Y	6.95/2.3	42.12	0.348 7	0.356 3	70.95	−0.22	16.72
C₃	2.6Y	6.70/2.3	39.11	0.349 9	0.356 9	68.83	−0.01	16.68
C₄	1.6Y	6.30/2.7	33.77	0.360 0	0.362 2	64.78	1.59	18.66
D₂	3.0Y	7.35/1.8	48.71	0.339 1	0.347 3	75.27	−0.54	13.47
D₃	1.8Y	7.10/2.3	44.48	0.348 2	0.353 4	72.55	0.62	16.14
D₄	3.7Y	7.05/2.4	43.45	0.349 2	0.359 1	71.86	−1.03	17.77

H：色调，V：明度，C：彩度；Y：明度；x 及 y：色调和彩度；L*：明度；a*：红绿轴上的色调及彩度；b*：黄蓝轴上的色调及彩度

作为口腔医师，应根据患者的性别、年龄、职业、习惯以及皮肤、黏膜、牙齿的颜色、光泽、透明性等要求，在不同光源、光线和位置的环境中，采用相适应的材料进行修复，才能获得人体的自然美。

第二节 力 学 性 能

材料的力学性能（mechanical strength）又称为机械性能，是指材料在不同环境（温度、介质、湿度）下，承受各种外力（拉伸、压缩、弯曲、冲击、交变应力等）时所表现出的力学特征。材料受到外力作用而变形时，其内部各质点之间的相互作用力发生了改变，这种由于外力作用而引起的固体内各质点之间的相互作用力的改变量，称为附加内力，简称内力。内力和外力大小相等方向相反，因此常通过对外力的研究来了解内力的规律。

口腔材料应具有良好的力学性能才能保证修复体在咀嚼应力的作用下保持正常的功能，因此，研究修复体和充填体的力学性能有重要的临床意义。

一、应力与应变

物体在外力作用下发生变形，是外力作用产生的内力所致，定义单位面积上的内力为应力（stress）。作用线垂直于截面的应力称为正应力（normal stress），此时，应力 σ 可用下式计算：

$$\sigma = F/S$$

式中，F 为外力（N），S 为受力面积（mm²），σ 的单位为 MPa。

通俗地说，应力是受力作用的结构内单位面积的力。物体在不同外力作用下可产生不同的变形，例如拉伸或压缩、剪切、扭转、弯曲等，这些变形产生的应力可被看作是两种基本力的结合作

用一轴向力和剪切力。物体受到的轴向力有拉伸力和压缩力，在物体内部相应产生拉应力（tensile stress）和压应力（compressive stress），当外力是剪切力时，产生的是切应力（shear stress）（图3-6）。

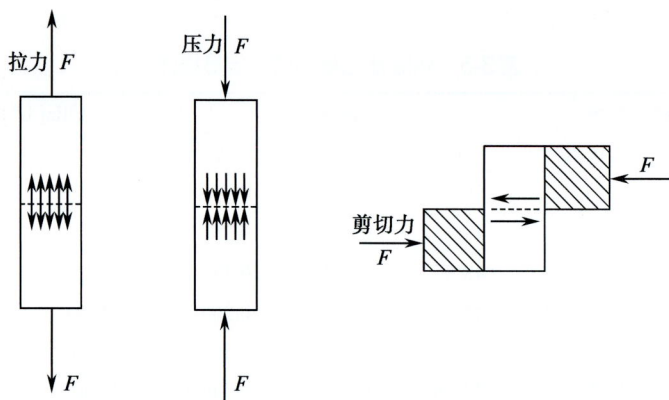

图3-6 三种应力示意图

物体受到弯曲变形时，其内部产生多种应力，以图3-7所示的三点弯曲变形，其两端为切应力，中部中界面OO′以上为压应力，以下为拉应力。

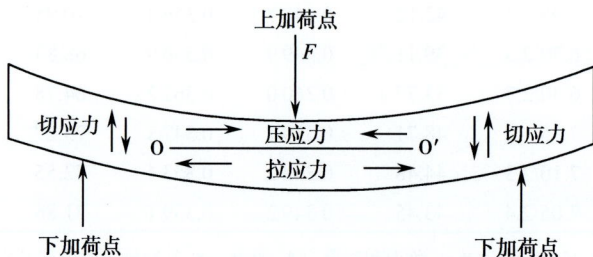

图3-7 三点弯曲试样应力分布示意图

将物体看作由许多微元体组成，物体整体的变形是所有微元体变形累加的结果。微元体的变形包括体积的改变和形状的改变。在正应力作用下，微元体沿正应力方向和垂直于正应力方向将产生伸长和缩短，这种变形称为线变形。描写物体在各点处线变形程度的量，称为正应变（normal stress）或线应变（linear strain），简称应变（strain）。简单地说，应变是材料在应力作用下单位初始尺寸的尺寸变化。如在拉伸状态下则表明试样的相对伸长，此时的应变（ε）是线应变（linear strain），可表示为：

$$\varepsilon = \Delta L / L_0$$

式中，ΔL 为试样的长度伸长量，L_0 为试样的原始长度。应变可以绝对值或百分比表示，如0.01或1%。

如果物体的几何形状、外形尺寸发生突变（如孔、裂纹），则在突变处局部应力会显著增大，应力峰值远大于由基本公式算得的应力值，这种现象称为应力集中（stress concentration）。可以用图3-8说明应力集中。对于受拉物体，当其中无圆孔时，物体中的应力流线是均匀分布的（图3-8A）；当其中有一圆孔时，物体中的应力流线在圆孔附近高度密集，产生应力集中（图3-8B），但这种应力集中是局部的，在离开圆孔稍远处，应力流线又趋于均匀。应力集中处往往是物体破坏的起始点，削弱了物体的强度，降低了物体的承载能力。

物体表面及内部的凹陷、沟槽、划痕、裂纹、孔隙、缺口及外形突然变化的地方容易产生应力集中，例如

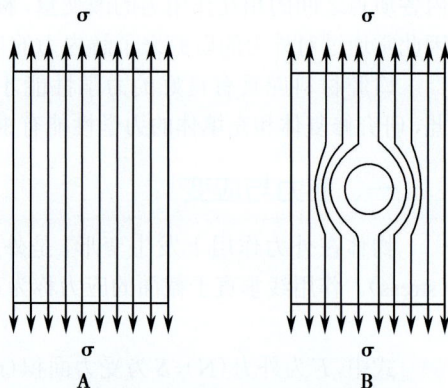

图3-8 有无圆孔时的应力流线
A. 无圆孔的物体 B. 有圆孔的物体

卡环臂与义齿支架的点状连接处。因此在临床工作中应尽量减少上述缺陷的发生，以防应力集中导致修复体破坏。

二、弹性变形和塑性变形

物体在外力作用下产生变形，外力去除后变形的物体可完全恢复其原始形状，这种变形称为弹性变形（elastic deformation），如果外力去除后变形的物体发生永久变形，不能完全恢复其原始形状，则称为塑性变形（plastic deformation）。

例如，局部义齿的卡环在超过弹性极限进入塑性变形区域后，去除外力后，仅有弹性形变（弹性应变）是可恢复的。在通过弯曲调整正畸丝、金属冠边缘或义齿卡环时，塑性形变是永久的，但可发生一定量的弹性应变恢复。又如弹性印模材料凝固后从口内取出时，希望材料的变形能完全回复（弹性变形），而永久形变（塑性变形）尽量小，这样取制的印模才更精确。

三、应力-应变曲线

研究材料力学性能常用的方法之一是测定其应力-应变曲线（stress-strain curves），它是以应变 ε 与应力 σ 为坐标绘出的 σ-ε 关系曲线。对物体施加拉力、压力或弯曲力均可得到相应的应力-应变曲线。图 3-9 为一个韧性较好的低碳钢等截面圆杆拉伸试验中的应力-应变曲线示意图。

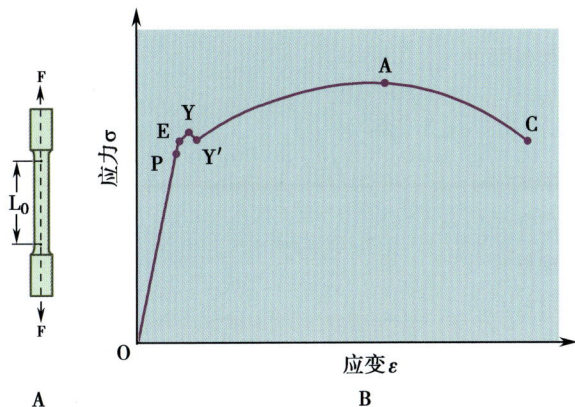

图 3-9　低碳钢拉伸试样（A）及其拉伸试验中应力-应变曲线示意图（B）

L_0：测定伸长率的标定距离，P：正比例极限，E：弹性极限，Y：上屈服点，Y'：下屈服点，A：极限强度，C：断裂强度

在应力-应变曲线中，可将材料的变形分为弹性变形阶段和塑性变形阶段。

1. 弹性变形阶段　此阶段材料的变形是弹性变形。

（1）［正］比例极限（proportional limit）：当应力不超过 σ_p 时，拉伸曲线 OP 是直线，说明在 OP 阶段应力 σ 与应变 ε 呈正比例关系，即遵从虎克定律，应力/应变＝常数。当应力超过 P 点后，应力与应变不再呈正比例关系，曲线也不再呈直线。图中 P 点所对应的应力值称为比例极限，以 σ_p 表示，它是材料应力与应变成正比的最大应力。

（2）弹性极限（elastic limit）：应力超过 σ_p 时，PE 阶段尽管应力与应变呈非线性变化，但卸载后变形仍可完全恢复，在 PE 阶段试样仍处于弹性变形阶段。图中 E 点所对应的应力值称为弹性极限（值），它是材料不发生永久变形所能承受的最大应力值，也即材料产生完全弹性变形时所能承受的最大应力值。E 点的意义是材料的应力不超过 σ_E 时，不发生塑性形变（永久变形），去除应力后，材料的形变可以恢复。

（3）弹性模量（modulus of elasticity）：是量度材料刚性的量，也称为杨氏模量，它是指材料在弹性状态下的应力与应变的比值，由下式表示。

$$\text{弹性模量（E）} = \sigma E / \varepsilon E$$

式中，σ_E 为弹性极限应力，ε_E 为应变。

在应力-应变曲线上,弹性模量就是弹性变形阶段应力-应变线段的斜率,即单位弹性变形所需的应力。它表示材料抵抗弹性变形的能力,也称为刚度。

材料的弹性模量是一个常数,是从应力-应变曲线呈直线的区域测得的,与材料的组成有关,不受材料所受弹性或塑性应力的影响,也与材料的延展性无关。弹性模量越大,材料的刚性越大。但高弹性模量的材料其强度可以高也可以低。例如,一个正畸丝比另一个同形状、同尺寸的正畸丝更难以弯曲,需要更大的应力才能使其达到所需应变或变形,说明该材料具有相对更高的弹性模量。聚醚印模材料比其他弹性体印模材料更坚硬(弹性模量高),因此需要更大的力量使印模从口内倒凹区取出。

从表3-6可以看出金合金的弹性模量和牙釉质相近,磷酸锌水门汀和牙本质相近。无填料的丙烯酸树脂和氧化锌丁香酚水门汀的弹性模量小,显柔性。金合金、银汞合金、磷酸锌水门汀弹性模量较大,适合作为修复材料或充填材料,可防止咀嚼产生的应力使修复体或充填体出现过大的变形。义齿基托呈一定柔性,用来制作义齿基托,能与口腔组织有较好的力学相容性。

图片:ER3-11
倒凹

表3-6 牙体组织及一些口腔材料的弹性模量

材料	弹性模量/GPa
牙釉质	46～130
牙本质	12～18.6
复合树脂	5.4～25.3
无填料丙烯酸树脂	1.9～2.8
义齿基托树脂	1.86～2.94
磷酸锌水门汀	13.7～22.4
氧化锌丁香酚水门汀	0.17～3.04
玻璃离子水门汀	2.9～10.8
聚硫橡胶印模材料	$0.013×10^{-3}$～$2.80×10^{-3}$
硅橡胶印模材料	$0.088×10^{-3}$～$0.35×10^{-3}$
银汞合金	27.6～60.1
高贵金属合金	72.2～108
钴铬合金	125～218
镍铬合金	145～203
纯钛	106
长石质瓷	60～70

2. 塑性变形阶段 该阶段材料发生永久变形。

(1)屈服强度(yield strength):当应力超过E点后,材料开始发生塑性变形(永久变形)。在应力-应变曲线的YY'阶段,虽然应力基本保持不变,但应变仍在不断增加,曲线上出现水平或上下轻微抖动的阶段,表明材料暂时失去抵抗变形的能力,该现象称为材料的屈服或流动,此阶段又称为屈服阶段。当应力到达屈服点σ_Y时,材料会产生显著的塑性变形。Y点称为上屈服点,所对应的应力值为在屈服阶段内的最高应力,称为上屈服应力、上屈服极限。Y'称为下屈服点,所对应的应力值为在屈服阶段内的最低应力,称为下屈服极限,常取下屈服极限作为材料的屈服强度,其对应的应力值记为σ_y,称屈服极限或者屈服强度。屈服强度是材料从弹性变形向塑性变形转变时的应力,它是判断材料是否进入塑性状态的重要参数。屈服强度反映了修复体承受不发生永久变形应力的能力。也可以理解为是修复体开始发生永久形变时的应力。表3-7列出了一些材料的屈服强度。

对于无明显屈服点的材料,通常以与应力-应变曲线上的直线关系的极限偏差达到规定值(一般为材料发生0.2%延伸率)时的应力作为屈服强度,称为0.2%屈服强度,即材料塑性变形量达到0.2%时对应的应力。

表 3-7 牙体组织及一些材料的屈服强度

材料	屈服强度 /MPa
牙本质	165[C]
牙釉质	344[C]
金合金	207～620[T]
复合树脂	138～172[C]
无填料丙烯酸树脂	43～65[C]

注：C 为压缩屈服强度，T 为拉伸屈服强度

比例极限、弹性极限和屈服强度在很多情况下的值是接近的。在评价口腔材料时，这些值很重要，因为弹性极限和屈服强度表示了修复体开始发生永久形变时的应力。若咀嚼应力超过这些值，则修复体或义齿将发生永久变形或失效而影响功能。

（2）极限强度（ultimate strength）：在屈服阶段，金属发生塑性变形，产生冷加工硬化现象，金属的强度有所增加，超过屈服阶段后，金属恢复了对变形的抵抗能力，需增加外力才能使材料继续变形，此阶段称为强化阶段。在曲线最高点 A 对应的应力，是在材料出现断裂过程中产生的最大应力值，也即材料在破坏前所能承受的最大应力，称为极限强度（σ_A）。σ_A 可出现在断裂时也可出现在断裂前。从上面分析可以看到，当应力到达屈服点 σ_Y 时，材料会产生显著的塑性变形；当应力到达极限强度 σ_A 时，材料会由于局部变形导致断裂。因此，屈服强度和极限强度是反映材料强度的两个重要性能指标。

材料在拉伸过程中的极限强度称为拉伸强度（或抗拉强度、抗张强度）（tensile strength），压缩过程中的极限强度称为压缩强度（或抗压强度）（compressive strength），剪切过程中的极限强度称为剪切强度（或抗剪强度）（shear strength），弯曲过程中的极限强度为弯曲强度（或挠曲强度、抗弯强度）（bending strength，flexure strength）。

弯曲强度是描述材料承受如图 3-7 所示的复合应力下的典型性能，对于复合树脂充填材料及义齿基托树脂来说，弯曲强度对恢复牙齿缺失和缺损的咀嚼功能有重要的意义。对于三点弯曲来说（图 3-7），通常按下式计算弯曲强度（δ）：

$$\delta(\text{MPa}) = \frac{3FL}{2BH^2}$$

式中，F 为最大载荷（N），L 为下加荷台两加荷点间距离（mm），B 为试样宽度（mm），H 为试样高度（mm）。

表 3-8 列出了常用口腔材料的拉伸强度、压缩强度和弯曲强度，可见同一材料的拉伸强度和压缩强度值差别很大，通常前者远小于后者。

表 3-8 牙体组织及一些口腔材料的部分极限强度

材料	拉伸强度 /MPa	压缩强度 /MPa	弯曲强度 /MPa
牙釉质	10～40.3	261～400	—
牙本质	43～100	232～305	—
复合树脂	39～69	170～448	100～160
无填料丙烯酸树脂	28	76～97	70～100
长石质瓷	24.8	149	100～120
陶瓷	24.8～37.4	14.5～138	60～70
磷酸锌水门汀	8.3～9.5	62.1～171	5～6
玻璃离子水门汀	2.3～14.2	20～173	9～20
高强度人造石	5.7～7.7	60～81	16
银汞合金	27.3～69	201～483	120～140
高贵金属合金	414～828	—	—

学习笔记

（3）断裂强度（fracture strength）：材料在曲线终点 C 点断裂，材料发生断裂时的应力称为断裂应力或断裂强度。

3. 延伸率　试样拉断后，弹性变形消失而塑性变形保留。塑性是材料在静载荷作用下，产生塑性变形而不破坏的能力。从应力应变曲线上可以看出，材料在塑性范围内的伸长比弹性范围内的伸长大得多。材料能够塑性地伸长的能力称为材料的延性（ductility），常以伸长率（elongation percentage）表示，用下式计算延伸率（δs）：

$$\delta s = [(L_1 - L)/L] \times 100\%$$

式中，L_1 为试样伸长后的长度，L 为原长。

延伸率是材料延展性（ductility and malleability）的标志，表示材料塑性变形的能力。

四、回弹性和韧性

1. 回弹性（resilience）　是材料抵抗永久变形的能力。它表征了在弹性极限内使材料变形所需的能量，因此可以通过测定应力 - 应变曲线中弹性部分下的面积来计算回弹性，如图 3-10A 所示。

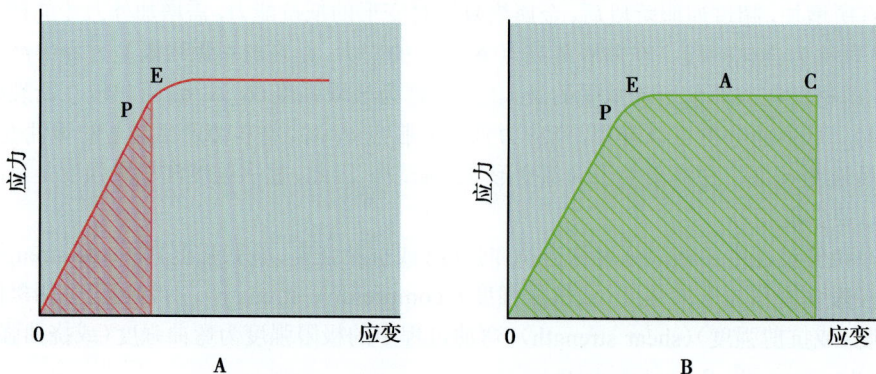

图 3-10　应力 - 应变曲线示意图
A．图中阴影面积表示回弹性　B．图中阴影面积表示韧性

在评价正畸弓丝时弹性特别重要，因为在移动牙齿中，某一特定簧的期望工作量是关键之点。在比例极限时的应力、应变量同样重要，因为这些因素决定了可以作用于牙齿上的力的大小以及簧在失去效应前牙齿的移动量。

2. 韧性（toughness）　是指使材料断裂所需的弹性和塑性变形的能量，可用应力 - 应变曲线弹性区及塑性区的总面积表示（图 3-10B）。注意，韧性随强度和延展性增加而增加。材料可以因具有高屈服强度和高极限强度以及断裂时有较大的应变而坚韧。

回弹性相同的材料，屈服强度可以是不相同的。复合树脂和未加填料的丙烯酸树脂回弹性近似为 0.7J/cm³，但其屈服强度极其不同（图 3-11）。韧性也是如此，尽管复合树脂比未加填料的丙烯酸树脂屈服强度大，由于断裂时后者比前者断裂时的应变更大，所以后者韧性比前者大。

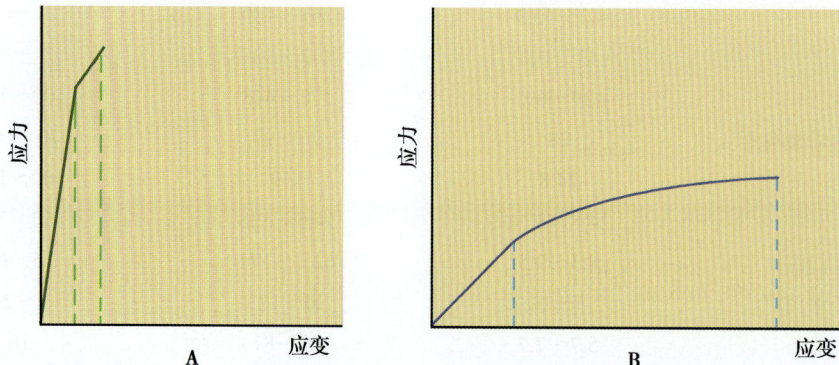

图 3-11　应力 - 应变曲线示意图
A．复合树脂　B．未加填料丙烯酸树脂

表征材料韧性的常用指标有冲击韧性和断裂韧度。

（1）冲击韧性（impact toughness）：又称为冲击强度（impact strength），是指在一次性冲击试验中，材料试样受冲击而破断过程中单位横截面积吸收的能量，用来表示材料在冲击载荷作用下抵抗变形和断裂的能力，常用于评价材料的抗冲击能力或判断材料的脆性和韧性程度。冲击韧性是材料强度与塑性的综合表征，其大小对材料内部结构缺陷（裂纹、气泡、夹杂物、偏析等）及材料的显微组织很敏感，测试试样的形状、尺寸、缺口的大小对测试结果也有很大的影响。

常用一次摆锤简支梁弯曲冲击弯曲试验来测定材料的冲击韧性，即测定冲击载荷下简支梁试样折断而消耗的冲击功，冲击韧性值（α）可由下式计算：

$$\alpha = [E_C/(h \cdot b)] \times 10^3$$

式中，α 的单位为 kJ/m²，E_C 为试样破坏时所吸收的能量（J），h 为试样厚度（mm），b 为试样宽度（mm）（有缺口时，为试样剩余宽度）。

（2）断裂韧度（fracture toughness）：是指材料抵抗裂纹扩展的能力，是材料固有的特性（常数），与物体的大小、形状及缺口（裂纹）的大小无关，由实验来确定。通常用临界应力强度因子表示。韧性材料因具有大的断裂伸长率，所以有较大的断裂韧度，而脆性材料一般断裂韧度较小。

物体常因为存在裂纹而在远低于构件材料屈服应力的外力作用下发生断裂破坏，即发生了低应力脆性破坏，这种破坏表明，仅用常规的强度分析并不能保证构件在运行状况下的完整性，需要分析表征有裂纹的材料在受到外力作用下抵抗裂纹开裂和扩展的能力。按裂纹受力情况，可将裂纹分为三种类型，张开型（Ⅰ型）、滑开型（Ⅱ型）和撕开型（Ⅲ型）。张开型裂纹最常见，且易产生低应力脆断。

评价断裂韧度的参数有多个，以脆性断裂张开型裂纹为例，通常用材料平面应变断裂韧度（K_{IC}）来表示材料在平面应变状态下抵抗裂纹失稳扩展的能力。K_I 为裂纹尖端应力强度因子，下标 I 表示张开型裂纹。当 K_I 达到某一个临界值 K_{IC} 时，裂纹将失稳扩展。简单地说断裂韧度是含已知形状和尺寸裂纹的固体中裂纹快速扩展点的临界应力强度因子。

常用测定断裂韧度的方法有压痕法和单边切口梁法。表 3-9 列出了一些口腔材料的断裂韧度。

表 3-9 一些口腔材料的断裂韧度

材料	K_{IC}（单位：MPa·m$^{1/2}$）
牙釉质	0.6～1.8
牙本质	3.1
氧化锆多晶瓷	5～8
长石质瓷	1.5
银汞合金	1.3
复合树脂	0.8～2.2

五、疲劳和蠕变

材料承受重复施加的交变应力时，虽然施加的应力值低于材料本身的极限强度甚至低于屈服强度，也会发生断裂，该现象称为疲劳（fatigue），这样的断裂称为疲劳破坏。疲劳破坏的原因是材料内部应力分布不均匀，局部出现应力集中，应力集中处容易萌生疲劳微裂纹。在交变应力反复作用下，微裂纹逐渐扩展，使材料维持强度的有效截面不断缩小，当缩小到不能抵抗破坏力时，材料就会突然断裂。疲劳破坏的特点：①外力为交变应力；②外力不一定很大；③断裂很突然，没预兆。

材料能长期承受的最大交变应力称为疲劳强度（fatigue strength）或疲劳极限。它是材料在交变应力作用下经过无限次循环而不发生破坏的最大应力，表示了材料抵抗疲劳破坏的能力。通常用材料的疲劳寿命或疲劳曲线（S-N 曲线）来表示材料的疲劳性能（图 3-12）。此曲线是以应力峰

动画：ER3-13
简支梁式弯曲
冲击试验

图片：ER3-14
张开型裂纹

画廊：ER3-15
测定断裂韧度
的方法

学习笔记

为 S（最大交变应力）时产生破坏的应力循环次数 N（疲劳寿命）对 S 画出的。一般在低于极限应力 S_n 下不管循环多少次也不会引起疲劳破坏，S_n 称为疲劳极限。试样不发生断裂的最大循环应力值称为疲劳极限。有些材料在经受 10^7 次循环后仍未断裂，则将材料达到 10^7 次循环后对应的应力即为材料的疲劳极限。

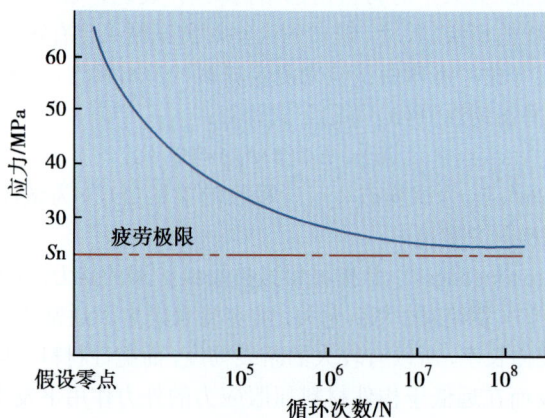

图 3-12 材料的 S-N 疲劳曲线示意图

疲劳断裂常产生于材料应力高度集中的部位或强度较低的部位。如在有裂纹等缺陷处。承受冲击载荷的材料可发生冲击疲劳，循环热应力可引起热疲劳，互相接触的材料可发生接触疲劳，材料在腐蚀环境中承受循环载荷可产生腐蚀疲劳。

修复体或充填体在咬合力下的疲劳断裂与温度应力及裂纹扩展有关。如复合树脂，其线胀系数是牙体硬组织的 3 倍，温度升高时，窝洞阻止充填体膨胀，充填体内产生压应力；温度降低时，窝洞又限制了充填体的收缩，在充填体内产生拉应力。口腔温度不断变化，充填体就不断经受这种交变应力作用。这种由于温度变化产生的应力称为热应力。热应力长期作用的结果，使充填体出现疲劳损伤，甚至出现裂纹。裂纹又导致应力集中，这样在低应力作用下也会使裂纹进一步扩展直至断裂。因此热应力对充填体或修复体的破坏作用不应忽视。

材料承受恒定载荷时，尽管应力值低于屈服强度，也会逐渐产生永久变形，该现象称为蠕变（creep）。也即材料在保持应力不变的条件下，应变随时间延长而增加的现象。它与塑性变形不同，塑性变形通常在应力超过弹性极限之后才出现，而蠕变只要应力的作用时间相当长，它在应力小于弹性极限时也能出现。蠕变的永久形变量与形变速率、载荷时间以及温度有关。口腔科银汞合金存在着蠕变现象，蠕变较大，更容易产生应变累积和断裂以及修复体边缘破碎，可导致继发龋。

六、延性和展性

延性（ductility）是指材料在受到拉力而产生破坏之前的塑性变形能力，可通过测量材料断裂后延伸率以及拉伸试样面积的减小来测定材料的延性。金、铜、铝等皆属于有较高延性的材料，能被拉伸成长的细丝。

材料在压应力下承受一定的永久变形而不断裂的性质称为展性（malleability）。口腔材料中，金是延性和展性最好的纯金属，银次之，铂的延性排第三，铜的展性排第三。一般认为延伸率低于 5% 的材料为脆性材料，如陶瓷；高于 5% 的材料为塑性材料或延展性材料。高贵金属合金延伸率可达 19%，是延展性材料。脆性（brittleness）是材料在外力作用下仅产生很小的变形即断裂破坏的性质，脆性材料在或接近比例极限时即发生断裂。银汞合金、无机水门汀、陶瓷、石膏等材料在口腔温度下为脆性材料。

脆性材料的拉伸强度通常通过测定径向拉伸强度（diametral tensile strength）来表征，因为常规的拉伸试验容易在脆性材料试样的夹持部位断裂，无法测出材料本身的拉伸强度。根据弹性理论，在圆柱试样的直径方向施加两个方向相反的沿着试样长度均匀分布的集中载荷，在承受载荷的径向平面上产生与该平面垂直的均匀拉伸应力(图 3-13),随着这种应力的逐渐增加,最终引起拉伸断裂。

径向拉伸强度(δ_X)计算公式:

$$\delta_X = \frac{2F}{\pi DT}$$

式中,F 为极限载荷(N),D 为试样直径(mm),T 为试样的厚度(mm),δ_X 单位为 MPa。注意,如果试样在断裂成相等的两片前发生明显的变形,所得数据可能无效。

七、硬度

硬度(hardness)是衡量材料软硬程度的一种力学性能指标。硬度的物理意义随试验方法的不同其含义也不同。硬度测定方法有表面压入法、表面划痕法和回跳法。压入硬度是材料表面抵抗另一物体压入时所引起的塑性变形的能力;划痕硬度是材料表面抵抗局部破裂的能力;回跳硬度则代表材料弹性变形功的大小。因此,硬度实际上不是一个单纯的物理量,它是表征材料的弹性、塑性形变强化、强度和韧性等一系列不同物理量组合的一种综合性能指标。

口腔材料常用压入法测定其硬度,它是将具有一定几何形状的压头压入被测材料的表面,使材料表面局部产生塑性变形而形成压痕,根据压入的深度或单位压痕投影面积承受的载荷来计算硬度。根据压头的几何形状、大小,压入法又分为布氏硬度(Brinell hardness)、洛氏硬度(Rockwell hardness)、维氏硬度(Vickers hardness)和努氏硬度(Knoop hardness)等,它们均以提出相应方法的学者来命名。图 3-14 为布氏硬度、洛氏硬度、维氏硬度和努氏硬度试验的压头形状及压痕形状示意图。

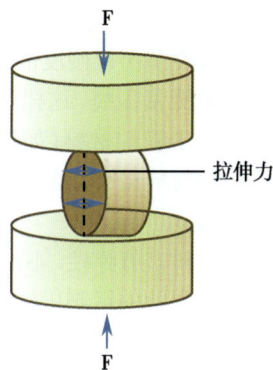

图 3-13 径向拉伸强度测定示意图

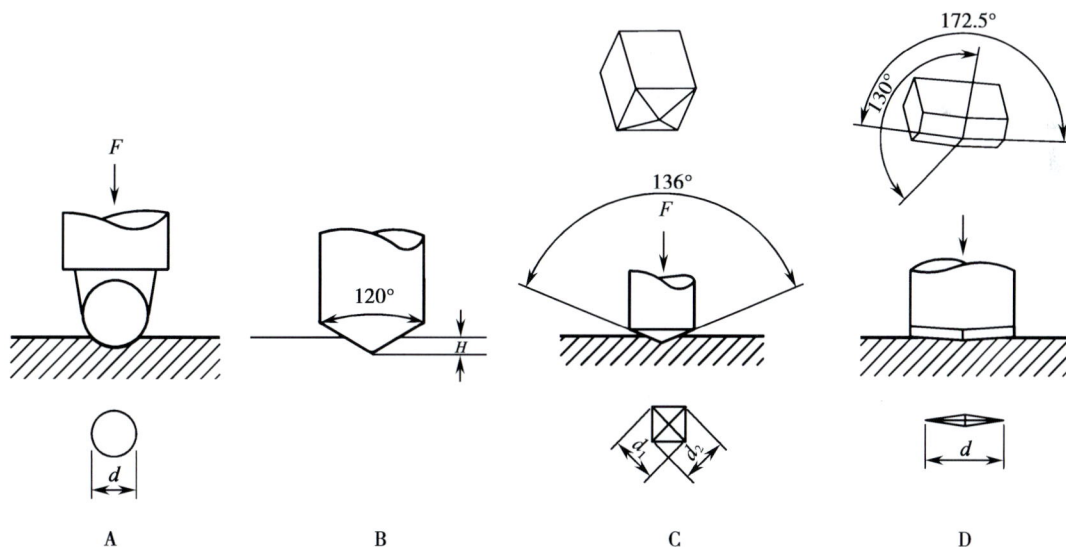

学习笔记

图 3-14 常用硬度试验的压头形状及压痕形状示意图
A. 布氏硬度 B. 洛氏硬度 C. 维氏硬度 D. 努氏硬度

布氏硬度法压头为硬质合金钢球,压痕投影形状为圆形,面积较大(图 3-14A),以试验载荷(N)除以压痕面积(mm^2)之商来表示布氏硬度值(MPa)。布氏硬度适用于面积较大材料的硬度的测量,能反映出较大范围内材料的综合平均硬度,所得数值分散小,准确性高。洛氏硬度压头为金刚石圆锥体,以一定的载荷压入材料表面,以压入的深度表示洛氏硬度值(图 3-14B)。维氏硬度压头为金刚石四方角锥体(图 3-14C),其压痕投影形状为正方形,以试验载荷除以压痕面积之商来表示维氏硬度值。努氏硬度压头为一对棱间夹角为 172.5°,另一对棱间夹角为 130° 的金刚石菱形四面锥体(图 3-14D),其压痕为长短对角线为 7∶1 的棱形,以试验载荷除以压痕面积之商即为努氏硬度值。

维氏硬度和努氏硬度的压头载荷可以很小，当载荷小于1 000克时，压痕非常微小，需要借助于显微镜来测量压痕，这样测定的硬度称为显微硬度（micro-hardness）。由于载荷小、压痕小，显微硬度适合于脆性材料（如陶瓷、玻璃等）、细小薄片试样、细线材、人牙齿等材料硬度的测定，也适用于坚硬材料微小局部硬度的测量。努氏硬度压痕深度比维氏硬度浅，更适用于表层硬度和薄件的硬度测试。

橡胶材料富有弹性，不能用上述方法测定其硬度。通常用邵氏 A（Shore A）硬度来表征，它是用具有一定形状的钢制压针在一定的应力下垂直压入材料表面，以压针压入材料内的长度来表示硬度，压入长度越长，硬度越小。

表3-10列出了一些材料的硬度值。牙釉质和陶瓷是高硬度材料，未加填料丙烯酸树脂是低硬度材料。

表3-10　牙体组织及一些口腔材料的硬度值

材料	努氏硬度/MPa	维氏硬度/MPa	布氏硬度/MPa
牙釉质	3 430～4 310	2 940～4 800	—
牙本质	680	570～600	—
牙骨质	400～430	—	—
复合树脂	250～710	390～1 740	—
无填料丙烯酸树脂	200～210	—	180～240
义齿托聚合物	140～176		
陶瓷	4 600～5 910	4 490～7 750	—
长石质瓷	4 600～5 910	6 630～7 030	—
玻璃离子水门汀（充填用）	180～310	510～900	—
磷酸锌水门汀	380	—	—
银汞合金	1 100		
Ⅲ型贵金属合金	690～2 260	550～2 500	1 200
钴铬合金	3 290～4 240	3 500～3 900	2 650
镍铬合金	1 530～3 280	2 700～3 950	—

八、耐磨性能

相互接触的两个物体在外力作用下发生相对运动或者有相对运动的趋势时，在接触面间产生切向的运动阻力，该阻力被称为摩擦力，这种现象被称为摩擦（friction）。摩擦过程中相互接触的物体在相对运动中表层材料会逐渐损失，这种现象称为磨耗（wear）或者磨损。磨耗是很多材料失效的主要原因之一，但磨耗在打磨和抛光过程中则是有益的。耐磨性（wear resistance）是指在一定工作条件下材料耐磨耗的特性，通常用磨损量来表示材料的耐磨性，磨损量越小，耐磨性越高。

材料的磨耗机制主要有黏着磨耗（adhesive wear）、磨料磨耗（abrasion，abrasive wear）、疲劳磨耗（fatigue wear）和腐蚀磨耗（erosion，corrosion wear）四种基本类型，一般的磨耗涉及多种磨耗机制。以后牙𬌗面磨耗为例，其磨耗主要发生在咀嚼过程中，后牙咀嚼过程分为三个阶段（图 3-15A）：①准备阶段：上、下颌牙弓从牙尖交错位状态分开，至接触食物时上、下颌牙颊尖处于相对位；②破碎食物阶段：从上、下颌牙开始咬碎食物开始，至上、下颌牙颊尖开始接触；③滑动阶段：下颌牙颊尖斜面依上颌牙颊尖舌面滑行，返回牙尖交错位。然后上、下颌牙再分开，进行下一个咀嚼周期。在破碎食物阶段（图 3-15B），食物团中的颗粒对牙齿主要造成磨料磨耗；在滑动阶段，牙齿接触面残存的食物颗粒会造成磨料磨耗，非接触部位仍然有磨料磨耗，而牙齿接触滑动会造成疲劳磨耗。非接触部位的磨料磨耗又称为无𬌗接触性磨耗（contact-free occlusal area wear），主要是牙齿—食物—牙齿三体交互作用的结果，属于三体（three-body）磨耗。牙齿的接触滑动阶段属于牙齿—牙齿的两体磨耗,夜磨牙属于两体磨耗。由此可见,𬌗面上既有𬌗接触的区域,也有无𬌗接触的区域,因此,涉及牙齿咬合面的修复材料的磨耗过程是上述两种接触形式的综合。

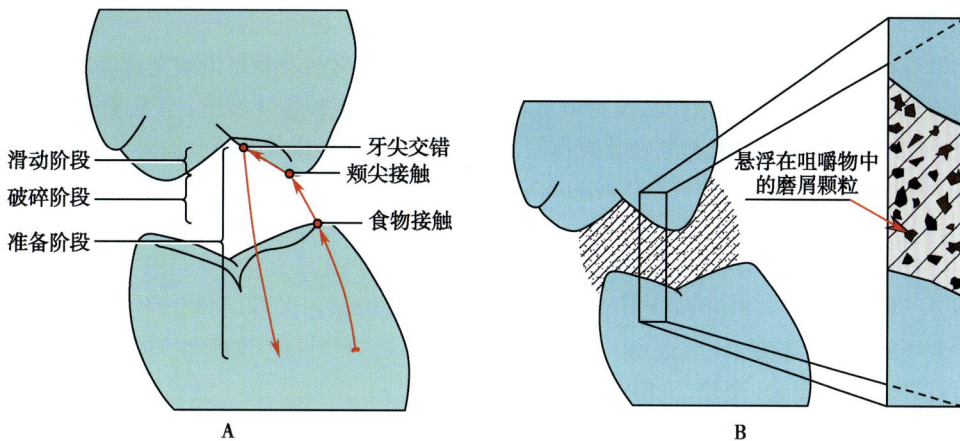

图 3-15 咀嚼过程中后牙𬌗面磨耗示意图

A. 后牙咀嚼过程运动示意图(红色箭头示下颌牙颊尖在咀嚼过程中的运动轨迹) B. 牙齿咬碎食物阶段示意图

疲劳磨耗又称表面疲劳磨耗或接触疲劳磨耗,是指两个相互滚动或滚动兼滑动的摩擦表面在循环交变接触应力长期作用下所引起的材料表面疲劳剥脱的现象。口腔材料疲劳磨耗主要是牙齿与材料相对运动接触时,在接触区造成很大的应力和塑形变形,交变应力长期反复地作用,在材料表面层引发疲劳裂纹并使其扩展,或者使已有裂纹扩展,最终使裂纹处的材料断裂剥脱下来的过程。因此塑性变形是疲劳磨耗的重要原因。

在摩擦过程中,由于机械作用和摩擦表面材料与周围介质发生化学或电化学反应,共同引起的物质损失,称为腐蚀磨耗,此时材料表面同时发生腐蚀和磨耗。

牙颈部楔状缺损的形成多数是由磨耗引起的,主要是刷牙过程中牙刷及摩擦剂的摩擦作用导致牙颈部硬组织表面的损失;而牙齿受到酸性食物或者饮料的酸蚀(erosion)作用和牙齿本身的应力疲劳作用也是楔状缺损形成的重要原因。过硬的刷毛及粗大的牙膏磨料颗粒造成牙颈部机械摩擦磨损,同时釉牙骨质界处是咬合力的应力集中区,长期的咀嚼力作用下,该部位产生应力疲劳,导致牙釉质发生裂纹并扩展最终破坏断裂,形成楔状缺损,因此有人将之称为应力疲劳磨损(abfraction)。唾液的酸蚀作用促进了牙体组织的腐蚀和破坏。

评价口腔材料耐磨耗性能时,可以用两体磨耗或者三体磨耗试验机进行测试,以磨耗后试样的质量损失、体积损失或高度损失来定量表征。

第三节 化 学 性 能

材料的化学性能是影响其在口腔环境中的使用寿命的重要因素之一。理想的修复材料应该在口腔环境中不溶解、不腐蚀,而且不应该有重要的成分在唾液中溶出。因此在选用材料时,应注意它的化学稳定性。

一、腐蚀和变色

腐蚀(corrosion)是由于环境的作用而引起材料破坏或变质的现象,主要是材料在周围介质的作用下,因化学反应、电化学反应或物理溶解产生的破坏。主要多见于金属材料。金属和合金的腐蚀主要是由于化学、电化学或物理作用引起的变质和破坏。口腔材料的腐蚀可以造成修复体的力学性能破坏而丧失功能,有些腐蚀产物可以影响人体的健康和安全。

金属的腐蚀有化学腐蚀(干腐蚀)和电化学腐蚀(湿腐蚀)两类,它们的发生原理参见第二章及图 3-2。金属修复体在口腔环境中的腐蚀主要是电化学腐蚀,也称流电腐蚀。在唾液中,不同非贵金属和金修复体接触时,会产生流电现象,患者感觉不适的同时,金属修复体也会发生电化学腐蚀。腐蚀开始发生的初期阶段,又称变色。此时材料表面变色或失去光泽,不仅影响美观,而且将破坏修复体,缩短其寿命。此外,由于机械应力与腐蚀环境的共同作用,可以导致材料的降解破坏,尤其在有裂纹时,称为应力腐蚀。

大多数材料的腐蚀是有害的,但银汞合金充填物边缘的腐蚀产物可以填充边缘缝隙内,提高充填物边缘密合性。陶瓷和水门汀类材料也存在腐蚀现象,在酸性环境中,会发生浸蚀溶解和化学腐蚀;而生物活性植入陶瓷材料在体液作用下可溶出有利于形成骨性结合的离子。

对于腐蚀引起不利于口腔材料性能的现象,应采取有力措施防止或减缓腐蚀的发生。

二、老化

高分子材料在加工、贮存和使用过程中由于内外因素的综合作用,其物理化学性质和力学性能逐渐变坏的现象,称为老化(aging)。老化还可造成材料力学性能(如强度)的改变。材料可因老化而溶解、溶胀、变软、变硬、变脆、变色等。

高分子材料的老化分为化学老化与物理老化。化学老化是指化学介质(水、酸、碱等)或化学介质与其他因素(力、光、热等)共同作用使高分子主键断裂,使材料老化变质。物理老化仅由物理作用引起,不涉及分子结构的改变。但对材料的力学性能有较大影响,如高分子材料在低温下变硬,变脆等。

老化对口腔高分子材料的应用有很大影响,在口腔中唾液、食物残渣及分解物、氧气、酶、微生物等各种化学、生物因素和热、光及咀嚼应力等物理因素的共同作用下,口腔高分子材料易出现降解或基团的改变而降低或失去原有的性能。因此,必须从材料的组成和结构进行改性,才能减缓老化速度,延长修复体的使用寿命。

三、扩散和吸附

物体中原子和分子向周围移动的现象,称为扩散。若是材料均一地、稳定地分散在溶剂中的过程,又称溶解。物体扩散的速度和数量除与其本身分子量和结构有关外,还与温度和周围介质的性质及浓度有关。固体或液体表面的离子、原子或分子与接触相中的离子、原子或分子之间,借助于静电力或分子间的范德华力所产生的吸着现象,称为吸附。能吸附其他物质的固体叫吸附剂,被吸附的物质叫吸附质或吸附物。吸附可分为物理吸附和化学吸附。物理吸附也称范德华吸附,是由于分子间的引力(范德华力)作用所引起,也即由吸附质和吸附剂分子间作用力引起,结合力较弱。物理吸附无选择性,是可逆的。化学吸附是指吸附剂和吸附质之间化学反应所引起,化学吸附具有选择性,它比物理吸附牢固,且不可逆。吸附是表面效应,吸附之后固相内部并不发生变化。化学吸附中化学反应仅限于表面。可用吸附剂的单位面积上所吸附物质的量来表示吸附剂的吸附能力。还可用单位质量(或体积)的吸附剂所吸附的吸附质的质量、体积来表示吸附剂的吸附能力。材料在口腔环境中的吸附,有利也有弊,根据要求不同而异。

某些口腔材料在口腔中会吸附唾液或其他生理性液体,同时还会有部分材料被溶解。过量的吸水和溶解都会使其性能降低直至其功能丧失。因此,可以通过测定浸渍增重率和浸渍后干燥失重率来评价高分子材料的吸水和溶解性能。

第四节 生 物 性 能

大部分口腔材料是长期或短期用于人体的生物材料,因此良好的生物性能是保证临床应用安全有效的重要保障。口腔材料的生物性能包括生物相容性、生物安全性和生物功能性三个方面。

一、生物相容性

生物相容性(biocompatibility)是指在特定应用中,材料产生适当的宿主反应的能力。这一定义的内在含义是指某一材料并不是在所有应用中均是生物可接受的。生物相容性包括组织对材料的影响及材料对组织的影响。

材料的生物相容性主要取决于其溶解或腐蚀而释放的物质及其与宿主或组织之间的反应。这些物质可损害细胞，或通过刺激细胞合成一些蛋白（如炎症介质），引发炎症。同样，材料表面蛋白吸附或聚集，或材料与细胞间基质的反应，对材料的生物学行为（如细胞/细菌在材料表面的附着）是很重要的。

影响材料的生物相容性因素有很多，例如材料的组成、表面特性、形状、材料的化学、物理及力学性能、应用的部位和应用的时间等。除此之外，材料与机体之间的电、机械和物理性的相互作用也会引起非化学性的细胞反应等。如植入材料与组织界面的相对运动可影响细胞的反应，不适当的弹性模量可以改变组织中应力的分布，进而影响成纤维及成骨的活动。

通过体外试验及动物实验可以揭示材料与组织之间的反应，以确定材料的生物相容性。在离体试验中，常利用对细胞、血液及血液成分观察分析，了解组织与材料的反应。动物实验是对材料进行功能性的检查，以反映材料在应用状态下的生物相容性。

评价材料生物相容性时，应考虑到试验方法的局限性，尤其是将试验结果由静态试验向动态状况外推以及由非功能状态向功能状态外推时更应注意。

二、生物安全性

（一）概念

生物安全性（biological safety）是指材料制品是否具有安全使用的性质，亦即材料制品对人体的毒性，人体应用后是否会因材料的有害成分对人体造成短期或长期的损害。材料的毒性是指（材料）通过化学手段损坏生物系统的能力。局部毒性即在应用部位发生的不良反应，其有别于全身毒性；而全身毒性是不良反应出现在远离应用部分的区域。牙齿修复材料的局部反应主要发生在牙髓、根尖区牙周组织和牙龈/口腔黏膜。

口腔材料的安全性主要通过临床前的一系列与口腔材料无不可接受的风险评价有关，因此，安全的材料不是完全没有风险的。相对于安全性来说，按"生物相容性"术语的定义，"适宜的"是生物相容性的一个重要功能。

（二）口腔材料生物安全性的评价

口腔材料是应用于人体的，与人体组织相接触，因此材料对人体应无毒性，无刺激性，无致癌性和致畸变等作用。在体内正常代谢作用下，保持稳定状态，降解产物对人体无害，且易被代谢。狭义上，对材料的生物学评价主要指安全性评价。任何用于人体的材料在临床应用前均应进行生物安全性评价，该评价主要由一系列生物学试验构成，不同材料选择不同的试验项目，因此在评价前需对口腔材料进行分类。口腔材料通常按材料的用途、与材料可能接触的组织和接触的时间进行分类。

1. 口腔材料的分类

（1）按接触性质分类

1）表面接触器械：与完整或破损皮肤表面，与完整或破损口腔黏膜及与牙齿硬组织包括牙釉质、牙本质及牙骨质外表面接触的器械。

注意：牙本质及牙骨质可认为是表面，如牙龈退缩后。

2）外部接入器械：穿过并与口腔黏膜、牙齿硬组织、牙髓组织、骨或这些组织的组合相接触，并暴露于口腔环境中的器械。

3）植入器械：部分或全部埋植于软组织、骨或牙齿的牙髓牙本质组织或这些组织的组合内，且不暴露于口腔环境中的口腔科器械及植入体。

（2）按接触时间分类

1）短期接触：一次或多次使用接触时间在24小时以内的器械。

2）长期接触：一次、多次或长期使用接触时间在24小时以上30日以内的器械。

3）持久接触：一次、多次或长期使用接触时间超过30日的器械。

根据材料的分类，附录1所列为应考虑所选择的试验。

2. 生物安全性评价试验   口腔材料生物学评价试验分为三组：

（1）第一组：体外细胞毒性试验，采用体外组织细胞培养的方法，观察材料对细胞生长繁殖及形态的影响，评价材料的体外细胞毒性。有铬释放法、滤膜扩散法及琼脂覆盖法等。此试验是检测材料的浸出或扩散成分毒性的一种简便快速灵敏的方法，并与材料在体内的毒性作用有一定的相关性。

（2）第二组：主要检测材料对机体的全身毒性作用及对局部植入区组织的反应。

1）全身毒性试验——经口途径：实验动物经口服入试验材料，定期观察其全身毒性反应，结合病理组织学分析，评价经口服入试验材料所引起的全身毒性。

2）全身毒性试验——静脉途径：将材料浸提液经静脉输入实验动物体内观察其全身毒性反应，结合病理组织学分析评价材料毒性。

3）吸入毒性试验：用于了解材料内挥发性成分的毒性。动物经呼吸道吸入材料的挥发性成分，一定时间后，观察其全身毒性反应，结合病理组织学分析评价其毒性。

4）遗传毒性试验：用于评价材料的致畸、致癌、致突变能力，以了解材料对机体的远期作用。

5）致敏试验：评价材料潜在的过敏原引起机体变态反应所进行的试验，以评价材料的致敏能力。

6）皮肤刺激与皮内反应试验：评价材料对机体皮肤、黏膜产生的刺激作用。

7）植入后局部反应试验：用于评价长期与软组织、骨组织接触的材料对植入部位局部组织的毒性。将材料埋入实验动物背部皮下组织或骨内一定时间，进行组织学观察分析，评价材料对周围组织造成的局部毒性作用。

（3）第三组：为临床应用前试验。主要检测材料对拟使用部位的组织的毒性作用。

1）牙髓牙本质刺激试验：用于评价牙髓和牙本质对试验材料的反应。将材料充填于实验动物或试验人体已备好的牙齿窝洞中一定时间，观察牙髓和牙本质的组织病理反应，评价材料的刺激性。

2）盖髓及活髓切断试验：用于评价牙髓对盖髓材料及活髓切断术后治疗材料的反应。将试验材料充填于实验动物已备好的牙齿穿髓窝洞中一定时间，观察牙髓的组织病理反应。

3）根管内应用试验：用于评价牙髓及根周组织对根管内材料的反应。将试验材料充填于根管预备后的实验动物牙齿根管内一定时间，观察组织病理反应。

三、生物功能性

生物功能性（biofunctionability）指材料的物理机械及化学性能能使其在应用部位行使功能。材料除应具有生物相容性外，应用于人体后还应能执行满意的功能。例如人工牙根应能承担正常的咀嚼功能等。因此材料应与机体的力学性能相匹配，即材料应具备良好的物理力学性能和与局部组织弹性模量相匹配的性能。材料的力学性能与应用部位的机体组织的生物力学性能应相一致或相似，并对组织不产生损伤和破坏作用。在修复组织后能承受各种静力和动力的作用，以达到执行功能的需要。例如在植入材料—组织界面的力学关系中，植入材料本身的力学性能（如弹性模量）和在应力作用下的力学传导性能，应与骨的力学性能和力的传导性能相匹配，才能获得良好的力学相容性。相反，两者力学性能不相匹配将会改变组织内的力学分布，从而影响组织的反应。又如充填材料的热膨胀系数、弹性模量、抗压强度等应尽量接近天然牙齿才能发挥正常的功能。

除此之外，某些材料还应具备良好的生物稳定性，在体内稳定，基本不发生物理、化学变化，生物退变性低。

（林　红）

参考文献

1. 赵新兵. 材料的性能. 北京：高等教育出版社，2005
2. 王磊. 材料的力学性能. 沈阳：东北大学出版社，2005

3. ROBERT G C，JOHN M P. 牙科修复材料学. 赵信义，易超，译. 西安: 世界图书出版公司，2006

4. 林红. 口腔材料学. 第2版. 北京: 北京大学医学出版社，2013

5. 孙秋霞. 材料腐蚀与防护. 北京: 冶金工业出版社，2004

6. 陈克强. 材料科学基础与电真空材料. 北京: 清华大学出版社，1986

7. 王振廷，孟君晟. 摩擦磨损与耐磨材料. 哈尔滨: 哈尔滨工业大学出版社，2012

8. 刘佐民. 摩擦学理论与设计. 武汉: 武汉理工大学出版社，2017

9. 程靳，赵树山. 断裂力学. 北京: 科学出版社，2017

10. 范钦珊，殷雅俊，唐靖林. 材料力学. 第3版，北京: 清华大学出版社，2017

11. POWERS J M，WATAHA J C. Dental materials-properties and manipulation. 10th ed.Elsevier Mosby，Printed in USA，2013.

12. ANUSAVICE K J，SHEN C，RAWLS H R. Phillips' Science of dental materials. 12th ed. Elsevier Saunders，2013

13. CALLISTER W D. Materials science and engineering-an introduction. 7th ed. New York: John Wiley & Sons，2007

学习笔记

第四章　银汞合金

>> **学习要点**

　　掌握低铜和高铜银汞合金的性能特点及影响性能的临床操作因素，为临床选择及应用奠定基础。

　　银汞合金（amalgam）是由银合金粉与汞在室温下混合后形成的一种坚硬合金，该过程称为汞齐化（amalgamation）。银汞合金是一种使用历史悠久的牙齿充填修复材料，具有优良的性能。

第一节　种类与组成

　　银汞合金使用的银合金粉有两种类型，即低铜银合金粉（low-copper alloy powder）和高铜银合金粉（high-copper alloy powder），它们与汞反应后分别形成低铜银汞合金和高铜银汞合金。使用的汞为纯度较高的医用级汞。

一、低铜银合金粉

　　1. 组成　主要由银、锡、铜、锌组成，其中 Cu 含量不超过 6%（表 4-1）。

表 4-1　低铜和高铜银合金粉的组成 /wt%

合金	颗粒形状	元素					
		Ag	Sn	Cu	Zn	In	Pd
低铜	不规则形或球形	65～74	26～28	2～5	0～2	0	0
高铜							
混合型	不规则形＋球形	40～70	26～32	13～28	0～2	0	0
单一组成型	球形	40～60	22～30	13～30	0	0～5	0～1

注：wt%：质量分数

　　银合金粉中，银是形成银汞合金的主体成分，能提高固化后合金的强度。但是纯银难于与汞发生汞齐化反应，而锡与汞具有较大的亲和力，因此锡能加快合金粉与汞的合金化速度。锡还能增加银汞合金凝固前的可塑性，但它也会增加凝固过程中的体积收缩，降低银汞合金的强度、硬度和抗腐蚀能力。因此在满足一定合金化速度的条件下，应尽量降低合金粉中锡的用量。

　　铜的加入能提高强度并改善银汞合金的脆性，但会增加合金的腐蚀。锌能改善银汞合金的脆性，增加可塑性。在银合金粉的熔炼制备过程中锌能与氧结合，防止或减少其他金属元素的氧化。锌含量小于 0.01wt% 的称无锌银汞合金，超过 0.01wt% 的称含锌银汞合金。

　　2. 类型　根据颗粒外形，银合金粉分为屑型和球形两种。

　　（1）屑型银合金粉（lathe-cut alloy powder）：将银、锡、铜及锌一起高温熔化后浇注成铸锭，冷却后用锉刀切削成形状粉末（图 4-1A）。铸锭凝固过程中，大部分的银和锡形成 Ag_3Sn（γ 相）（金属间化合物),所以低铜银合金粉主要由 γ 相构成。屑型银合金粉粒度较粗,堆积后颗粒间间隙较大,密度较小,与汞形成的合金的强度相对不高。

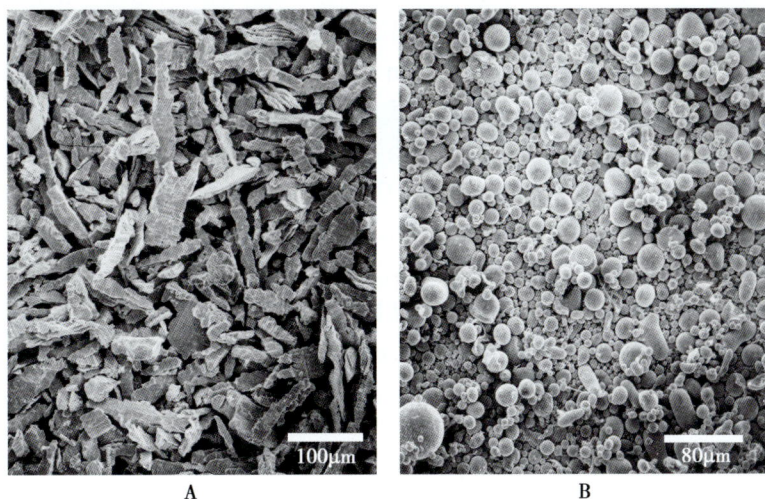

图 4-1 银合金粉形貌
A. 屑型银合金粉　B. 球形银合金粉

(2)球形银合金粉(spherical alloy powder):将银、锡、铜、锌一起熔化后经真空雾化而成,颗粒为粒径 7～30μm 球形(图 4-1B),粒度分布宽,堆积密度大,需汞量小,与汞形成的合金的强度较高,特别是凝固早期的强度较高。

二、高铜银合金粉

高铜银合金粉中的铜含量超过 6%,铜以银 - 铜共晶或者以 ε 相(Cu_3Sn)形式存在。

1. 混合型高铜银合金粉(admixed high-copper alloy powder) 通过将含银 72%、铜 28% 的球形银铜共晶合金粉末混入到低铜银合金粉中制成(混合比例 1:3),混合后铜含量为 12%。一些混合型高铜银合金粉的铜含量可达 30%(表 4-1)。

2. 单一组成型银合金粉(single-composition high-copper alloy powder) 是由银、锡、铜及微量的铟、钯直接熔化形成的含铜量较高的合金(表 4-1),主要由 Ag_3Sn(γ 相)和 Cu_3Sn(ε 相)构成。单一组成型银合金粉的每个颗粒具有相同的化学组成。

第二节　固化反应与性能

一、固化反应

(一)低铜银汞合金

当低铜银合金粉(Ag_3Sn)(γ 相)与汞研磨混合时,汞由表及里地溶解银合金粉,溶入汞中的 Ag、Sn 分别与汞反应形成金属间化合物 Ag_2Hg_3 和 $Sn_{7-8}Hg$,它们在汞中的溶解度很小,从汞中析出成为晶粒 $γ_1$ 相(Ag_2Hg_3)和 $γ_2$ 相($Sn_{7-8}Hg$)。$γ_1$ 相和 $γ_2$ 相晶粒覆盖、包围 γ 相颗粒,而 γ 相(Ag_3Sn)则随着反应不断进行而逐渐变小。由于 γ 相外层被 $γ_1$、$γ_2$ 相包覆,使得汞进入 γ 相变缓,再加上汞的消耗,致使汞齐化速度下降,直至汞被消耗完。通常汞的量不足以完全溶解银合金粉,因此凝固后的银汞合金结构上由 $γ_1$ 相、$γ_2$ 相及未反应完的 γ 相构成。由于银的含量占多数,所以 $γ_1$ 相远多于 $γ_2$ 相。低铜银合金粉与汞的反应可以下式表示:

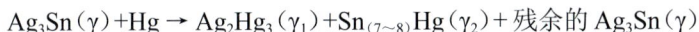

$$Ag_3Sn(γ)+Hg \rightarrow Ag_2Hg_3(γ_1)+Sn_{(7-8)}Hg(γ_2)+残余的\ Ag_3Sn(γ)$$

凝固后的银汞合金中,残余的 γ 相的强度最高,$γ_1$ 相次之,$γ_2$ 相最低,而且 $γ_2$ 相的耐腐蚀性也最低,蠕变也较大,是导致银汞合金修复体失败的主要因素,因此减小或消除合金中的 $γ_2$ 相是提

学习笔记

图片:ER4-1
混合型高铜银合金粉形貌

视频:ER4-2
低铜银汞合金的固化反应

图片:ER4-3
低铜银汞合金结构

高银汞合金性能的关键。

（二）高铜银汞合金

1. 混合型合金　当汞与混合型高铜银合金粉混合时，银-铜共晶颗粒（Ag_3Cu）和低铜银合金粉（Ag_3Sn）（γ 相）中的银、铜和锡溶于汞中，溶出的银与汞反应形成 γ_1 相晶粒析出，而锡与铜的亲和力大于锡与汞，因此铜与锡反应形成 Cu_6Sn_5（η 相）晶粒析出，从而阻止了 γ_2 相的形成。汞齐化过程中产生的 γ_1 相仍是主要组成相，既包覆在残余的 γ 相颗粒外层，也包覆在 η 相及其包覆的残余银-铜共晶颗粒外面。反应过程可用下式表示：

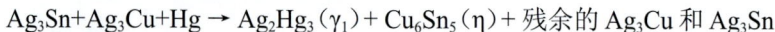

$$Ag_3Sn+Ag_3Cu+Hg \rightarrow Ag_2Hg_3(\gamma_1) + Cu_6Sn_5(\eta) + 残余的\ Ag_3Cu\ 和\ Ag_3Sn$$

2. 单一组成型高铜银汞合金　反应过程可用下式表示：

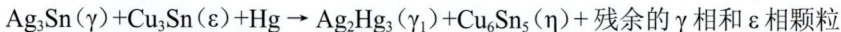

$$Ag_3Sn(\gamma)+Cu_3Sn(\varepsilon)+Hg \rightarrow Ag_2Hg_3(\gamma_1)+Cu_6Sn_5(\eta)+残余的\ \gamma\ 相和\ \varepsilon\ 相颗粒$$

高铜银汞合金反应产物中没有 γ_2 相，因此高铜型银汞合金的性能优于低铜型银汞合金。而 η 相有两种形式，一种为网状，覆盖于残余的 γ 相、ε 相颗粒表面，可加强 γ_1 与残余的 γ 相、ε 相颗粒的结合；另一种为棒状，包埋于 γ_1 相中，能阻碍 γ_1 晶粒边界的滑动，有效减少合金的蠕变。

二、性能

（一）力学性能

银汞合金初步凝固后其强度随时间延长而逐渐增加，一周后基本达到最大。充分凝固后的银汞合金质地坚硬，脆性较大，其压缩强度比它的拉伸强度大得多（表4-2）。

表 4-2　三种银汞合金的强度、硬度及蠕变值

银汞合金	压缩强度 /MPa		拉伸强度（7 天）/MPa	努氏硬度 /MPa	蠕变值 /%
	1 小时	7 天			
低铜银汞合金					
屑型	50～80	300～370	51	882	1.5～2.0
球形	80～140	350～380	55	882	0.5～1.5
混合型高铜银汞合金	118	380	48	1 274～1 764	0.45
单一组成型高铜银汞合金	272	450～520	56	1 274～1 764	0.05～0.1

影响银汞合金强度的因素很多，包括以下方面：

1. 银合金粉的组成、粒度及类型　合金粉中的银、铜具有增强银汞合金强度的作用。锡含量增加、压缩强度下降。球形银合金粉形状规则，颗粒小，颗粒堆积密度大，调和时所需汞量较屑型合金少，凝固后强度高于屑型合金，特别是早期强度高。

低铜银汞合金凝固初期强度较低，特别是屑形合金，而单一组成型高铜银汞合金凝固初期强度较高（表4-2），因此，早期强度低的银汞合金充填后一段时间内不能咀嚼食物。

2. 汞含量　调和时汞的添加量对合金的压缩强度影响很大，足量的汞能使合金粉充分汞齐化。如果汞量过少，部分合金不能充分汞齐化，固化后的充填体表面粗糙、易腐蚀。汞量过多也会降低银汞合金的强度，特别是汞量大于 55% 时，压缩强度会出现急剧的下降（图4-2）。因此，在保证汞合反应充分的条件下应尽量减少汞的量，通常汞的添加量控制在 50%，球形合金粉需汞量较少，为 48%。

3. 充填压力　充填压力越大，形成的银汞合金越致密，还可挤出多余的汞，因此压缩强度越高（图4-3）。

4. 固化时间　银汞合金固化过程持续较长时间，强度是不断增加的（图4-4），其早期强度较低，充填后20分钟，压

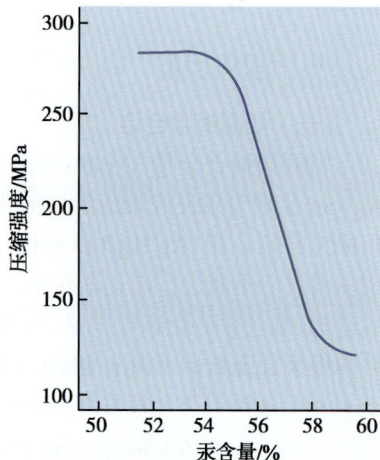

图 4-2　银汞合金的压缩强度与汞含量的关系

缩强度只有 1 周后的 6%。高铜银汞合金的早期强度显著高于低铜银汞合金（表 4-2）。研究表明，即使 6 个月后，其强度仍有少许增加，这说明汞与合金的反应可能仍在进行。相关标准规定，银汞合金混合后 1 小时的压缩强度应不低于 100MPa，24 小时的压缩强度应不低于 300MPa。

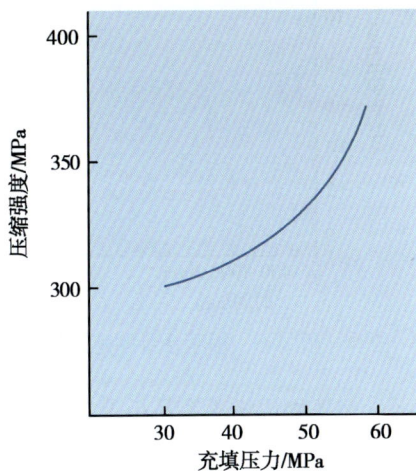

图 4-3 充填压力与压缩强度的关系

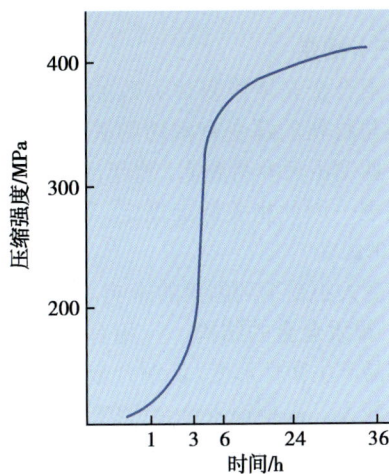

图 4-4 银汞合金压缩强度与时间的关系

（二）体积变化

相关标准规定，银汞合金 24 小时后的尺寸变化应当在 -0.15%～+0.20% 范围内。大多数银汞合金固化后体积发生收缩。固化初期，由于汞向合金颗粒内部扩散、吸收及颗粒的溶解，充填物表现出明显的收缩。随着反应的进行及反应产物的结晶、长大，产生外向推力而使体积会有所膨胀，但是最终的体积变化是收缩的。值得注意的是，含锌银汞合金在潮湿的口腔环境中表现出体积膨胀。

影响银汞合金凝固过程中体积变化的因素，包括以下方面：

1. **汞与合金粉的混合比** 汞量增加，生成的 γ_1、γ_2 相增多，因而使充填体产生膨胀。球形合金粉需汞量少，固化过程中会产生一定的收缩。

2. **充填压力** 充填压力越大，膨胀越小或产生收缩（图 4-5）。充填压力能使一部分汞从混合物中挤出，使生成 γ_1、γ_2 相减少。充填压力的变化导致的尺寸变化在临床上没有显著意义，因此一定的充填压力是必需的。

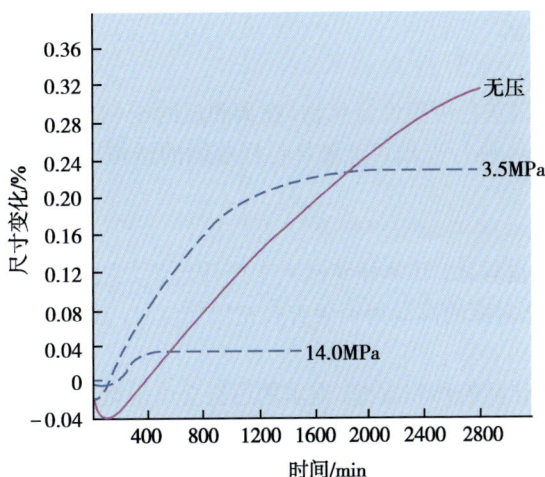

图 4-5 充填压力与银汞合金膨胀的关系

3. **污染** 银汞合金的尺寸变化通常发生在充填后的 24 小时，如果含锌银汞合金在调和及充填过程中被水分污染，则会产生较大的膨胀，这种膨胀通常发生在充填后的 3～5 天，可持续数月，膨胀可达 0.4%，这种膨胀称为延迟膨胀（delayed expansion）（图 4-6），可能因合金中锌的与水反应产生氢气所致。因此含锌银汞合金临床操作时必须严格隔湿。

动画：ER4-6
蠕变造成边缘折裂

图片：ER4-7
低铜银汞合金和高铜银汞合金充填物 1 年后边缘完整性

（三）蠕变

银汞合金充填修复体失败的原因中，最常见的边缘断裂与材料的蠕变有密切的关系。蠕变大，充填物边缘长期受压后容易翘起，翘起部分失去牙釉质支持，容易断裂。因此相关标准规定，银汞合金蠕变值不能超过 2.0%。

蠕变大小受下列因素的影响，包括：

1. 银汞合金的结构　γ_2 相有较大的可塑性，受力时很容易产生塑性形变，低铜合金中含有 γ_2 相，因此其蠕变值较大。高铜银汞合金中的 γ_2 相很少，因而蠕变值小，充填物边缘不容易折裂。此外，高铜银汞合金中的棒状 η 相因有锁固作用，也能降低蠕变。

2. 粉汞比　汞含量增加，蠕变值增大。含汞 55% 的屑形银汞合金的蠕变值是含汞 48% 的球形银汞合金蠕变值的 1~1.5 倍（表 4-2）。

3. 温度　温度升高，蠕变值增大，银汞合金在体温下 24 小时的蠕变值几乎是室温下的两倍。

4. 充填压力　充填压力越大，银汞合金充填物越致密，使合金的蠕变减小。

（四）耐热性

银汞合金耐热性较差，加热至 60~80℃ 较长时间，会有汞游离出来，冷却时汞又合金化而消失，因此在食用温度高的食物和饮料时，可导致汞从合金内溶出。

（五）耐腐蚀性

凝固后的银汞合金结构上存在多种金属元素及不同的相结构，它们都有不同的电位，在口腔唾液中容易形成原电池，发生电化学腐蚀。其中 γ_2 相的电化学活性很高，容易成为阳极而被腐蚀，因此，γ_2 相含量很少的高铜银汞合金的耐腐蚀性能好于低铜银汞合金。

银汞合金的腐蚀有两种表现形式，一种称失泽（tarnish），主要由口腔中的细菌、食物及硫化物、氯化物、氧化物与银汞合金表面反应形成一层反应膜造成。表现为充填体表面失去光泽、发暗或变色，但无实质性缺损。另一种表现为表面晦暗且有实质性缺损，称腐蚀（corrosion），临床可见明显的小凹或表层片状剥脱，银汞合金的腐蚀大多由电化学腐蚀所致。对银汞合金充填物表面进行高度抛光可以减少其腐蚀。

（六）可塑性

调和后的银汞合金为银灰色可塑性膏状物，在调和后的 5~10 分钟内具有可塑性。10 分钟后可塑性下降，不易充满窝洞，强行充填可能破坏已经凝固的结构，导致强度下降。因此，调和后应立即进行充填。

（七）传导性

银汞合金是热和电的良导体，其热导率远大于牙体组织，它能将冷、热、微电流传至牙髓，刺激牙髓组织产生疼痛，因此对深的窝洞用银汞合金充填修复时，其底部应当用水门汀垫底。

（八）边缘密合性

银汞合金固化过程中伴随着体积收缩，充填物边缘会出现微小缝隙。但是随着缝隙内合金的腐蚀，腐蚀产物能填满缝隙，可改善银汞合金充填物的边缘密合性。

（九）生物安全性

银汞合金用于牙齿缺损修复已有 170 余年的历史，其性能也已有了很大的改进。近年来关于银汞合金的生物安全性有较大的争议，1997 年世界卫生组织在广泛调查的基础上，针对银汞合金的生物安全性发表声明，认为银汞合金虽然在局部可导致极个别人过敏反应，但发生率小于 1%，对牙髓和牙龈的毒副作用更为罕见，银汞合金充填物中残余的汞导致患者中毒的风险极低。因

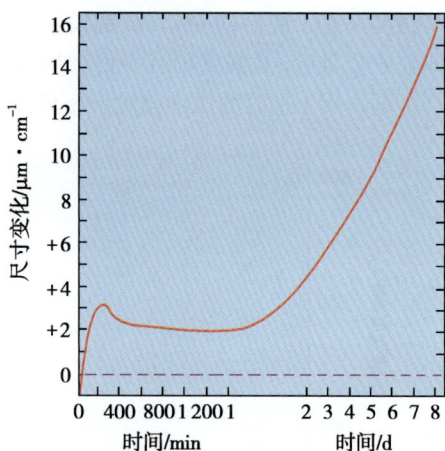

图 4-6　银汞合金的延迟膨胀

此，世界卫生组织认为，用银汞合金充填修复缺损的牙齿是安全的。但是，长期接触未凝固的银汞合金的口腔科医师，如果未采取有效的防护措施，在健康方面将面临潜在危险。

第三节 应　　用

一、应用

1. **适用范围**　银汞合金强度大，耐磨性好，但是颜色灰黑，因此目前主要用后牙涉及𬌗面的牙齿缺损的充填修复，也可用于制作桩核及根尖倒充填。

2. **应用注意事项**　将银汞合金充填入制备好的窝洞中时必须严格隔湿。充填过程中不要用手接触银汞合金调和物，应当用银汞合金输送器将其输入窝洞内，然后用银汞合金充填器施加压力充填。球形银汞合金需要的充填压力小于屑形银汞合金，前者可用大头充填器，后者需要用小头充填器，以便产生较大的压强。充填后 3～5 分钟即可雕刻成形，塑形应在 10 分钟内完成。银汞合金充填后，最好在 24 小时后进行磨光。光滑的表面可防止菌斑黏附，提高耐腐蚀性，减少孔隙、增加表面强度，延长修复体的寿命。

目前临床上使用的银汞合金大多为塑料胶囊包装，使用极为方便。胶囊中部有一薄隔膜，两侧分别装有精确称量的汞与银合金粉，调制前只需在胶囊两端加压，使隔膜断开，汞即可与银合金粉混合，然后置于银汞合金混合机的振荡头上，短时间（10～30 秒）快速振荡就可使汞与粉充分混合。胶囊包装及电动混合具有粉汞比准确、混合充分、汞污染小、操作简便、快速等优点。

胶囊包装的银汞合金包装量有多种规格，以满足不同窝洞大小的需要，根据银合金粉的量有 400mg、600mg、800mg 三种规格，一般以胶囊的颜色加以区别。

二、汞的污染与防护

汞有很强的挥发性，形成的汞蒸汽毒性很大。汞的表面张力很大，一旦溅出，即可形成许多小的汞滴，流进地板、桌面缝隙，极难消除，成为长期的空气污染源。因此，应对诊室空气含汞量和工作人员尿汞量进行定期测试。空气含汞量不得超过 $50\mu g/m^3$，人尿汞正常值为 $15\mu g/L$，血液中汞正常值为 $0.1\mu g/100mL$，如达 $6\mu g/100mL$，即可认为有较明显的汞中毒现象。

应用银汞合金时应注意防护，措施有：①操作过程中皮肤不要接触汞及调和物；②磨除旧银汞合金充填物时，应大量喷水，术者宜戴口罩或面具，以免吸入汞尘；③从口腔内清除的银汞合金残渣不应排入下水道，而应集中收集于装有硫代硫酸钠水溶液的容器中，防止汞对环境的污染；④胶囊使用后应立即盖紧，并收集于密闭容器中；⑤如果汞洒落地面，应在洒落处洒上硫黄粉，然后再清除处理。

（李志安）

参考文献

1. ROBERT G C，JOHN M P. 牙科修复材料学. 赵信义，易超，译. 西安：世界图书出版公司，2006
2. 薛淼. 口腔生物材料学. 上海：世界图书出版公司，2006
3. ISO 24234—2015，Dentistry-Dental amalgam
4. ANUSAVICE K J，SHEN C Y，RAWLS H R. Phillips' Science of dental materials.12th ed. St.Louis：Elsevier Saunders，2013
5. RODRÍGUEZ-FARRE E，TESTAI E，BRUZELL E，et al. The safety of dental amalgam and alternative dental restoration materials for patients and users. Regul Toxicol Pharmacol，2016，79：108-109
6. VICTORIA S D，PETERSSON K，WOLF E，et al. Periapical status of root-filled teeth restored with composite，amalgam，or full crown restorations：A cross-sectional study of a swedish adult population. J Endo，2016，42：1326-1333
7. UEAR Y，BRANTLEY W A. Biocompatibility of dental amalgams. Int J Dent，2011，2011：981

画廊：ER4-8 银汞合金的充填、雕刻、抛光

视频：ER4-9 银汞合金的调和及充填

学习笔记

8. FAN P L, LEINFELDER K F. High copper-content amalgam alloys. Council on Dental Materials, Instruments, and Equipment. J Am Dent Assoc, 1982, 105: 1077

9. PAFFENBARGER G C, RUPP N W, COYNE M P. Dimensional changes of four amalgams after five years of storage in air at 60, 37, and 23 degrees C. J Dent Res, 1982, 61: 1427

10. HAYNES V S. Mechanical vs. manual condensation of amalgam. CDAJ, 1982, 10: 39

11. MAHLER D B, EYSDEN V J. Dynamic creep of dental amalgam. J Dent Res, 1969, 48: 501

12. FANIAN F, HADVI F, ASGAR K. Marginal leakage of dental amalgam. Oper Dent, 1983, 8: 11

13. CORADAZZI J L, HADAVI F, ASGAR K. Effect of condensers on adaptability and microporosity of amalgam restorations. J Pedod, 1983, 8: 57

14. DÉRAND T.Marginal failure of amalgam. Effect of alloy selection and bite forces.Swed Dent J, 1983, 7: 65

15. LAURELL L, RYLANDER H, PETTERSSON B.The effect of different levels of polishing of amalgam restorations on the plaque retention and gingival inflammation. Swed Dent J, 1983, 7: 45

学习笔记

第五章 水 门 汀

>> **学习要点**

掌握常用水门汀的性能特点及应用中的注意事项,为临床选择和使用水门汀奠定基础。

水门汀(cement)是一类可凝固的黏性材料,凝固前具有一定的流动性和黏附性,凝固后具有一定的强度,可以充填修复牙齿缺损或者将修复体封固到牙齿上。水门汀在口腔临床主要用于粘固(luting)各种固定修复体、窝洞衬层(lining)或垫底(base)、乳牙和恒前牙缺损的充填修复、根管充填等。

临床常用的水门汀有磷酸锌水门汀、氧化锌丁香酚水门汀、氢氧化钙水门汀、聚羧酸锌水门汀、玻璃离子水门汀和树脂水门汀。本章主要介绍前五种水门汀,树脂水门汀见第七章,它们的主要用途见表5-1。

表5-1 临床常用水门汀及其主要用途

水门汀	主要用途
磷酸锌水门汀	粘固修复体及正畸附件,中层垫底,乳牙修复
氧化锌丁香油水门汀	深洞垫底,根管充填,粘固临时修复体,暂封,牙周敷料
氢氧化钙水门汀	深洞垫底、盖髓
聚羧酸锌水门汀	粘固修复体及正畸附件,垫底,乳牙修复,暂时修复
玻璃离子体水门汀	粘固修复体及正畸附件,垫底,乳牙及恒前牙充填修复
树脂水门汀	粘固修复体及正畸附件

第一节　磷酸锌水门汀

一、组成

磷酸锌水门汀(zinc phosphate cement)由粉剂和液剂两组分构成,它们的典型组成见表5-2。

表5-2 磷酸锌水门汀的组成及各成分的作用

成分	作用	含量(质量%)
粉剂		
氧化锌	基质材料	75～90
氧化镁	提高强度,减少溶解性	<10
二氧化硅	增加力学强度	<2
氧化铋	延缓固化,增加延展性	<1
液剂		
正磷酸	基质材料,与氧化物反应	45～63
氧化铝	延缓和调节固化速度	2～10
氧化锌	延缓和调节固化速度	2～10
水	调节固化速度	20～35

纯的氧化锌与磷酸反应很快，临床使用时来不及操作，因此生产商一般将表 5-2 中粉剂中各组分混均，然后在 1 200℃左右高温烧结，降低氧化锌的反应活性。液剂中添加有微量的氧化锌和氧化铝，使部分磷酸被中和，由此调节液剂的反应活性，可使粉液调和物光滑、细腻、容易操作，并有合适的凝固时间。

二、凝固反应

当过量的粉剂与液剂开始混合时，粉剂被液剂润湿并开始发生反应。碱性的粉剂颗粒的表面被酸溶解，发生放热反应：

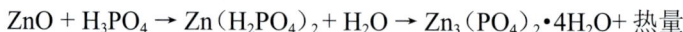

$$ZnO + H_3PO_4 \rightarrow Zn(H_2PO_4)_2 + H_2O \rightarrow Zn_3(PO_4)_2 \cdot 4H_2O + 热量$$

最终反应物 $[Zn_3(PO_4)_2 \cdot 4H_2O]$ 不溶于水，析出后包裹着未反应完的氧化锌颗粒，反应放热。

三、性能

1. **凝固时间**　一般为 2～5 分钟。凝固时间受许多因素的影响，如粉剂组成、烧结温度、粉剂粒度、液剂中含水量、调和时粉液比、调和速度、环境温度等。通常粉剂粒度越细、液剂中含水量较多、调和时粉多液少、调和速度快、环境温度高均使可凝固时间缩短。不能采用降低粉液比的方法来延长凝固时间，因为这样会降低固化后材料的力学性能。临床延长凝固时间的方法通常是将材料放在温度低的厚玻璃板上进行调和，也可将材料预先放入冰箱中适当降温。

2. **工作时间**（working time）　指粉、液调和后至调和物失去可随意操作性的时间，通常在这段时间对水门汀进行操作，工作时间比凝固时间短。磷酸锌水门汀工作时间相对较长，在工作时间内其稠度增加较少，有利于粘固修复体时修复体的充分就位。

3. **薄膜厚度**（film thickness）　是指水门汀调和物在工作时间内，在一定的压力下被压薄后的厚度。粘固水门汀的薄膜厚度影响固定修复体的就位和固位，薄膜厚度太大修复体不能充分就位，同时暴露于口腔环境中的水门汀面积较大，水门汀溶解后形成的渗漏也严重，因此我国相关标准规定，用于修复体粘固的水门汀的薄膜厚度不应超过 25μm。

薄膜厚度受下列因素的影响：①粉剂粒度：粉剂越细，薄膜厚度越小，反之亦然；②粉液比：降低粉液比能降低调和物稠度，进而降低薄膜厚度，但也会降低固化后水门汀的强度，同时增加水门汀在唾液中的溶解性，因此用降低粉液比来降低薄膜厚度是不可取的；③施加于修复体上的就位力：修复体就位时的压力越大，薄膜厚度越小；④修复体类型：修复体的类型影响粘固过程中水门汀溢出的难易程度，铸造全冠存在最大的问题是如何充分溢出水门汀。

4. **粘固性能**　磷酸锌水门汀在凝固前为具有一定流动性的糊状物，可渗入牙和修复体表面的微细孔隙中而形成一定的机械嵌合力，通过此嵌合力和水门汀自身的强度可将修复体粘接到牙齿表面，这一作用称为粘固（luting）。这种粘接力较低，对牙釉质和牙本质的粘接强度一般为 2MPa 和 1.5MPa 左右，其粘固固定修复体的效果还要依赖于基牙的固位形。

5. **力学性能**　磷酸锌水门汀具有较高的压缩强度，而且其强度增加较快，1 小时后至少达到其终强度的 2/3。我国相关标准规定，磷酸锌水门汀凝固后 24 小时压缩强度应不低于 50MPa，而市售水门汀的压缩强度均在 70MPa 以上，有些产品可达 110MPa。磷酸锌水门汀的径向拉伸强度较低（5.5MPa），弹性模量较高（13.7GPa），是一种脆性材料。用它作垫底材料时，能有效抵抗咀嚼压力，不易变形，对其上的修复材料有很好的支持。

粉液调和比对磷酸锌水门汀强度有显著影响，在一定的范围内增加粉液比可提高水门汀的强度，但是如果粉液比过大，强度反而会降低，因为有未结合粉末的存在。另外，在调和过程中调和速度过快以及被水和杂质污染，均会导致强度下降。液剂水分挥发或向液剂中添加水都将使固化后材料的压缩强度和拉伸强度降低。粘固稠度的磷酸锌水门汀的强度相对较低。

6. **体积收缩**　磷酸锌水门汀在凝固初期有轻微的体积膨胀，2～3 小时后发生收缩，7 天后的线收缩率为 0.04%～0.06%。

7. **溶解性**　水门汀的溶解性对其粘固修复体的耐久性有明显影响。粘固用稠度的磷酸锌水门汀水中 24 小时溶解率为 0.03% 左右，是水门汀中最小的。未完全凝固的磷酸锌水门汀过早与

ER5-1
动画：ER5-1
薄膜厚度和冠就位

学习笔记

水接触会使接触面溶解及析出。即使凝固良好的水门汀，如与水分长期接触，也会侵蚀水门汀，使可溶性成分析出。应当注意，水门汀在水中的溶解性与在口腔唾液中的溶解性并不总是相关。酸性的唾液对磷酸锌水门汀的溶解作用较大，因此该水门汀在口腔内只能作为暂时性表面充填修复材料。适当提高粉、液调和比可以降低磷酸锌水门汀的水溶解性。

8. 传导性　磷酸锌水门汀是热和电的不良导体，窝洞汀垫底厚度超过 1mm 时，能隔绝热、电对牙髓的刺激。

9. 牙髓刺激性　磷酸锌水门汀刚调和时呈酸性，pH 为 1～2，3 分钟后升至 pH 4.2，1 小时后升至 pH 6 左右，48 小时后接近中性。用磷酸锌水门汀充填或者粘固修复体时，其调和物早期的酸性可能刺激牙髓造成炎性反应，反应的大小与水门汀的稠度、剩余牙本质厚度及牙髓状态密切相关。高稠度的调和物用于垫底时，对牙髓刺激性较小。粘固稠度的水门汀含有较多的磷酸，如果剩余牙本质厚度较薄的话（<1.0mm），可能对牙髓产生较大的刺激，特别是新预备的年轻基牙，牙本质通透性较大，用该水门汀粘固诸如牙冠这样的修复体时，就位压力会进一步将调和物内的磷酸压入牙本质小管，造成较大的刺激，可使牙齿即刻产生疼痛。对于这样的情况，在应用磷酸锌水门汀前，应当使用刺激性小的洞衬材料或者封闭牙本质小管，保护牙髓。因此，在用磷酸锌水门汀进行窝洞垫底时，深洞情况下应当先用氧化锌丁香酚水门汀、氢氧化钙水门汀进行洞衬。

一般情况下，磷酸锌水门汀对于正常健康的牙髓造成的刺激性反应较轻，往往是可恢复的。如果牙髓组织已经有炎症，磷酸锌水门汀进一步的刺激，可能造成牙髓组织严重的炎性反应。

四、应用

1. 适用范围　磷酸锌水门汀可用于牙体缺损的暂时性和中期充填修复，粘固嵌体、冠、桥和正畸带环，还可用于深龋洞的间接垫底以及中龋洞的直接衬层及垫底，但是深龋洞时不宜直接用该水门汀衬层及垫底。

2. 应用注意事项　用磷酸锌水门汀进行充填修复和衬层垫底时，要求调和物呈高稠度面团状，以便充填，而且凝固后具有较高的强度，通常按粉液比为 3g/1ml 的比例进行混合。用于粘固时，要求调和物的稠度较小，流动性较好，便于修复体充分就位。虽然降低粉液比可以降低调和物稠度，但是也降低了水门汀凝固后的强度，增加其水溶解度，因此，应当确保在可用于粘固的稠度下尽量提高粉液比。为此可以在较低温度的厚玻璃板上进行调和，由于温度低，调和物反应慢，稠度增加缓慢，可以多加一些粉剂，提高水门汀凝固后的强度。粘固修复体时，应在材料凝固后再除去修复体边缘溢出的材料，然后在暴露的水门汀表面涂上一层保护漆（varnish），防止水门汀在凝固初期接触水分而使其溶解性增加。

磷酸锌水门汀凝固过程中放热，因此，调和时应将粉剂分次加入液体中进行混合，避免一次加入时产热过多而使水门汀凝固时间缩短。粉液使用完毕均应密封盖好，防止受潮而影响凝固时间和强度。

ER5-2

视频：ER5-2
磷酸锌水门汀
的调拌

第二节　氧化锌丁香酚水门汀

一、种类与组成

氧化锌丁香酚水门汀（zinc oxide-eugenol cement，ZOE）是临床广泛应用的一种水门汀，大多数以氧化锌和丁香酚为主要成分，也有一些不含丁香酚的氧化锌水门汀。

我国有关标准根据用途将氧化锌丁香酚水门汀分为四型：Ⅰ型为暂时粘固用水门汀，要求粘固强度不能太高，以便容易取下修复体；Ⅱ型为永久粘固用水门汀，要求粘固强度高，溶解率小；Ⅲ型为垫底和暂时充填用水门汀，要求有一定的强度；Ⅳ型为洞衬用水门汀。

根据组成，氧化锌丁香酚水门汀可分为普通型氧化锌丁香酚水门汀和增强型氧化锌丁香酚水门汀。

1. 普通型氧化锌丁香酚水门汀　即通常使用的氧化锌丁香酚水门汀，由粉剂和液剂两组分构

学习笔记

成，其组成见表5-3。

表5-3　普通型氧化锌丁香酚水门汀的组成及各成分的作用

成分	作用	含量（质量%）
粉剂		
氧化锌	基质，有消毒、收敛作用	69
松脂	增加黏性与韧性，减少脆性	29
硬脂酸锌	增塑剂，加速固化	1
醋酸锌	加速固化，增加强度	1
液剂		
丁香油	主要是丁香酚，与氧化锌反应	85
橄榄油	增加黏性与韧性	15

氧化锌是粉剂的主要成分，能与液剂中的丁香酚反应，醋酸锌和硬脂酸锌能加速此反应。

2. 增强型氧化锌丁香酚水门汀（reinforced ZOE）

（1）聚合物增强型氧化锌丁香酚水门汀：粉剂主要为氧化锌，添加少量的聚甲基丙烯酸甲酯粉末或者聚苯乙烯粉末作为增强填料，液剂与普通型相同。

（2）乙氧基苯甲酸增强型氧化锌丁香酚水门汀：粉剂主要由氧化锌及少量氧化铝组成，液剂是在普通型的液剂中加入约60%的邻-乙氧基苯甲酸（EBA）而构成。

3. 氧化锌无丁香酚水门汀（zinc oxide non-eugenol cements）　粉剂与普通型氧化锌丁香酚水门汀的粉剂相同，液剂由丁香酸酯或正-己基香兰酸酯溶于邻-乙氧基苯甲酸中构成，不含丁香酚。丁香酚是一种自由基聚合阻聚剂，在复合树脂充填物下用含丁香酚的水门汀衬层及垫底时，将影响复合树脂的固化，而氧化锌无丁香酚水门汀则不影响复合树脂的固化。

二、凝固反应

粉剂中的氧化锌离解出的Zn^{2+}能够和液剂中的丁香酚发生螯合反应，生成固体的丁香酸锌螯合物。氧化锌是弱电解质，加入微量水分及强电解质醋酸锌能快速离解出Zn^{2+}，加速反应的进行，使材料的凝固时间满足临床要求。由于是螯合反应，放热量较少，体积收缩也较小。凝固反应如下：

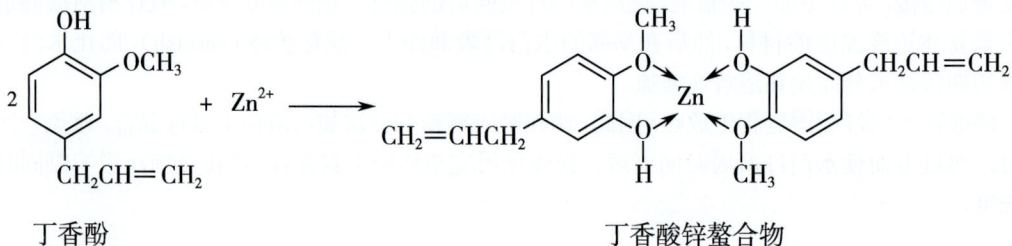

丁香酚　　　　　　　　　　　　　　　丁香酸锌螯合物

三、性能

1. 凝固时间　一般为3～8分钟，受下列因素影响：①水分对氧化锌丁香酚水门汀的凝固影响很大，少量水分能加速其凝固，因为水分能够促使氧化锌离解出更多的锌离子，因此口腔潮湿的环境能加快氧化锌丁香酚水门汀的凝固；②粉剂的粒度越细，比表面积越大，凝固越快；③提高粉液比可增加调和物稠度，缩短凝固时间；④环境温度越高，凝固越快。虽然调整粉液比可调整凝固时间，但会影响水门汀凝固后的强度，临床应用时可通过改变调和玻璃板的温度来调整水门汀的凝固时间。

2. 粘固性能　其粘接力主要是机械嵌合力，粘接强度较低。

3. 强度　压缩强度因不同类型的材料而不同。我国相关标准规定，凝固后24小时，暂时粘固用水门汀（Ⅰ型）的压缩强度应不超过35MPa，永久粘固用水门汀（Ⅱ型）的压缩强度应不低于35MPa，垫底和暂时充填用水门汀（Ⅲ型）的压缩强度应不低于25MPa，洞衬用水门汀（Ⅳ型）的压缩强度应不低于 5MPa。

与其他水门汀相比，氧化锌丁香酚水门汀的强度较低，垫底和暂时充填用水门汀的压缩强度一般为 25~35MPa，聚合物增强型为 38MPa，不足以承受咀嚼力，而且其弹性模量也较低（0.5~3GPa），因此用它垫底时不能过厚，厚度应小于 0.5mm。

4. 溶解性　永久粘固用氧化锌丁香酚水门汀 24 小时水中溶解率应小于 1.5%。普通型氧化锌丁香酚水门汀的溶解率为 0.1% 左右，乙氧基苯甲酸增强型的溶解率为 0.05% 左右，聚合物增强型的溶解率为 0.08% 左右。但是该水门汀与唾液长时间接触的溶解率大于除氢氧化钙水门汀以外的其他水门汀。

5. 传导性　氧化锌丁香酚水门汀可阻止热和电的传导，其热导率近似于牙本质，一般只需 0.25mm 厚即可隔绝热对牙髓的刺激。

6. 牙髓刺激性　氧化锌丁香酚水门汀对牙髓的刺激性很小，对牙髓组织有安抚、镇痛、抗炎作用，对窝洞内残留细菌有抑制作用。但是该水门汀不可直接接触牙髓组织，否则可引牙髓严重的炎症，甚至坏死。该水门汀对牙髓的刺激性随粉、液比增加而降低。

四、应用

1. 适用范围　该水门汀常用作深洞洞衬及垫底材料，垫底时其上还需垫一层磷酸锌水门汀。还可用于窝洞的暂封、根管充填及牙周术后的敷料。粘固型水门汀用于粘固固定修复体。

必须注意，当采用复合树脂充填修复窝洞时，不要用含丁香酚的水门汀在其下衬层垫底；如果准备用树脂粘接剂或者树脂水门汀粘接永久性修复体时，不要用含丁香酚的水门汀粘固该牙齿的临时修复体，而应选择无丁香酚的改性水门汀。如果准备用磷酸锌水门汀、聚羧酸锌水门汀、玻璃离子水门汀粘固永久性修复体，可用氧化锌丁香酚水门汀粘固该牙齿的临时修复体，因氧化锌丁香酚水门汀对基牙有安抚、镇痛作用，能够减轻基牙预备后的牙齿敏感。

2. 使用注意事项　临床使用时首先按需要量将粉和液分别放于清洁的玻璃板上，然后用水门汀调拌刀将粉加入液中，采用旋转调和法进行调和，直至所需的稠度为止。通常粘固用的稠度较稀，以调和物可拉丝为宜，垫底用的稠度较大。

氧化锌无丁香酚水门汀一般为双糊剂体系，使用时挤取相等长度的每一组分，并混合成色泽均匀的调和物。

第三节　氢氧化钙水门汀

一、组成

氢氧化钙水门汀（calcium hydroxide cement）一般为双糊剂型，由基质糊剂（base）和催化糊剂（catalyst）构成。

基质糊剂：氢氧化钙 50.0g，氧化锌 19.0g，硬脂酸锌 0.3g，N- 乙基对甲苯磺酰胺 39g。

催化糊剂：二氧化钛 45.0g，钨酸钙 15.0g，水杨酸单乙二醇酯 39.1g。

氢氧化钙是材料的活性成分，为碱性，具有杀菌和促进修复性牙本质形成的作用，氧化锌具有弱收敛和消毒作用，二氧化钛为惰性填料，硬脂酸锌是固化反应加速剂，钨酸钙具有 X 射线阻射能力。

N- 乙基对甲苯磺酰胺是基质糊剂的赋形剂，水杨酸单乙二醇酯是反应螯合剂。

二、凝固反应

当基质糊剂与催化糊剂混合后，$Ca(OH)_2$ 离解出 Ca^{2+}，一个 Ca^{2+} 能与两个水杨酸单乙二醇酯反应，形成不溶性螯合物而凝固，并包裹过量未反应的 $Ca(OH)_2$ 及其他成分。此反应速度极慢，加入微量硬脂酸锌或水分能使其在数分钟内凝固。由于是螯合反应，凝固过程中放的热量较少。

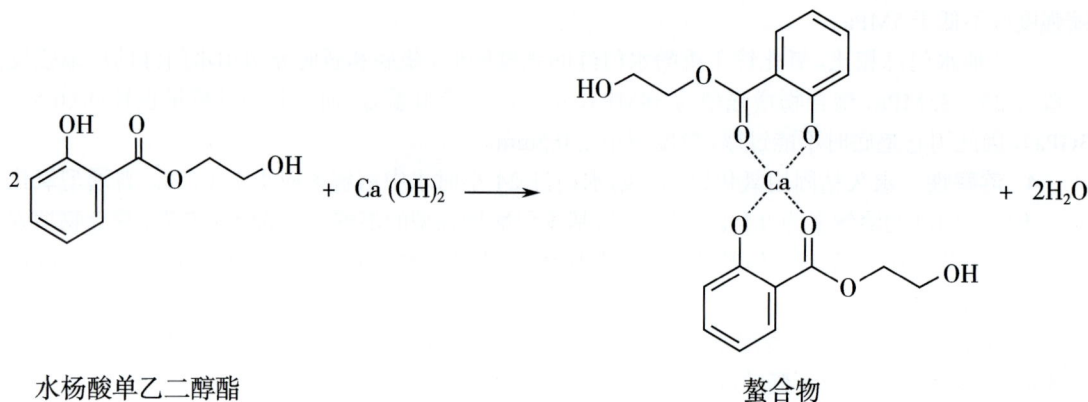

水杨酸单乙二醇酯 + $Ca(OH)_2$ ⟶ 螯合物 + $2H_2O$

水杨酸单乙二醇酯　　　　　　　　　　　　　螯合物

三、性能

1. **凝固时间**　一般为 3～5 分钟，微量水分及潮湿的环境能加速其固化。

2. **强度**　凝固后强度较低，不同厂家的产品差异也较大，压缩强度为 6～20MPa，直径拉伸强度为 1.0～3.1MPa。因此只能用它作为洞衬（间接盖髓），而且不能太厚，以免影响充填修复体的整体强度。

3. **溶解性**　氢氧化钙水门汀可溶于唾液中，在水中可逐渐崩解。在蒸馏水中浸泡 24 小时，溶解率为 0.4%～7.8%，浸水 1 个月，溶解率为 28%～35%，浸水 3 个月，溶解率为 32%～48%。在临床上，有时会出现已垫底的氢氧化钙因接触牙本质小管液而逐渐溶解消失的现象，因此要求该水门汀洞衬时不能太厚。

4. **抗菌性**　氢氧化钙水门汀具有强碱性，对龋坏牙本质的细菌有一定的杀菌及抑菌作用。在深龋洞洞衬时，还可释放钙离子，促进龋坏影响牙本质（内层龋损牙本质）（caries-affected dentin）的再矿化，因此在充填修复前去除龋坏组织时，通常保留这一层结构。

5. **对牙髓的影响**　由于氢氧化钙水门汀呈较强的碱性，用它进行深洞洞衬时，初期水门汀对牙髓产生中等程度的炎症反应，以后逐渐减轻，并有修复性牙本质的形成。用该材料盖髓时，初期能使与材料接触的牙髓组织发生凝固性坏死，坏死区域下有胶原屏障形成，以后胶原矿化，形成牙本质桥（骨样组织和前期牙本质样组织），最终形成修复性牙本质，封闭穿髓孔。

四、应用

1. **适用范围**　氢氧化钙水门汀可用于间接盖髓、直接盖髓、深龋洞洞衬及根管充填。

2. **应用注意事项**　双糊剂型调和比（体积）为 1:1，为加快凝固速度，可事先将调刀弄潮，但不要有过多的水，以免凝固太快。盖髓时，直接将材料覆盖在暴露的牙髓组织之上，之间不能有凝血块，盖髓后，其上用氧化锌丁香酚水门汀暂时封闭。

第四节　聚羧酸锌水门汀

聚羧酸锌水门汀（zinc polycarboxylate cement）是一种由含氧化锌的粉剂与含聚丙烯酸的液剂反应而成的水门汀。

一、种类与组成

市售的聚羧酸锌水门汀有粉液型和单粉型两种。

1. **粉液型**　组成见表 5-4。将粉状混合物在 1 150℃烧结 7～10 小时，粉碎成粒径小于 10μm的细粉，即制成粉剂。

液剂为聚丙烯酸（分子量 3 万～5 万）的水溶液，含量为 32%～42%，也可为丙烯酸与衣康酸或马来酸酐的共聚物的水溶液。

ER5-6

图片：ER5-6
牙本质桥（钙桥）

表5-4 聚羧酸锌水门汀的组成

成分	作用	含量(质量%)
粉剂		
氧化锌	主要基质	90～95
氧化镁	增加强度	5～10
氟化钙	防龋	
氟化亚锡	防龋	微量
氧化铝	增加强度	
液剂		
聚丙烯酸	主要基质	32～42
水		余量

2. 单粉型 将聚丙烯酸或丙烯酸与衣康酸、马来酸酐共聚物固体粉碎后添加到粉剂中制成单一组分,使用时与水调和即可,操作方便。单粉型又称为水硬型或水调型。

二、凝固反应

聚羧酸锌水门汀粉液调和后,氧化锌离解出的 Zn^{2+} 与同一个聚丙烯酸分子链上相邻的两个—COO^-反应生成链内二价盐,或者与两个聚丙烯酸分子链上的两个—COO^-形成离子键交联或者螯合键交联,反应结果形成交联的网状结构而凝固,未反应的氧化锌粉末包埋其中:

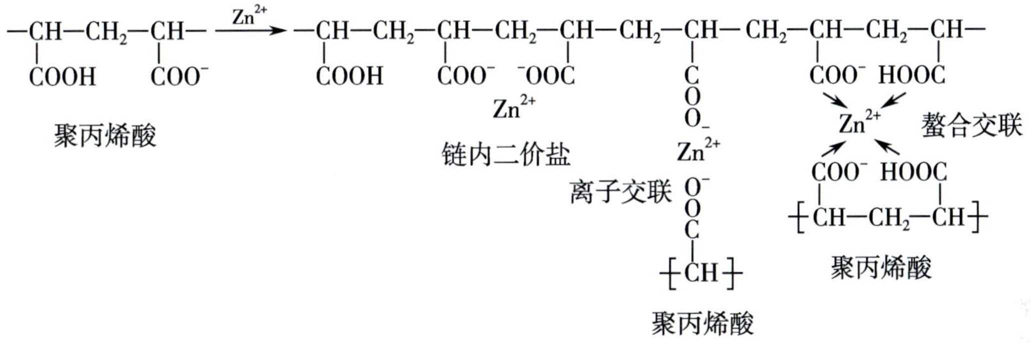

三、性能

1. 凝固时间 凝固时间为2～6分钟。该水门汀调和物的稠度随时间延长而逐渐增加,直至凝固。影响聚羧酸锌水门汀凝固时间的因素(粉液比、温度等)与磷酸锌水门汀相同。调节凝固时间的方法也与磷酸锌水门汀相似,但不能采用将液剂放入冰箱降温的方法来延长凝固时间,因为它会使液剂变稠而不利于调和。

2. 粘接性能 聚羧酸锌水门汀除了能与牙硬组织及修复体形成界面机械嵌合作用外,水门汀中的聚丙烯酸分子上的—COOH还能与牙齿表面的钙离子(Ca^{2+})形成一些配位键,甚至离子键,与牙本质胶原纤维上的羟基(—OH)形成一些氢键(图5-1)。因此,聚羧酸锌水门汀与牙齿的粘接强度高于磷酸锌水门汀,对牙釉质和牙本质的粘接强度分别为3～10MPa和2～6MPa,而且该水门汀粘接时能够耐受牙齿表面的潮湿。

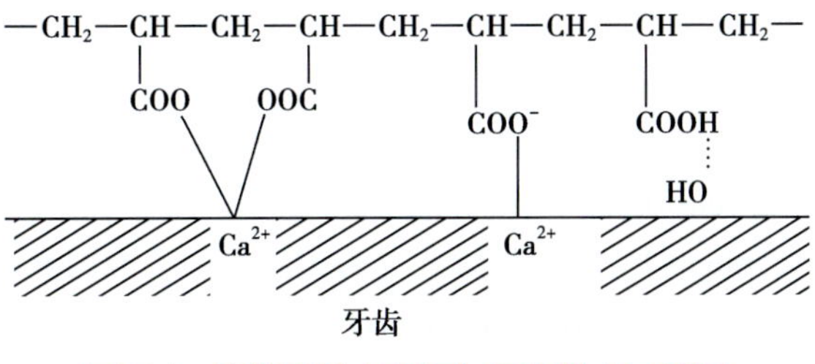

图5-1 聚羧酸锌水门汀与牙齿结合示意图

聚羧酸锌水门汀中的羧基（—COOH）还可与金属修复体表面的金属氧化物产生化学作用，形成一定的化学粘接作用。

3. 强度 凝固后 24 小时，压缩强度约为 70～80MPa，低于磷酸锌水门汀；拉伸强度约为 8～9MPa，高于磷酸锌水门汀，显示其韧性较好；弹性模量较低，为 5～6GPa，低于磷酸锌水门汀。该水门汀早期强度较高，凝固后 1 小时其压缩强度相当于 24 小时的 70%。

粉液调和比影响水门汀的强度，在一定限度内提高粉液调和比能增加水门汀强度。

4. 薄膜厚度 粘固稠度的水门汀调和物的薄膜厚度不超过 25μm。聚羧酸锌水门汀的液剂黏稠，造成其调和物稠度较大，而且表现出一定的假塑性（pseudoplastic），即调和物的稠度随剪应变率的增加而减小。为了使修复体充分就位，应当在水门汀调和好后立即进行粘固。调和温度高于 23℃或过度调和会形成太稠的调和物。使用冷却过的调拌玻璃板并严格遵循推荐的调和时间，可以确保较薄的薄膜厚度。

5. 传导性 固化后的聚羧酸锌水门汀是热和电的不良导体，能有效隔绝热和微电流对牙髓的刺激。

6. 溶解性 聚羧酸锌水门汀在水中的溶解率与磷酸锌水门汀相当，但是在酸性溶液中该水门汀的溶解率显著增加。适当增加粉液比可以降低溶解率。

7. 牙髓刺激性 聚羧酸锌水门汀在固化过程中溶出物呈较强的酸性，固化 24 小时后，其浸泡液仍呈酸性。但由于聚丙烯酸是大分子羧酸，不易析出，而且容易与牙本质中的钙离子、胶原蛋白反应，从而很难渗入牙本质小管，因此它对牙髓的刺激性较小（小于磷酸锌水门汀和玻璃离子水门汀），术后牙齿敏感发生率少。但是该水门汀对暴露的牙髓会引起严重的炎症，不能用于盖髓。

四、应用

由于聚羧酸锌水门汀具有较好的粘接性能及对牙髓刺激性较小，常用于金属固定修复体如冠、嵌体、桥的粘接固位，还可作为深龋和银汞合金充填时的直接衬层及垫底，衬层及垫底后不必再使用磷酸锌水门汀。该水门汀弹性模量较低，不宜用于受力很大处的垫底，以免其受力后的变形导致其上部修复体的断裂。该水门汀可用于儿童龋洞的充填修复。

临床使用时首先用水、乙醇或过氧化氢溶液清洗牙齿和修复体表面，经隔湿、干燥后进行粘固和充填。通常按粉液化 2.5∶1（质量比）进行调和，并在清洁、干燥的玻璃板或专用的不吸水调和纸上进行调和。该水门汀的液剂黏稠，难以准确滴取，应垂直倒置液剂小瓶，缓慢的挤出液滴。挤出的液剂应当尽快调和，以免水分挥发。调和时可以将准确量取的粉剂一次加入液剂中，迅速调和均匀，应当在调和物失去光泽前粘固修复体或者充填窝洞。调和后应及时用湿棉球擦净残留在牙体组织、修复体和调和器皿表面的水门汀，因为该水门汀黏附性强，固化后不易清除。

第五节 玻璃离子水门汀

玻璃离子水门汀（glass ionomer cements，GIC）是在聚羧酸锌水门汀的基础上发展起来的，通过氟铝硅酸盐玻璃粉与聚丙烯酸反应，生成以离子交联的聚合体为基质的一类水门汀。该类水门汀固化后具有较高的强度、释氟能力、半透明性及对牙体组织良好的粘接性，是龋洞充填、固定修复体粘固的常用的材料之一。

一、种类与组成

（一）种类

根据组成，玻璃离子水门汀分为传统玻璃离子水门汀（conventional glass-ionomer cements）、银粉增强玻璃离子水门（silver reinforced glass-ionomer cements）和树脂增强玻璃离子水门汀（resin-reinforced glass-ionomer cements）。按固化方式分为传统酸碱反应固化玻璃离子水门汀、光固化玻璃离子水门汀（light-curing glass-ionomer cements）和化学固化玻璃离子水门汀（chemical-curing glass ionomers cements）。

图片：ER5-7 深洞垫底

视频：ER5-8 聚羧酸锌水门汀的调拌

根据用途，临床使用的玻璃离子水门汀又分为粘固用水门汀、充填修复用水门汀、洞衬垫底用水门汀、桩核用水门汀、粘接正畸附件的水门汀和窝沟封闭用水门汀。

（二）组成

1. 传统玻璃离子水门汀 有单粉剂型和粉液剂型两种剂型。

（1）粉液型：粉剂的典型组成见表5-5。

表5-5 玻璃离子水门汀粉剂的典型组成

成分	SiO_2	Al_2O_3	AlF_3	CaF_2	NaF	$AlPO_4$
含量 /%	41.9	28.6	1.6	15.7	9.3	3.8

将上述各成分粉碎、混合，经 $1\,400\sim1\,600℃$ 高温熔融成玻璃，倒入水中淬冷后研磨成含氟铝硅酸钙玻璃粉。其中 SiO_2、Al_2O_3 是玻璃的主体成分，氟化物的加入为固化后水门汀释氟提供氟源，同时氟化钙的加入还能降低粉剂的烧结温度。氟化钙不能过多，否则影响固化后玻璃离子水门汀的半透明性。增加 Al_2O_3 的量能提高固化后水门汀的强度，但过多也影响固化后材料的半透明性。现在一些产品的粉剂中往往加入少量锆或锶的氧化物来提高固化后材料的强度，同时还能改善材料的半透明性。

液剂是丙烯酸与衣康酸或马来酸的共聚物水溶液，分子量为 3 万～6 万。这些聚合物的分子链上有许多可离解的羧基（—COOH）。

（2）单粉型：又称为水调玻璃离子水门汀，它是将聚丙烯酸或丙烯酸与衣康酸、马来酸酐共聚物的固体粉碎，连同酒石酸粉一起加入氟铝硅酸钙玻璃粉中而成。使用时用蒸馏水调和即可。

2. 银粉增强玻璃离子水门汀 其组成与传统玻璃离子水门汀相似，只是在粉剂中加入一定量的银合金粉来提高水门汀固化后的强度和耐磨性。

3. 树脂增强玻璃离子水门汀 该水门汀是通过添加可聚合甲基丙烯酸酯单体来增强其强度，根据聚合引发方式分为光固化型和化学固化型两种。剂型上又分为粉液型和双糊剂型，双糊剂型避免了粉液型因粉液比的变化对固化后材料性能的影响。

（1）光固化玻璃离子水门汀：粉剂主要是氟铝硅酸盐玻璃粉，并含有聚合反应促进剂（有机叔胺）。液剂主要是由聚丙烯酸、多羧基甲基丙烯酸酯、甲基丙烯酸 -β- 羟乙酯、光敏剂和水组成。

（2）化学固化玻璃离子水门汀：粉剂由氟铝硅酸盐玻璃粉、化学固化引发剂等组成。液剂由聚丙烯酸、多羧基甲基丙烯酸酯、甲基丙烯酸 -β- 羟乙酯、水及促进剂组成。

二、凝固反应

（一）传统玻璃离子水门汀

传统玻璃离子水门汀的固化反应属酸碱反应，固化反应非常复杂。当粉、液混合后，液剂中的酸（H^+）侵蚀玻璃粉表面，玻璃粉溶出 Ca^{2+}、Al^{3+}、F^- 等离子，多价的 Ca^{2+}、Al^{3+} 离子能够与多个聚丙烯酸分子链上的羧酸根形成离子键或配位键，从而将许多聚丙烯酸分子交联成网状结构，并将未反应完的玻璃粉结合在一起，逐渐由糊状变为凝胶而固化（图5-2）。由于 Ca^{2+} 的活性大于 Al^{3+}，因此凝固反应的最初 3～5 小时内，主要是 Ca^{2+} 与聚丙烯酸反应，形成的聚羧酸钙的强度较低且极易吸收水分而容易被侵蚀。随后 Al^{3+} 与聚丙烯酸反应，至少持续反应 48 小时，形成的聚丙烯酸铝具有较高的强度和低溶解特性。凝固后的玻璃离子水门汀结构上是由聚丙烯酸盐基质和未反应完的玻璃颗粒组成的。

固化过程中酒石酸起着重要的作用，水门汀混合后的初期，在较低 pH 的情况下，玻璃粉中溶出的金属离子优先与酒石酸反应生成络合物，然后再与聚丙烯酸反应而固化，从而延长了水门汀的凝固时间，以便有足够的操作时间。

（二）光固化玻璃离子水门汀

光固化玻璃离子水门汀是一种双重固化材料，固化机制涉及传统玻璃离子水门汀的酸碱反应和光固化树脂的自由基聚合反应，但是酸碱反应速度较慢。粉液混合时，酸碱反应即开始，当对混

ER5-9

图片：ER5-9
GIC 凝固后结构

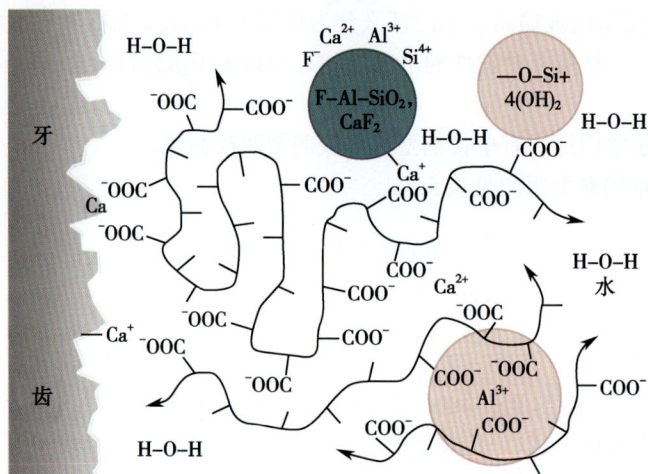

图 5-2 传统玻璃离子水门汀凝固反应及粘接牙齿原理示意图

合物进行光照固化时，水门汀的树脂部分立刻进行光引发的自由基聚合（参见第二章），聚合后水门汀内部的酸碱反应仍然持续一段时间。

（三）化学固化玻璃离子水门汀

化学固化玻璃离子水门汀也是双重固化材料，固化机制涉及传统玻璃离子水门汀的酸碱反应和氧化还原引发树脂的自由基聚合反应（参见第二章）。粉液或双糊剂混合时，酸碱反应和氧化还原引发的聚合反应即开始，两种固化反应基本上同时开始进行，酸碱反应持续较长时间。

三、性能

1. 固化特性

（1）传统玻璃离子水门汀：初步固化时间为 2～6 分钟。凝固过程中，材料先是稠度逐渐增加，然后逐步硬化，24 小时后基本固化。之后，材料仍可进一步固化，7 天后接近完全固化，3 个月后完全固化。

（2）光固化玻璃离子水门汀：材料中的丙烯酸酯在光照后迅速聚合，从而使水门汀具有较高的早期强度和固化的可控性。但是光固化玻璃离子水门汀的光固化深度是有限的，通常为 1～2mm，影响光固化深度的因素参见第六章第二节中"光固化复合树脂"部分。

（3）化学固化玻璃离子水门汀：固化时间为 2～5 分钟。该水门汀也具有较高的早期强度，水对该类水门汀的凝固影响亦较小。

2. 色泽 玻璃离子水门汀的色泽与天然牙接近，具有一定的半透明性，可以用于前牙牙体缺损修复。树脂增强玻璃离子水门汀的半透明性优于传统型玻璃离子水门汀，这是由于树脂增强玻璃离子水门汀液剂中的单体的折光指数与粉剂相近。

市售的玻璃离子水门汀有多种不同色号及不同的透明度，可使修复体颜色与牙齿颜色更加匹配，达到美观修复的目的。手调粉液型玻璃离子水门汀凝固后，材料中含有较多的气泡，不易抛光，容易黏附色素，影响美观。胶囊包装的材料，由于使用专用器具调和，调和后材料中气泡较少，抛光性明显改善。尽管如此，这类材料仍易受咖啡、茶等染色，美观性不及复合树脂。

银粉增强的玻璃离子水门汀由于含有银灰色的银合金粉，影响固化后材料的美观性，因此该水门汀一般用于制作桩核或后牙缺损的充填修复。

3. 粘接性能 玻璃离子水门汀对牙釉质和牙本质均具有较好的粘接性能，而且用聚丙烯酸稀溶液或低浓度磷酸溶液预先处理牙齿表面能够显著增加光固化玻璃离子水门汀的粘接强度（表 5-6）。

玻璃离子水门汀粘接力来源于三个方面，一是机械嵌合作用，二是聚丙烯酸分子链上的羧基与牙硬组织中 Ca^{2+} 的螯合作用，三是聚丙烯酸分子链上的羧基与牙本质中的胶原蛋白形成氢键。树脂增强玻璃离子水门汀对牙体组织及复合树脂的粘接强度高于传统玻璃离子水门汀。

表5-6　充填修复用玻璃离子水门汀对牙齿的剪切粘接强度（单位：MPa）

		牙釉质	牙本质
传统玻璃离子水门汀	酸蚀	5～6	4～5
	不酸蚀	4～5	3～4
光固化玻璃离子水门汀	酸蚀	9～12	7～9
	不酸蚀	5～7	4～6

与聚羧酸锌水门汀相似，玻璃离子水门汀对金属修复体有较好的粘接性能。

4. 力学性能　玻璃离子水门汀的强度随着固化程度的增加而增加，固化后3个月其强度还在增加。不同玻璃离子水门汀的强度不同，充填修复用玻璃离子水门汀凝固后24小时的力学性能见表5-7。树脂增强玻璃离子水门汀由于含有树脂成分，它的拉伸强度大于传统玻璃离子水门汀。银粉增强玻璃离子水门汀的拉伸强度略小于传统玻璃离子水门汀，而它的耐磨性优于传统玻璃离子水门汀。所有玻璃离子水门汀的弹性模量均小于磷酸锌水门汀、牙釉质和牙本质。

表5-7　充填修复用玻璃离子水门汀的力学性能

性　能	传统GIC	树脂增强GIC	银粉增强GIC
压缩强度（单位：MPa）	100～180	160～200	130～170
径向拉伸强度（单位：MPa）	8～13	20～35	9～14
弯曲强度（单位：MPa）	9～17	40～60	10～20
断裂韧度（单位：MPa·m½）	0.5～0.8	1.2～1.6	0.6～0.8

传统玻璃离子水门汀凝固后如果处于干燥环境，水门汀中的水分会丢失，材料内部出现干裂现象，导致强度下降。树脂增强玻璃离子水门汀受干燥影响小。

5. 凝固收缩　玻璃离子水门汀凝固过程中伴随着体积收缩，体积收缩率为3%～4%，而且各类型的水门汀基本相同。但是，在口腔环境中，凝固后的玻璃离子水门汀吸水性较大，吸水后产生轻微体积膨胀，能补偿其凝固收缩。

6. 薄膜厚度　粘固用玻璃离子水门汀的薄膜厚度应不大于25μm。其薄膜厚度受粉液比、粉剂粒度的影响。粉液比增大、粉剂粒度粗将导致薄膜厚度增加。目前粘固用的玻璃离子水门汀的薄膜厚度15～24μm。

7. 吸水性和溶解性　传统玻璃离子水门汀在固化初期（10小时内）对水敏感，吸水后材料表面呈白垩状，使其溶解率显著增加，因此在固化初期应避免其接触水，通常在充填物表面涂布一层防护漆来隔离水分。完全固化后，玻璃离子水门汀溶解率大幅降低，尽管如此，传统玻璃离子水门汀水中溶解率较大，而且溶解率因材料品牌、类型和调和物稠度不同而不同，在0.07%～0.6%范围。一般来说，粉液比大的材料，凝固后的溶解率小，粘固稠度的玻璃离子水门汀的溶解率较大（0.15%～0.6%）。树脂增强玻璃离子水门汀因为树脂成分的存在，其溶解率较小（0.07%～0.1%）。但是在酸性溶液中，玻璃离子水门汀的溶解率小于磷酸锌水门汀和聚羧酸锌水门汀，而且在口腔中长期溶解率也低于其他水门汀。

玻璃离子水门汀固化后仍有一定的吸水性，传统玻璃离子水门汀6个月水中吸水率为5%～9%，吸水后产生轻微的体积膨胀，可补偿水门汀固化时的体积收缩，提高充填物的边缘密合性，但吸水也使材料的表面硬度下降，耐磨性能降低。树脂增强玻璃离子水门汀因含亲水性的单体，固化后其吸水率大于传统玻璃离子水门汀。

8. 防龋性能　玻璃离子水门汀在口腔环境中能释放氟离子，氟离子可与牙齿硬组织中的羟基磷灰石中的羟基进行交换，使羟基磷灰石转变成氟磷灰石，后者具有较强的抗酸溶解能力，从而提高牙齿的抗龋能力。这是该水门汀的主要优点之一。

传统玻璃离子水门汀在浸水最初阶段（3～12小时）有一个爆发性释氟阶段，主要是表面氟化物大量快速溶解所致，以后逐渐减小，1个月后，氟释放量会稳定在一较低水平，可持续长达2年时间。树脂增强玻璃离子水门汀释氟情况与传统玻璃离子水门汀相似，但是其初期的爆发性释氟

图片：ER5-11
玻璃离子水门汀失水干裂

学习笔记

小于后者。银粉增强玻璃离子水门汀初期释氟量很大，后期快速下降，因为添加的银粉不与聚丙烯酸反应，在银粉周围形成可渗透的通道，有利于氟离子的快速释放。玻璃离子水门汀在唾液中的释氟量小于水中，在酸性介质中的释氟量大于中性介质。

玻璃离子水门汀具有再充氟的能力（fluoride rechargeablity），它可以摄取含氟溶液中（如含氟牙膏、漱口水等）的氟离子，使其修复体中的氟得到一定的补充，在环境中的氟离子浓度降低时，又可以释放摄取的氟。

9. 牙髓刺激性　传统玻璃离子水门汀调和物初期酸性较强（pH 1.6～3.7），随着固化反应的进行，其酸性逐渐减弱，完全凝固的材料的 pH 为 5.4～7.3。早期的酸性及其释放的 Al^{3+} 可对牙髓造成一定的刺激性，其牙髓刺激性大于聚羧酸锌水门汀。树脂增强玻璃离子水门汀的牙髓刺激性小于传统玻璃离子水门汀，因为该水门汀酸性成分含量少，固化快，固化后溶解性小，刺激性物质溶出少。

用玻璃离子水门汀垫底或者粘固时，当牙本质剩余厚度小于 0.5mm 时，应当用氢氧化钙水门汀洞衬垫底，以免对牙髓造成刺激。

四、应用

1. 适用范围　①受力不大的恒牙Ⅲ、V类洞和楔状缺损的永久性充填修复，尤其适合于易发龋患者的牙齿修复；②乳牙所有窝洞的充填修复；③恒牙所有窝洞的暂时性或者短期充填修复。

玻璃离子水门汀主要用于牙缺损的充填修复、冠、桥及正畸附件的粘固、窝洞的垫底及衬层。一些玻璃离子水门汀还可用于封闭窝沟点隙。应当注意，不同用途需要不同性能的玻璃离子水门汀。

光固化玻璃离了水门汀具有较好的美学性能及含有树脂成分，适合于前牙的充填修复及与复合树脂联用作充填修复。金属增强玻璃离子水门汀的强度和耐磨性明显高于传统玻璃离子水门汀，可用于制作桩核及Ⅱ类洞修复。

2. 应用注意事项　粉液型产品应当按照说明书推荐的粉液比准确取量，不当的粉液比将降低材料的性能且容易在口腔环境中发生分解。通常作充填修复时粉液比为 3:1（质量比），作粘固时粉液比为 1.25:1～1.5:1（质量比）。将粉和液放置于清洁、干燥的玻璃板上，用树脂调拌刀进行调和，金属调拌刀会导致调和物颜色变灰。粉液调各型应先取粉，后取液，一旦量取好粉、液，应当尽快调和，以免液剂中水分挥发。通常在 45 秒内完成调和，调和后应当立即使用，如果发现调和物失去光泽，则应弃之。几种常用水门汀液剂在室温环境中放置时间与质量损失的关系见图 5-3，从图可看出玻璃离子水门汀和聚羧酸锌水门汀液剂敞开放置时易失水，而磷酸锌水门汀液剂失水相对较小。

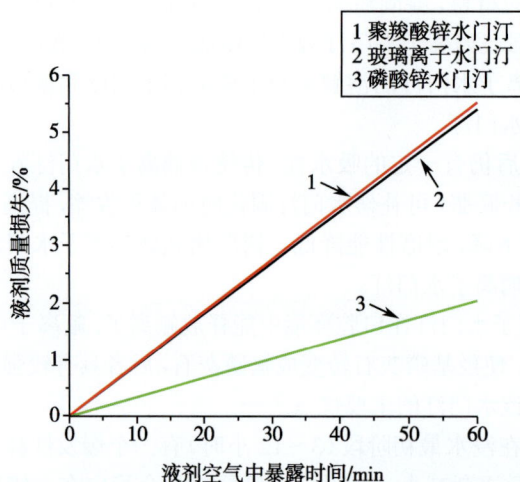

图 5-3　水门汀液剂空气中暴露时间与质量损失的关系

粘固固定修复体时，应在保证适宜稠度的前提下，尽量多加粉剂，以减少液剂的含量，这样可以减少牙髓刺激性，可以通过降低调和玻璃板的温度来实现。

传统玻璃离子水门汀充填后表面需要涂防护漆或凡士林，若需要进一步的边缘修整和抛光，最好在24小时后进行。树脂增强玻璃离子水门汀光照固化后即可打磨抛光，然后再涂上保护剂。

（李志安）

参考文献

1. 薛淼. 口腔生物材料学. 上海：世界图书出版公司，2006

2. ROBERT G C，JOHN M P. 牙科修复材料学. 赵信义，易超，译. 西安：世界图书出版公司，2006

3. POWERS J M，WATAHA J C. Dental materials: Properties and manipulation. 10th ed，St. Louis: CV Mosby，2012

4. CIVJAN S，HUGET E F，WOLFHARD G，et al. Characterization of zinc oxide-eugenol cements reinforced with acrylic resin. J Dent Res，1972，51: 107-114

5. HILL E，LOTT J. A clinically focused discussion of luting materials. Austral Dent J，2011，56：(1 Suppl): 67-76

6. PHILLIPS R W，SWARTZ M L，Rhodes B. An evaluation of a carboxylate adhesive cement. JADA，1970，81：1353-1359

7. AGHA A，PARKER S，PATEL M. Development of experimental resin modified glass ionomer cements (RMGICs) with reduced water uptake and dimensional change. Dent Mater，2016，32: 713-722

8. HIRAISHI N，KITASAKO Y，NIKAIDO T，et al. Acidity of conventional luting cements and their diffusion through bovine dentine. Int Endo J，2003，36: 622-628

9. NICHOLSON J W. Adhesion of glass-ionomer cements to teeth: A review. Int J Adhesion & Adhesives，2016，69: 33-38

10. BAIG M S，FLEMING G J.Conventional glass-ionomer materials: A review of the developments in glass powder，polyacid liquid and the strategies of reinfor cement. J Dent，2015，43: 897-912

树脂基复合材料

>> **学习要点**

掌握树脂基复合材料的种类及性能特点，为临床选择及应用材料奠定基础。

树脂基复合材料（resin-based composite materials）是以可聚合树脂为基体，以无机填料或纤维为增强材料的一类复合材料，包括复合树脂、聚酸改性复合树脂、纤维增强树脂复合材料。它们有着相同或相似的组成和固化机制，性能上有一定的共性，用于牙齿缺损、缺失的直接或间接修复。

我国相关标准将树脂基复合材料分为两型，Ⅰ型用于涉及牙面修复的材料，Ⅱ型用于除面修复以外牙齿其他部位修复的材料。每型又分为三类：Ⅰ类为化学固化（chemical curing）材料（即自凝固化），Ⅱ类为通过外部能源（如蓝光、热）固化的材料，Ⅲ类为双重固化（dual curing）材料，即既可以自凝固化，又可通过外部能源固化。

根据临床修复过程，树脂基复合材料又分为直接（direct）修复材料和间接（indirect）修复材料。前者是在口腔内直接完成充填、固化，主要有复合树脂、聚酸改性复合树脂，后者又称为冠桥树脂，是在口腔外完成成形、固化，最后粘固到牙齿缺损部位，主要用于制作嵌体、冠、桥等修复体。

第一节　组成及固化反应

树脂基复合材料主要由可聚合的树脂基质（resin matrix）、增强材料和引发体系组成，结构上与混凝土很相似。树脂基质相当于混凝土的水泥，赋予材料的固化特性，并将增强材料聚集在一起。增强材料相当于混凝土的砂子、石子和钢筋，可大幅度提高材料固化后的强度。

一、组成

（一）树脂基质

目前市售的树脂基复合材料所用的树脂基质绝大多数是甲基丙烯酸酯类树脂，其分子两端有可聚合的烯键。常用的树脂基质有：双酚 A- 二甲基丙烯酸缩水甘油酯（bisphenol A diglycidyl methacrylate，Bis-GMA）、二甲基丙烯酸氨基甲酸酯（urethane dimethacrylate，UDMA），它们的分子结构式如下：

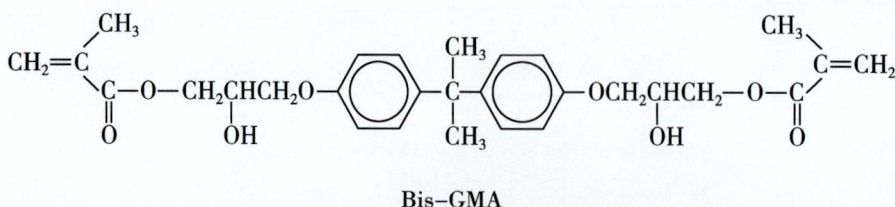

Bis-GMA

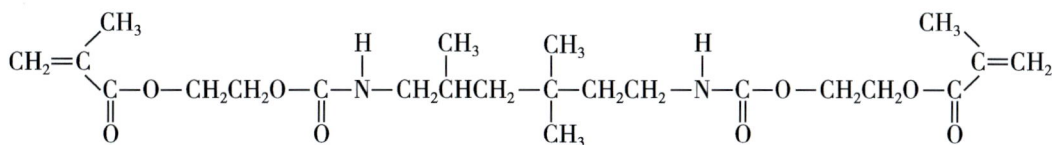

$$CH_2=C(CH_3)-C(=O)-O-CH_2CH_2O-C(=O)-NH-CH_2CHCH_3CH_2-C(CH_3)_2-CH_2CH_2-NH-C(=O)-O-CH_2CH_2O-C(=O)-C(CH_3)=CH_2$$

UDMA

基质树脂黏度较大。为了降低黏度，以便加入较多的无机填料，需要加入低黏度的甲基丙烯酸酯类稀释性单体，例如三乙二醇二甲基丙烯酸酯（TEGDMA）：

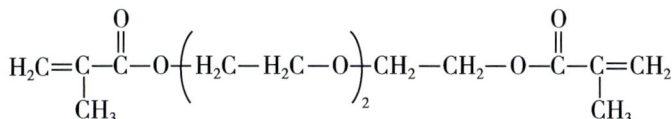

$$H_2C=C(CH_3)-C(=O)-O-(H_2C-H_2C-O)_2-CH_2-CH_2-O-C(=O)-C(CH_3)=CH_2$$

近年来，一些以环氧基为反应性端基的树脂被用作树脂基质。环氧基在固化过程中经历开环聚合，聚合收缩明显小于甲基丙烯酸酯类树脂，有利于提高修复体的边缘密合性。图 6-1 是一种用于复合树脂材料的含有四个环氧基的树脂单体的结构示意图。

（二）增强材料

树脂基质虽然能够固化，但其强度较低。在树脂基质中添加高强度的增强材料可以显著提高材料的力学性能（强度、硬度、断裂韧性），减少材料固化过程中的体积收缩和降低热膨胀系数。常用的增强材料有颗粒状填料和长纤维，前者主要用于复合树脂，后者主要用于纤维增强树脂复合材料。

常用的颗粒状无机填料（inorganic filler）有石英粉、钡玻璃粉、锶玻璃粉和玻璃纤维粉等。含有钡、锶的玻璃粉可赋予材料射线阻射性能，便于 X 线观察充填物情况。

无机填料外形、粒度及添加量对树脂基修复材料的力学性能、操作性能、透明性能及抛光性能有很大的影响。例如，填料颗粒度越小，材料的抛光性能越好；圆形填料的抛光性能优于不规则外形的填料；圆形填料能够更好地与树脂基质间均匀传递应力，而具有尖锐棱角的填料容易造成树脂基质的应力集中，降低复合树脂的强度；无机填料含量越多，材料的压缩强度越大，聚合收缩越小。目前，大多数微米级的无机填料为不规则形状，而纳米级无机填料多为球形。

适当地搭配使用不同粒度的无机颗粒填料可以显著提高填料的添加量，因为小填料能充填大填料间的间隙，使填料的堆积密度增加（图 6-2）。

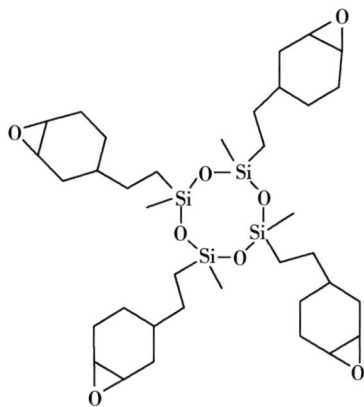

图 6-1　具有四个环氧基的树脂单体　　**图 6-2　小填料能充填大填料的间隙**

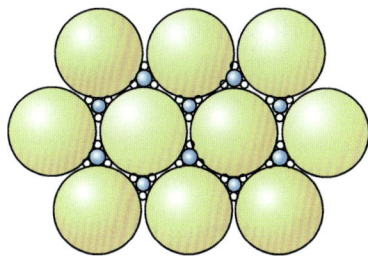

增强材料与树脂基质间的牢固结合是发挥增强材料增强作用的基础，良好的结合有利于应力在两者间的界面处传递。用有机硅烷（silane）处理无机增强材料可以显著提高增强材料与树脂间的结合。常用的有机硅烷是 γ- 甲基丙烯酰氧丙基三甲氧基硅烷，其分子一端为甲基丙烯酸酯基（R），另一端为 —Si(OCH$_3$)$_3$，经水解后变为 —Si(OH)$_3$，—Si(OH)$_3$ 可与无机填料表面的 —OH 基缩合成 —Si—O— 键而互相联结，甲基丙烯酸酯基（R）能与树脂基质聚合，这样，无机填料就能与树脂间形成化学结合（图 6-3）。

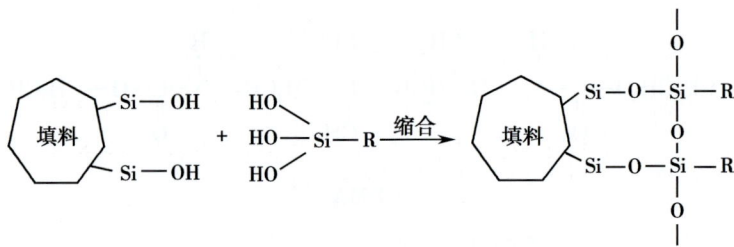

图 6-3　无机填料表面偶联示意图

（三）固化引发体系

1. 氧化还原引发体系　该体系由引发剂（氧化剂）和促进剂（还原剂）构成。常用的引发剂是有机过氧化物，例如过氧化苯甲酰（BPO）。常用的促进剂（还原剂）有芳香叔胺，例如 N，N- 二羟乙基对甲苯胺。一般 BPO 用量约 1%～1.5%，芳香叔胺用量约 0.4%～0.8%。

化学固化树脂基复合修复材料为双组分，其中一个组分中含有引发剂，另一个组分中含有促进剂，当两个组分混合时，引发剂与促进剂发生氧化还原反应，产生活性自由基，引发树脂基质和稀释剂聚合固化（参见第二章）。

2. 光固化引发体系　一般由光敏剂和促进剂组成，常用的光敏剂是樟脑醌，促进剂有甲基丙烯酸二甲氨基乙酯等。樟脑醌在促进剂存在下，当受到波长为 440～500nm 的光线照射时，分解产生活性自由基，引发树脂基质和稀释剂聚合固化。

光固化环氧树脂基修复材料的引发体系及引发、聚合过程参见第二章第四节中"阳离子聚合"部分。

3. 热引发体系　常用的树脂基复合材料的热引剂为过氧化苯甲酰。加热过氧化苯甲酰至 60～80℃时，它就会分解出自由基，引发单体及树脂聚合固化（参见第二章）。

（四）其他成分

1. 阻聚剂　基质树脂和稀释剂均含有不饱和双键，室温下可缓慢聚合。为了使复合树脂在运输、贮存过程中不发生过早聚合，需要加入微量阻聚剂（inhibitor），阻聚剂能消除活性自由基。由于阻聚剂加入量极少，不会影响复合树脂的正常固化。常用阻聚剂是一些酚类化合物，如对苯二酚、2,6- 二叔丁基对甲酚。

2. 颜料　树脂基复合材料加有微量无机颜料以使材料的色泽与牙齿相同或相似，颜料的种类对复合树脂修复体颜色稳定性有明显影响。

二、固化反应

以甲基丙烯酸酯类为树脂基质的复合材料的固化反应是活性自由基引发的聚合反应。自凝复合树脂的聚合是通过由过氧化物引发剂和促进剂的氧化还原化学反应产生的自由基引发的聚合反应。光固化复合树脂的聚合是通过可见蓝光引发的。双重固化复合树脂使用上述氧化还原反应引发和光引发相结合来实施聚合。

第二节　复合树脂

复合树脂（composite resin）是树脂基复合材料中应用最广的一类材料，其组成特点是采用无机颗粒填料作为增强材料。

一、分类

（一）按无机填料的大小分类

1. 超微填料（microfiller）复合树脂　超微填料的初级粒子平均直径为 0.04μm，但是由于超微填料初级粒子表面能很高，它们相互黏附、聚集成疏松的网链状的次级粒子，粒径 0.4～0.7μm（图 6-4）。次级粒子具有巨大的表面积，将这种填料加入树脂基质中，增稠作用极大，因此填料的加入量受到限制，添加量一般不超过 38%。

学习笔记

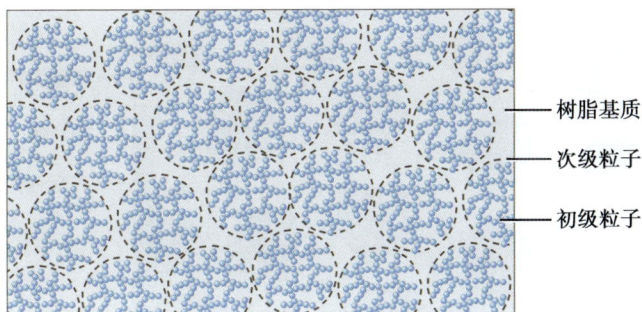

图6-4 超微填料复合树脂结构示意图

—— 树脂基质
—— 次级粒子
—— 初级粒子

由于无机填料含量小，该种复合树脂的强度不高，弹性模量低，聚合收缩较大，吸水率也较大，也不具有射线阻射性。但是，这种复合树脂的透光性能、抛光性能及保持表面光滑性能极佳，耐摩擦磨耗性能好。因为在抛光及磨耗过程中，超微填料磨损速度与树脂基质相近，而且填料颗粒因磨损、脱落形成的表面凹坑极小，小于可见光的波长，肉眼不可见（图6-5），因此超微填料复合树脂在打磨抛光及磨耗后能保持优良的光滑度。

为了提高超微填料添加量，事先在工厂中通过机械强力混合向树脂基质中加入较多的超微填料，形成非常黏稠的混合物，热压固化后通过机械方式将聚合物粉碎成15～30μm的预聚合填料（prepolymerized filler）。将预聚合填料与超微填料按一定的比例添加到树脂基质中，制备出含有预聚合填料的复合树脂（图6-6）。通过此法可将超微填料的添加量提高到50%，可明显改善超微填料复合树脂的力学性能，降低了聚合收缩和吸水率，同时保持良好的可抛光性。但是预聚合填料强度仍然不高，它与树脂基质结合也不好，其增强的超微填料复合树脂的强度仍然低于混合填料复合树脂。

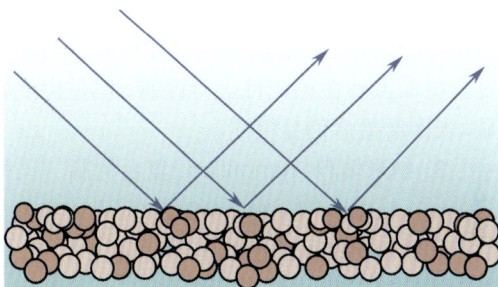

图6-5 超微填料脱落形成的表面凹坑极小

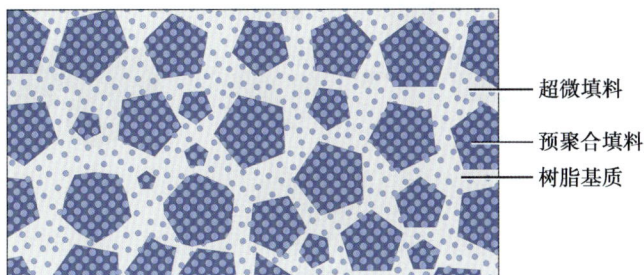

图6-6 含有预聚合填料的超微填料复合树脂结构示意图

—— 超微填料
—— 预聚合填料
—— 树脂基质

2. 混合填料（hybrid filler）复合树脂 该材料的填料由大颗粒填料（0.1～10μm）和少量超微填料混合组成（图6-7）。大颗粒填料的表面积小，增稠作用小，在树脂中的添加量（质量分数）较大。因此混合填料型复合树脂的无机填料含量大，力学性能好，聚合收缩小。目前市售的复合树脂大多数采用混合填料。

根据大颗粒填料粒度的大小，混合填料复合树脂可分为细混合填料（midifil hybrid）复合树脂、超细混合填料（minifil hybrid）复合树脂及微混合填料（microhybrid filler）复合树脂。细混合填料复合树脂的大颗粒填料粒度可达10μm，超细混合填料复合树脂的大颗粒填料粒度不超过5.0μm，微混合填料复合树脂的大颗粒填料粒度不超过3.0μm。大颗粒填料粒度越小，复合树脂的抛光性能越好。粗糙的表面容易附着菌斑、色素，造成修复体着色。

学习笔记

ER6-3
图片：ER6-3
预聚合填料复合树脂抛光后表面光滑

ER6-4
图片：ER6-4
预聚合填料在磨耗中碎裂

ER6-5
画廊：ER6-5
混合填料复合树脂磨耗面

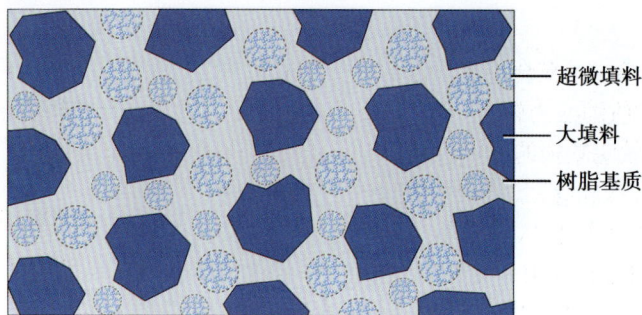

图6-7　混合填料复合树脂结构示意图

超细混合填料复合树脂和微混合填料复合树脂不但具有良好的力学性能,也具有良好的抛光性能,能满足口腔多数牙齿缺损修复的基本要求,因此这种复合树脂又称为通用型(universal 或all-purpose)复合树脂,但是混合填料复合树脂不能长期保持表面光滑,表面磨损后变粗糙。

近来出现的纳米混合填料(nano-hybrid filler)复合树脂是用单分散纳米尺度的粒子填料(nanomer)替换微混合填料复合树脂中的超微填料。与混合填料复合树脂相比,纳米混合填料型复合树脂虽然在抛光性上有改善,但是由于较大填料的存在,其保持表面光滑性能方面改善不明显,表面磨损后仍显粗糙。

3. 纳米填料(nanofilled)复合树脂　该材料的填料一般由单分散纳米粒子填料和纳米粒子团簇(nanocluster)构成(图 6-8A),前者的粒度为 5～75nm,后者是由许多纳米无机粒子通过粒子接触点间紧密熔结而成的致密的二级粒子(图 6-8B),粒度为 0.6～1.4μm。通过单分散纳米粒子与纳米粒子团簇的优化配比,可有效减少填料间的空隙,提高填料堆积密度,填料含量可达 79%。因此,纳米复合树脂聚合收缩较小,力学性能与混合填料型复合树脂相当,而且纳米粒子团簇上熔结的纳米颗粒在打磨、磨损过程中会磨损或脱落,形成的凹陷尺度小于光线波长(图 6-5),使表面保持光滑和光泽,显示出优异的抛光性能和保持表面光滑性能。纳米复合树脂在临床上作为通用型复合树脂使用。

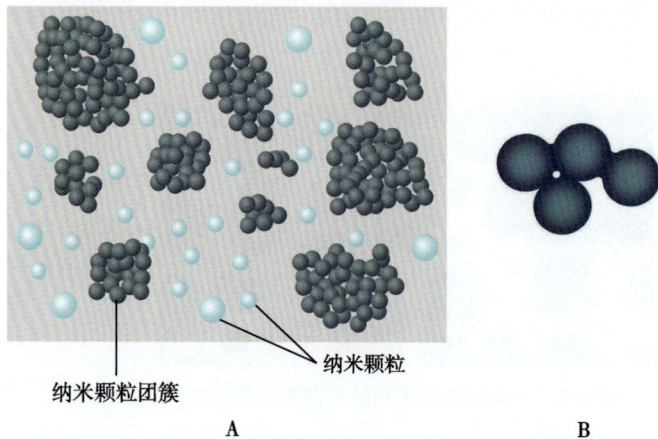

纳米颗粒团簇　　　纳米颗粒

A　　　　　　　　　　　　　　　B

图6-8　纳米复合树脂结构(A)及纳米粒子簇(B)示意图

(二)按操作性能分类

1. 流动性(flowable)复合树脂　该材料固化前具有较大的流动性,可通过注射头将材料注射到牙齿的微小窝洞内。大多数流动性复合树脂的无机填料含量较少,因而固化后弹性模量较低,有良好的柔韧性,但是该材料的力学强度一般为混合填料复合树脂的 60%～80%,聚合收缩也较大。

2. 可压实(packable)复合树脂　该材料无机填料含量高(70%～87%),填料粒度分布宽,堆积密度大,填料间相互滑动的阻力大,充填压紧时材料不易从充填器周围挤出,容易压实,而且不易黏附器械,塑形后不易流淌变形,特别是容易形成良好的后牙邻面接触点。该材料主要用于后牙较大缺损的修复。

3. 大块充填(bulk-fill)复合树脂　该材料一次充填、固化深度可达4～5mm,而且材料在固化过程中对洞壁产生的收缩应力较小,充填修复体的边缘密合性与传统分层充填的复合树脂修复体相当,主要用于后牙较深缺损的充填修复,可以减少充填固化次数,减少多次充填固化带来的一些风险(例如层间污染、孔隙等)节省操作时间。

根据固化前材料的稠度,大块充填复合树脂分为流动性树脂和可雕塑成形(sculptable)树脂两种,前者为低稠度,可通过注射头来注射充填,用于缺损的牙本质部分的充填,表面需要用后牙复合树脂或者通用型复合树脂充填修复;后者稠度较大,可以像普通复合树脂那样进行充填、堆塑成形,因此可以一次充填固化深度达4mm的整个缺损。

(三)按应用部位分类

1. 前牙(anterior)复合树脂　专门用于前牙充填修复的复合树脂,一般具有优良的色泽、半透明性和抛光性能,以满足前牙的功能。超微填料复合树脂就是一种前牙复合树脂。

2. 后牙(posterior)复合树脂　是指可用于后牙𬌗面较大缺损修复的材料,要求固化后具有较高的压缩强度、硬度和耐磨耗性能,能较好地承受咀嚼力,不易断裂,能维持修复体边缘的完整性。可压实复合树脂就是一种后牙复合树脂。

3. 通用(universal)复合树脂　这种材料既具有较好的力学性能,也具有临床可接受的抛光性能,性能上兼顾了前牙修复和后牙修复的要求,能满足临床上的多数牙齿缺损的修复,但是用于后牙时只能用于中、小缺损的修复。这种材料大多为混合填料型复合树脂,特别是微混合填料复合树脂。

4. 冠核(core)复合树脂　专门用于制作桩核的复合树脂,通常含有大量无机填料,具有较高的强度,特别是压缩强度和弯曲强度,以满足桩冠修复的要求。为了更好地成形,冠核复合树脂通常为化学固化或双重固化(化学固化和光固化),可以整体成形固化。

5. 临时冠桥(temporary crown & bridge)复合树脂　专门用于制作临时冠、桥、嵌体等修复体的复合树脂,通常为双糊剂化学固化复合树脂,其填料含量较少,流动性较好。

(四)根据临床修复过程分类

1. 直接修复复合树脂　用于牙齿缺损的直接充填修复,在口腔内进行固化。目前大多数复合树脂用于直接充填修复。由于口腔环境的限制,材料只能自凝固化或光固化,不能加热或加压,因此材料的固化程度不高。

2. 间接修复复合树脂　固化过程在体外光固化箱或热压聚合器内进行,可以多方向、长时间固化,材料固化程度高,力学性能更好。主要用于制作牙冠、嵌体、桥及金属修复体的饰面等。间接修复复合树脂稠度较大,一般是套装,颜色种类丰富。

(五)根据固化方式分类

1. 化学固化复合树脂　又称为自凝(self-curing)复合树脂,为粉、液剂或双糊剂,其中一组分含有过氧化物引发剂(如BPO),另一组分含有促进剂(如DHET),使用时混合两组分,室温下2～5分钟固化。该材料所含的芳香叔胺促进剂影响固化后材料的颜色稳定性,长时间后容易变黄。

2. 光固化(light-curing)复合树脂　为单一糊剂型,不需混合,固化后质地致密,但需要用光固化灯(curing light)照射固化,固化后的颜色稳定性好。目前临床应用的复合树脂大多数属于光固化复合树脂。

3. 双重固化(dual curing)复合树脂　通常为双糊剂型,材料中既含有氧化还原引发体系,又含有光引发体系,使用时需要混合两组分。该材料充填成形后可用光固化即刻进行固化,快速定形,之后材料内部继续进行氧化还原反应引发的自凝固化。该材料主要用于需要一次固化体积较大的修复体,例如制作冠核的复合树脂。

二、性能

(一)固化特性

1. 化学固化复合树脂的固化时间　我国相关标准规定,室温下化学固化树脂基修复材料的

ER6-9

图片:ER6-9
流动性大块充填复合树脂充填修复

ER6-10

画廊:ER6-10
不同种类的复合树脂

ER6-11

图片:ER6-11
双糊剂自凝复合树脂

ER6-12

图片:ER6-12
光固化灯

固化时间(setting time)不大于 5 分钟,不小于 90 秒。固化时间受气温和组分混合比例的影响很大,气温高则固化快,气温低则固化慢。对于粉液型复合树脂,液多粉少固化慢,液少粉多固化快。对于双糊剂型复合树脂,催化糊剂(catalyst)比例大则固化快,基质糊剂(base)比例大则固化慢。

2. 光固化材料的固化深度(curing depth)　光固化复合树脂的有效固化深度是有限的。我国相关标准规定,照射 20 秒,普通复合树脂的固化深度应不小于 1.5mm。大多数浅色复合树脂的固化深度为 2.0～3.0mm,大块充填复合树脂的有效固化深度不低于 4mm。一般来说,靠近照射光源的浅层材料固化程度较高,随着深度的增加,透过的光线强度逐渐减弱,当超过固化深度时,材料的固化程度明显减小。因此,较深窝洞的修复需要分层固化,每层通常不超过 2mm,大块充填复合树脂可一次充填固化 4mm。

氧对甲基丙烯酸酯基复合树脂有阻聚作用,因此在空气中固化的复合树脂的表面有一层极薄的未固化层,称为厌氧层(oxygen inhibited layer),若用透明塑料薄膜或型片覆盖树脂,则表面无厌氧层。

影响固化深度的因素有材料本身的因素和照射方面的因素,前者包括材料的透明度、引发体系的引发效率等,后者包括照射光源有效波长的光强度、照射时间和光源离材料表面的距离。颜色深、透明度差的材料的固化深度浅,延长照射时间可在一定程度上能提高固化深度。用于遮色的不透明(opaque)树脂因透明度低而需要较长的照射时间(40～60 秒)。光源离材料表面的距离应为 1～2mm。

大块充填复合树脂通过使用高效光引发剂、提高材料的透明度等措施将其一次照射固化深度提高到 4～5mm。

光固化复合树脂暴露于环境光线中较长时间也会逐渐固化,因此复合树脂应当避光保存。

3. 聚合程度　固化后并非所有复合树脂的单体均发生聚合,仍有部分单体未能聚合,成为残留单体(residual monomer)。复合树脂的聚合程度通常用双键转化率表示,即可聚合的双键打开转变为 C—C 单键的百分率。复合树脂的双键转化率通常为 55%～70%,间接修复复合树脂的双键转化率可达 80%。但是,这并不意味着余下的都是未聚合的单体,因为有相当一部分单体的一端双键发生聚合,而另一端双键未反应,但整个分子已经聚合到交联的网络中。

许多因素影响复合树脂的聚合程度。影响光固化复合树脂固化深度的因素都会影响聚合程度。

4. 聚合收缩　复合树脂在固化过程中由可流动的糊剂凝固成密度更大的固体,体积发生了收缩,称为聚合收缩(polymerization shrinkage)。聚合收缩的原因是固化前树脂基质的分子间距离较大,固化后这些分子间形成了化学键,分子间距离缩短,导致宏观体积收缩。

不同树脂基质的聚合收缩率不同。以甲基丙烯酸树脂为基质的复合树脂的聚合收缩率一般为 1.5%～4.0%,以环氧树脂为基质的复合树脂的体积收缩率较小,可小于 1%。环氧树脂的聚合伴随着单体上环氧基的开环和分子链的伸展,这一现象能够产生少量的体积膨胀,部分抵消了单体分子间成键带来的体积收缩,所以就会收缩较小(参见第二章第四节中"阳离子聚合"部分)。

复合树脂的体积收缩率取决于单位体积材料中发生聚合反应的官能团(例如可聚合双键)的数量,官能团数量越多,收缩率越大。使用大分子量的树脂基质和添加无机填料可有效减少单位体积材料内官能团的数量,进而减少体积收缩率。

复合树脂固化过程经历两个阶段。固化初期,由于聚合程度浅,材料仍具有一定的流动性,可以通过充填物表面的凹陷来补偿体积的收缩(图 6-9A、B)。固化到一定程度后,材料失去流动性,进一步的固化所致的体积收缩便会在材料与牙齿的结合界面上产生能破坏结合的收缩应力(图 6-9C)。

化学固化复合树脂固化时间较长,流动变形补偿体积收缩的效果较大。光固化复合树脂固化时间短,流动变形补偿体积收缩的效果较差。应用软起动(soft-start)光固化灯可以提高补偿效果。

研究表明,无论是化学固化复合树脂还是光固化复合树脂,固化过程中体积收缩均趋向修复体中心,但是应用酸蚀技术和良好的粘接剂之后,收缩方向则趋向洞壁。

动画:ER6-13
聚合收缩

动画:ER6-14
开环聚合

动画:ER6-15
收缩应力导致
边缘破坏

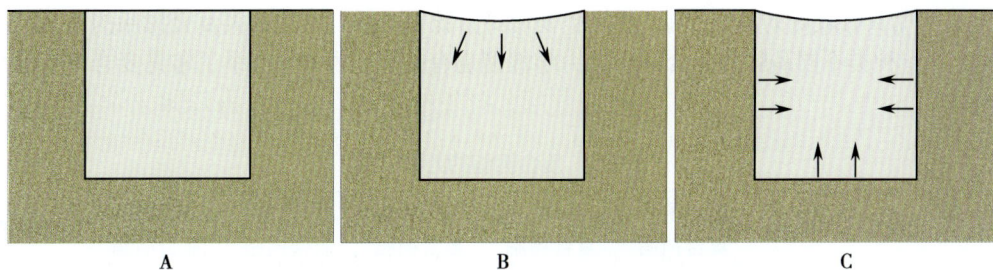

图6-9 复合树脂充填物固化过程中的表面凹陷
A. 未固化的充填物　B. 固化前期充填物表面凹陷　C. 固化后期在结合界面产生收缩应力

（二）线胀系数

复合树脂的线胀系数[$(14\sim50)\times10^{-6}\cdot K^{-1}$]明显大于牙齿硬组织[$(8\sim11)\times10^{-6}\cdot K^{-1}$]。在口腔中遇到冰冷食物时，复合树脂充填物的收缩程度明显大于牙齿硬组织，就会在修复体与牙齿的结合界面上产生破坏性收缩应力，即使这种破坏力不大，但在口腔这种温度多变的环境中长期反复作用，就会使修复体与牙齿的结合发生疲劳破坏，造成边缘缝隙。

复合树脂的热膨胀系数的大小与所含的无机填料的含量有关。填料含量越多，材料的热膨胀系数越小。

（三）边缘密合性

边缘密合性（marginal sealing）是指修复体与牙齿结合界面的密封性能，又称为边缘适合性（marginal adaptation）。在用复合树脂充填修复牙齿缺损时，充填物与牙齿的界面存在破坏界面结合的应力，主要是材料的聚合收缩应力、冷收缩应力（材料线胀系数大于牙齿硬组织所致）和咬合力。当破坏应力（图6-10中的F′）大于界面结合力（图6-10中的F）时，就会导致结合破坏，材料与牙齿硬组织间出现微小缝隙。口腔中的食物残渣、色素、细菌及其代谢产物能进入缝隙内，形成微渗漏（microleakage），导致修复体边缘变色、术后敏感（post-operative sensitivity）等。

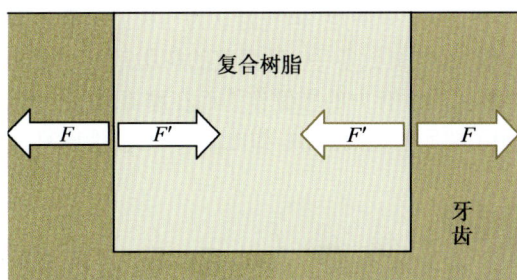

图6-10 复合树脂充填物界面受力示意图

显然，提高材料与牙齿间的结合力（例如应用粘接剂），减小材料的收缩应力，减小材料与牙齿硬组织的线胀系数差异，减小咬合力对边缘的影响（例如增加材料的弹性模量），都可以改善边缘密合性。

复合树脂充填物固化前期表面流动凹陷补偿收缩的量与洞形因素值密切相关。所谓洞形因素值（cavity configuration factor value）是指充填物与牙齿结合面与流动凹陷面的面积比值。洞形因素值越小，补偿收缩的能力越强，最终结合界面的收缩应力越小，边缘密合性就越好。分层充填固化可以降低每层的洞形因素值，因此可以降低洞壁的收缩应力。大块充填复合树脂通过降低固化后材料的弹性模量（例如流动性大块充填复合树脂），或者使用低弹性模量的预聚合大填料作为树脂基质收缩应力的减缓填料，或者添加光照固化时具有应力中断效应的新型单体，可以降低大块充填物的收缩应力，使其充填物边缘收缩应力与传统复合树脂分层充填的相当。

（四）力学性能

牙齿修复材料的力学性能，特别是弹性模量，应当尽量与牙齿硬组织的相同或相近，以便在受力时能与牙齿硬组织同步变形，避免两者结合界面产生应力。

ER6-16
图片：ER6-16
边缘缝隙

ER6-17
图片：ER6-17
复合树脂充填物边缘微渗漏剖面图

ER6-18
图片：ER6-18
复合树脂充填物边缘变色

学习笔记

复合树脂具有较好的力学性能，质地坚韧而不易脆裂折断。不同种类复合树脂的力学性能差异较大，同一种类不同品牌的复合树脂的力学性能也有差异。表6-1列举了常见复合树脂的平均力学性能。

表6-1　复合树脂的力学性能

性能	混合填料复合树脂	超微填料复合树脂	纳米填料复合树脂	可压实复合树脂	流动性复合树脂	牙釉质
弯曲强度（单位：MPa）	100～160	70～110	100～155	85～130	60～100	80～110
弯曲模量（单位：GPa）	6.0～13	3.0～6.9	7～11	8.0～15	2.6～5.0	120～150
压缩强度（单位：MPa）	300～350	250～320	300～340	280～370	210～300	384
压缩模量（单位：GPa）	5.5～8.3	2.6～4.8	5.0～7.8	5.8～9.0	2.6～5.9	30～50
径向拉伸强度（单位：MPa）	50～70	30～50	50～65	40～65	33～48	10～40
断裂韧性（单位：MPa·m$^{1/2}$）	1.5～2.2	0.9～1.3	1.4～2.1	1.5～2.3	1.2～1.6	0.7～1.1
努氏硬度（单位：MPa）	500～600	250～350	450～600	500～600	—	3 430

材料的压缩强度和弯曲强度是表征材料抵抗咀嚼压力的重要指标，具有较高压缩强度和弯曲强度的材料，在口腔中能有更长的使用寿命。当修复材料比较薄时，弯曲强度尤为重要，材料弯曲强度高，就不易因局部受压而折断。复合树脂的弯曲弹性模量较低，其充填物受到较大咬合力时变形较大，容易破坏洞壁部位的结合，产生边缘微裂隙，并使洞缘牙釉质容易折裂。

复合树脂的力学性能受到其无机填料含量、填料与树脂基质的结合强度、填料颗粒粒度及其分布的影响。一般来说，填料越多，力学性能越高。

（五）耐磨耗性能

耐磨耗性能（wear resistance）是复合树脂的重要性能。复合树脂种类较多，它们的耐耗性能差异较大。总体来说，目前的复合树脂的耐磨耗性能已基本能满足前牙缺损的修复，但是用于后牙咬合面修复时，耐磨耗性能低于银汞合金。

复合树脂的磨耗机制至今还不十分清楚，但普遍认为与树脂基质的磨损、断裂、老化降解及无机填料的磨损、脱落等关系密切。在磨耗过程中，低强度的树脂基质往往先被磨损，磨损到一定程度，暴露的无机填料由于缺乏树脂基质强有力的固位作用而在摩擦过程中逐渐脱落。无机填料脱落后，下层的树脂基质暴露，又开始了树脂基质的磨损，如此循环下去，造成复合树脂的磨损（图6-11）。

图片：ER6-19
复合树脂磨耗中的填料脱落（星号示）

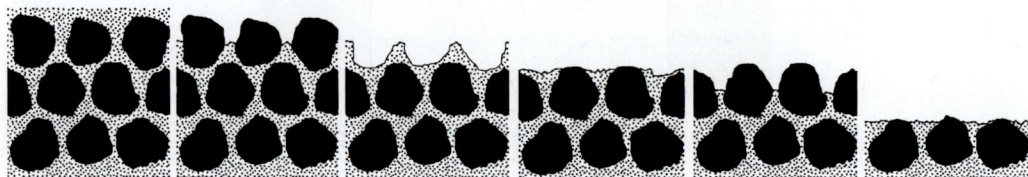

图6-11　复合树脂磨耗机制示意图

复合树脂的磨耗与其树脂基质的性能（断裂韧性、固化程度等）、磨耗面树脂暴露的多少、增强填料的性能（硬度、大小等）及填料与树脂基质间的结合强度密切相关，也与表面的光滑程度有关。树脂基质强度高、韧性好，磨耗面树脂暴露的少（填料含量高），填料硬度高、粒度小，填料与树脂基质结合好的复合树脂的耐磨耗性能好。表面光滑的复合树脂修复体因为摩擦系数小而耐磨耗。为了提高无机填料与树脂基质的结合力，一些复合树脂采用具有固位力外形的无机填料，例如颗粒表面有许多突起或凹陷的无机填料，这些填料能与树脂基质形成良好的机械嵌合力，在磨耗过程中不易脱落，因而显著地改善了复合树脂的耐磨性。

（六）吸水性和溶出性

吸水性（absorption）和溶解性（solubility）是反映复合树脂耐水解的重要指标。复合树脂吸水后体积略微膨胀，有利于改善充填物边缘密合性，但是容易使无机填料和有机树脂中可溶性成分析出，并可使有机树脂与无机填料间的化学键破坏，降低材料的强度和耐磨性能因此标准规定，复合树脂浸水 7 天的吸水值应≤40μg/mm³，溶解值应≤7.5μg/mm³。

复合树脂的吸水性与树脂基质的含量、树脂分子结构上极性基团的多少及复合树脂的固化程度密切相关，一般来说，减少树脂基质含量（例如增加无机填料）、减少树脂分子结构上的极性基团（例如羟基）、提高复合树脂固化程度可降低吸水值，进而降低溶解值。

（七）粘接性能

复合树脂本身黏稠度较大，在牙齿表面润湿性较差，因而复合树脂对牙齿的粘接性能较差，需要与粘接剂配合应用。

（八）色泽和抛光性

市售的光固化复合树脂有多种牙齿样颜色供选择使用，透明度也不一样，可以确保修复体色泽与牙齿接近。化学固化复合树脂可供选择的颜色较少，而且在调和过程中容易混入气泡，打磨抛光后表面容易出现气泡凹陷，容易黏附色素等，使修复体变色。此外，化学固化复合树脂中的残余促进剂容易变色，使修复体缓慢变黄。光固化复合树脂打磨抛光后表面无凹陷，不易黏附色素，而且光固化复合树脂颜色稳定性好。

复合树脂的抛光性能与其所含无机填料的大小密切相关。填料颗粒越小，复合树脂的抛光性能越好。抛光性及其保持性能对复合树脂的美观影响很大，光滑的表面不易黏附食物色素，看起来与相邻牙釉质相近，美观性好。光滑的表面也有利于减少表面的磨损。

（九）X 线阻射性

复合树脂具有 X 线阻射性（radiopacity），以利于 X 线检查。含有钡、锶、锆元素的无机填料可赋予复合树脂射线阻射性。

（十）释氟性能

复合树脂一般不具有缓释氟性能（fluoride release），因为复合树脂是一种质地致密、吸水性很小的材料，即使添加氟化物，也难以形成有效的缓释效果。

（十一）生物学性能

未固化的复合树脂有一定的细胞毒性，对某些人有致敏性。固化后复合树脂具有良好的生物相容性，可以安全地用于牙齿修复。但是固化后的复合树脂仍有少量的残余单体，释放的残余单体在某些情况下对相邻的牙髓组织或牙龈产生轻微的刺激。

复合树脂充填修复后牙齿可能出现术后敏感症状，有的甚至出现牙髓炎性反应，其确切原因目前尚不确定，多数学者认为并非是材料本身刺激牙髓的结果，而是复合树脂修复体边缘微渗漏所致。渗入的细菌及其代谢产物对牙髓有刺激性，导致牙髓刺激症状。

三、应用

（一）适用范围

超微填料型复合树脂主要用于非应力承受区缺损的修复，特别适用于对美观要求高的前牙的修复，如：①较小Ⅲ、Ⅴ类洞修复；②直接贴面修复；③瓷及复合树脂修复体小缺损的修补；④Ⅰ、Ⅱ、Ⅳ类洞修复时，用于充填物表层（1mm）覆盖（缺损主体用混合填料复合树脂或可压实复合树脂修复）；⑤制作牙周夹板。

混合填料型复合树脂可用于前牙及后牙的大多数缺损的修复，用于Ⅰ、Ⅱ类洞修复时，只能用于中、小缺损，不能涉及牙尖。

后牙复合树脂适用于后牙中等至较大的Ⅰ、Ⅱ类洞缺损的修复，包括近远中洞的修复，特别是涉及咬合面尖、嵴的缺损。可压实复合树脂特别适合于后牙Ⅱ类洞及近远中洞的修复。

流动性复合树脂适用于用于低应力部位修复，例如：①微小Ⅰ、Ⅲ、Ⅳ类洞和浅的Ⅴ类洞（牙颈部缺损）的修复；②Ⅰ、Ⅱ类洞复合树脂充填修复的洞衬垫底（厚度不超过 1mm），能降低粘接界面的应力集中，提高边缘密合性；③充填窝洞倒凹；④美容性间接修复体（复合树脂、瓷修复体）小缺损的修补；⑤窝沟点隙封闭；⑥乳牙缺损修复。

（二）注意事项

用复合树脂充填修复深窝洞时，洞底应当用氢氧化钙水门汀或玻璃离子水门汀等先行垫底，

图片：ER6-20
光固化复合树脂有多种牙齿样颜色

图片：ER6-21
复合树脂有不同的透明度

图片：ER6-22
复合树脂具有 X 线阻射性

学习笔记

图片：ER6-23
后牙较大的Ⅰ类洞缺损的修复

保护牙髓，然后用流动性复合树脂洞衬，再充填复合树脂。不可用氧化锌丁香油水门汀直接在复合树脂下垫底，因为该水门汀含有影响复合树脂固化的丁子香酚。

在用可压实复合树脂等高稠度材料充填时应当充分填压，使材料紧密接触洞壁，提高边缘密合性。

双组分包装的自凝及双重固化复合树脂混合时应当用塑料调拌棒，不要用金属调拌刀，因为复合树脂中的无机填料对调刀有磨损，使金属成分进入材料中而使复合树脂变色。

由于口腔科医护人员长期接触未固化的复合树脂，容易出现接触性皮肤过敏等，因此，医护人员的安全防护很重要，医护人员应尽量不要用裸手接触未固化的材料。

复合树脂充填完成后需要进行打磨、抛光。高度抛光的复合树脂能更好地耐受磨损，而且光滑的表面不利于菌斑黏附，有助于保持口腔卫生。

第三节 聚酸改性复合树脂

聚酸改性复合树脂（polyacid-modified composite resin）又称为复合体（compomer），是一种复合树脂和玻璃离子水门汀的杂化材料，组成上和性能上介于两者之间，但是更接近复合树脂，包装形式也与复合树脂相同。

根据固化前材料的稠度，复合体有流动性复合体和常规稠度复合体之分。

一、组成及固化反应

1. 组成 复合体在组成上与复合树脂相似，主要由树脂基质、无机填料、引发体系等组成（表6-2）。流动性复合体的填料含量较低。

表6-2 复合体的基本成分及其作用

成分	作用
二甲基丙烯酸聚氨酯树脂（如 UDMA）	树脂基质，赋予光固化
含有羧基的二甲基丙烯酸酯	赋予光固化和离子交联双重固化
二甲基丙烯酸甘油酯	稀释剂，赋予亲水性能
氟铝硅酸钙玻璃粉	增强、离子交联、长期释氟
樟脑醌	光敏引发剂

含有羧基的二甲基丙烯酸酯是一种酸性亲水性功能性单体，其羧基可被多价金属阳离子所交联（参见第五章第五节 玻璃离子水门汀）：

$$CH_2=C-C-O-CH_2-CH_2-O \quad\quad\quad O-CH_2-CH_2-O-C-C=CH_2$$

2. 固化反应 复合体的固化过程分两个阶段。当材料充填入窝洞后，首先进行光照固化，其机制与光固化复合树脂相同，主要是光敏引发剂产生的自由基引发二甲基丙烯酸酯上的双键交联。光固化后，材料在口腔环境中缓慢吸收水分，吸收的水分使交联分子上的羧基解离羧酸根，玻璃粉也在水分中释放出 Ca^{2+}、Al^{3+}、F^- 等离子。Ca^{2+}、Al^{3+} 与羧酸根通过离子键结合，使交联分子进一步交联固化（参见第五章第五节 玻璃离子水门汀），而 F^- 会缓慢释放出来。由于材料的吸水过程缓慢，所以这种离子交联固化会持续很长时间。

二、性能

1. 释氟性能 复合体具有长期释放氟离子的性能，但其释氟量小于传统玻璃离子水门汀及树脂增强玻璃离子水门汀，而且不同品牌的产品差异也较大。复合体的释氟性依赖其吸水性，在充填牙齿后最初 1~2 周复合体释氟量较大，随后释氟量逐渐减少。

口腔唾液的酸碱度明显影响复合体的释氟量，复合体在酸性唾液中能释放更多的氟离子。

2. 力学性能　复合体在光固化后即具有较高的强度，可以立刻进行抛光，固化 24 小时的力学性能介于复合树脂与玻璃离子水门汀之间（表 6-3）。

3. 粘接性能　复合体本身对牙齿的粘接性低于玻璃离子水门汀，因此复合体常需要与粘接剂联合应用。套装复合体产品一般均配有粘接剂。使用粘接剂后，复合体对牙釉质的粘接强度可达 18MPa，对牙本质的粘接强度可达 14MPa。

4. 吸水性　由于树脂基质分子上有较多的亲水性基团，而且其进一步酸碱反应也需要水分，所以复合体的吸水性较大，浸水 2 个月后能吸收大约自身体积 1.5%~2.4% 的水分，吸水后体积有轻微膨胀，可以部分抵消材料聚合引起的体积收缩，所以其修复体的边缘密合性优于复合树脂。但是材料吸水后强度和表面硬度会有所下降。

5. 美观性能　复合体的美观性能（色泽及半透明性）优于玻璃离子水门汀，但是不如复合树脂。

表 6-3　复合体与玻璃离子水门汀、复合树脂力学性能比较

性能	复合体	玻璃离子水门汀	复合树脂	
			超微填料型	混合填料型
弯曲强度（单位：MPa）	65~120	10~15	70~110	100~140
压缩强度（单位：MPa）	280~350	140~180	250~320	300~350
径向拉伸强度（单位：MPa）	25~40	12~15	30~50	50~70
弯曲模量（单位：GPa）	5~12	—	3.0~6.9	8~12
断裂韧性（单位：MPa·m$^{1/2}$）	0.7~1.8	0.4~0.5	0.9~1.3	1.5~2.2
固化体积收缩（单位：%）	2.0~2.5	—	2.5~3.5	1.5~3.0
X 线阻射性	很好	无	无	很好
抛光性	可以	较差	很好	好
耐磨性能	尚可	较差	较好	较好

三、应用

复合体一般用于低应力承受区域缺损的修复，例如恒牙Ⅲ类洞、Ⅴ类洞、牙颈部缺损及根面龋修复，乳牙Ⅰ类洞及Ⅱ类洞修复，也可用作Ⅱ类洞的垫底材料。该材料适合于具有中等龋发生风险以上的患者，同时又对美观性有要求的患者。流动性复合体主要用于上述缺损类型的小缺损，也可以作为复合树脂充填修复的垫底材料。

第四节　纤维增强树脂复合材料

纤维增强（fiber-reinforced）树脂复合材料是一种由可聚合的树脂和增强纤维组成的复合材料，这类材料在工业上称为玻璃钢，早已有广泛应用。近年来，纤维增强复合树脂修复材料在口腔修复方面有越来越多的应用。

一、组成

纤维增强树脂复合材料一般由可聚合的树脂基质和增强纤维两部分组成，通常为光固化或自凝固化。可聚合的树脂基质与复合树脂相同。

常用的增强纤维有玻璃纤维（glass fiber）、超高分子量聚乙烯纤维（ultra high molecular weight polyethylene fiber）及芳纶纤维（aramid fiber），其中玻璃纤维和超高分子量聚乙烯纤维在口腔医学

图片:ER6-26
玻璃纤维

画廊:ER6-27
芳纶纤维

图片:ER6-28
纤维束用于直接粘接桥的主梁

图片:ER6-29
纤维增强义齿结构示意图

学习笔记

应用最为广泛。

1. **玻璃纤维**　口腔科使用的主要是无碱玻璃纤维和高强玻璃纤维，成分主要是二氧化硅，其单丝的直径为数微米到 25～35 微米，拉伸强度和拉伸模量很高（表6-4），折射率与树脂基质接近，制成的复合材料透明性好，而且化学性能稳定。但是玻璃纤维脆性较大，柔顺性差，不容易在牙面紧密贴合，而且纤维单丝横断面呈圆形，表面光滑，纤维之间的抱合力非常小，不利于和树脂紧密结合。玻璃纤维经过表面硅烷化处理后，能够与树脂形成牢固的化学性结合。

2. **超高分子量聚乙烯纤维**　是无支链的线性聚乙烯纤维，分子量为 150 万～800 万。该纤维单丝结构致密，密度非常小（表6-4），比强度和比模量很高；表面光滑，具有疏水性，化学惰性很强，抗老化性能好；热变形温度低，熔点 130～136℃，可用热刀切割。该纤维表面硬度低，柔顺性好，容易编织、缠绕和塑形，适用于对塑形要求高的纤维增强树脂复合牙冠、牙周夹板等结构。但是，该纤维与树脂结合较差，其表面需要特殊处理才能与树脂形成良好的结合。

3. **芳纶纤维**　是一种芳香族聚酰胺纤维，学名是"聚对苯二甲酰对苯二胺"，美国杜邦公司的商品名为 Kevlar（凯芙拉）。芳纶纤维具有超高强度、高模量、重量轻、抗老化性能好等优良性能（表6-4）。该纤维与树脂结合较差，其表面需要特殊处理才能与树脂形成良好的结合。该纤维的操作性能与超高分子量聚乙烯纤维相似。

表6-4　三种纤维的力学性能（单丝）

纤维种类	密度 （单位：g•cm^{-3}）	拉伸强度 （单位：GPa）	拉伸模量 （单位：GPa）	伸长率 （单位：%）
玻璃纤维	2.5～2.6	1.0～2.8	65～86	2.7～5.2
超高分子量聚乙烯纤维	0.97	2.5～3.5	90～110	3.5～3.7
芳纶	1.44	2.3～3.0	70～100	2.4～3.6

4. **纤维应用形式**　树脂基冠桥材料使用的增强纤维主要是连续纤维（continued fiber），即单丝长纤维，应用形式有单向纤维单丝集束（unidirectional fibers bundle）和单丝束交叉编织的纤维网格布或带（woven fibers sheet or bundle）。单丝平行集束的特点是在长轴方向上具有非常高的拉伸强度和刚性，伸长率低，能大幅度提高复合材料的弯曲强度和坚韧性，适用于前、后牙的桥体主梁，牙周夹板，表面固位体、高嵌体或混合型桥体，但单向纤维束不易贴合牙冠轮廓和外形。纤维网格布由单丝束交叉编织而成（图6-12），较薄，能在织物的经纬方向上显著增强复合材料的强度，适用于制作牙冠、增强义齿基托等。交叉编织纤维带由经向纤维和纬向纤维编织而成，经向纤维（即带的长轴方向的纤维）通常远较纬向纤维粗，纬向纤维的作用主要是将经向纤维牢固地捆绑在一起，因此交叉编织纤维带在带的长轴方向具有非常高的强度。

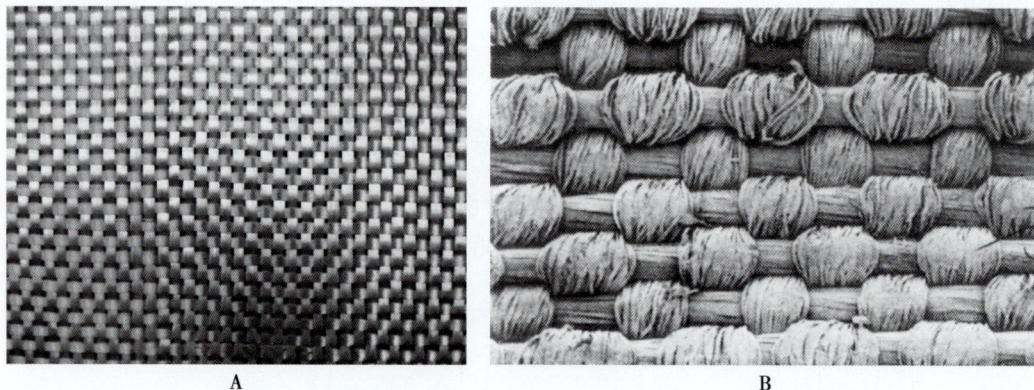

图6-12　纤维网格布（A）和交叉编织纤维带（B）的编织结构

5. **纤维的表面预处理**　增强纤维与树脂基质间的结合对复合材料的性能影响很大，如果增强纤维与树脂基质结合不好，则不但没有一个良好的结合界面来传递应力，反而会产生应力集中，使复合材料力学性能变差。因此，为了提高增强纤维与树脂间的结合，通常要对增强纤维进行表面处理。

玻璃纤维经过硅烷偶联剂表面处理后能够与树脂形成良好的化学性结合。常用的硅烷偶联剂是 γ-甲基丙烯酰氧丙基三甲氧基硅烷，其偶联机制与复合树脂无机填料表面偶联机制相同。超高分子量聚乙烯纤维和芳纶纤维表面一般采用低温氧等离子体处理，处理后纤维表面形成多种活性基团，表面能得到提高，表面粗糙度也得到增加，这些效应有利于树脂与纤维间形成化学性结合和表面机械嵌合，提高了树脂与纤维间的结合。

市售的口腔科用增强纤维一般均已经过表面处理，有些产品已经用树脂预浸过。所谓预浸（preimpregnated）就是在纤维表面包裹上一层可聚合的树脂。有些产品需要在使用时用厂家提供的树脂或粘接剂预浸纤维。纤维的增强效果和应用时的易操作性是通过纤维的预浸树脂来保证的，因此，增强纤维的良好预浸是保证纤维增强效果的关键。

二、性能

在纤维增强树脂基修复体中，增强纤维的高强度、高模量特性，使其成为主要的承载体，它们依靠具有一定粘接性的基体材料牢固地粘接起来，形成一个整体而具有共同承载的能力。其弯曲强度与树脂基质及增强纤维的种类、纤维的含量和取向、树脂与纤维的结合、纤维在修复体中所处位置等密切相关。在一定的范围内，随着增强纤维体积分数（%）的增加，复合材料弯曲弹性模量和弯曲强度也随之增加，但这并不意味着纤维含量越大越好。纤维用量过多会造成起黏合作用的树脂减少，修复体的强度反而会下降。

纤维增强树脂基修复材料具有比强度高、比模量大、抗疲劳性能好等优点，但是，纤维束或带增强的修复体存在着力学性能各向异性问题，顺纤维长轴方向有较大的强度，而与纤维长轴相垂直方向强度较低。经纬交叉的纤维编织布增强的复合树脂材料具有力学性能的平面各向同性。

纤维增强复合材料的弯曲强度为 192～386MPa，冲击强度为 20kJ/m^2，显著大于复合树脂，甚至大于金属烤瓷材料的弯曲强度。但其弯曲模量较低，在 8.9～15.5GPa 范围内，远低于金属烤瓷材料，因此，用纤维增强复合树脂材料制作较长的桥修复体，可能会对基牙产生扭力。

用纤维增强树脂基修复材料制作的冠、桥修复体透明性好，具有优良美观性能。

三、应用

纤维增强树脂基材料可用于制作临时冠桥、半永久性冠桥、导板、冠核、粘接桥等，也可用于制作纤维增强义齿、修补义齿基托、松动牙齿的固定（牙周夹板）。

纤维增强树脂基修复体最好在模型上制作，最后粘接到牙齿上。一些较为简单的修复可以在口腔内直接制作完成。

应用时，应当用干净的镊子拿取纤维增强物，而不要用手拿取（戴乳胶手套也不行），特别是未预浸树脂的纤维增强物，以免污染其表面，影响纤维与树脂的结合。剪裁纤维增强物时，最好用陶瓷剪刀，在使纤维增强物就位及成形时，应使用专用的塑料棒或玻璃棒进行。

（赵信义）

参考文献

1. ROBERT G C, JOHN M P. 牙科修复材料学. 赵信义, 易超, 译. 西安: 世界图书出版公司, 2006
2. 薛淼. 口腔生物材料学. 上海: 世界图书出版公司, 2006
3. 中华人民共和国医药行业标准 YY 1042—2011, 牙科学, 聚合物基修复材料
4. 中华人民共和国医药行业标准 YY/T 0990—2015, 聚合物基牙体修复材料临床试验指南
5. ANUSAVICE K J, SHEN C Y, RAWLS H R. Phillips'Science of dental materials.12th ed.St.Louis: Saunders Co., 2012
6. FERRACANE J L.Resin composite-state of the art. Dent Mater, 2011, 27: 29
7. CRAMER N B, STANSBURY J W, BOWMAN C N.Recent advances and developments in composite dental

学习笔记

画廊：ER6-30 纤维增强树脂基材料的应用

图片：ER6-31 三单位纤维增强树脂粘接桥

restorative materials.J Dent Res，2011，90：402

8. VASUDEVA G. Monomer systems for dental composites and their future：a review.J Calif Dent Assoc，2009，37：389

9. SCHNEIDER L F，CAVALCANTE L M，SILIKAS N.Shrinkage stresses generated during resin-composite applications：A Review.J Dent Biomech，2010，31：630

10. LE ROUX A R，LACHMAN N.Dental composite materials：high-lighting the problem of wear for posterior restorations.SADJ，2007，62：342

11. MALHOTRA N，MALA K.Light-curing considerations for resin-based composite materials：a review.Part I.Compend Contin Educ Dent，2010，31：498

12. FUGOLIN A P P，PFEIFER C S. New resins for dental composites. J Dent Res，2017，96（10）：1085-1091

13. MALHOTRA N，KUNDABALA M，Shashirashmi A.Strategies to overcome polymerization shrinkage-materials and techniques.A review.Dent Update，2010，37：115

14. MARGEAS R. Composite materials：advances lead to ease of use，better performance. Compend Contin Educ Dent，2013，34（5）：370-371

15. ILIE N，HILTON T J，HEINTZE S D，et al. Academy of Dental Materials guidance-Resin composites：Part I-Mechanical properties.Dent Mater，2017，3：880-894

16. CHEN M H.Update on dental nanocomposites.J Dent Res，2010，89：549

17. BEUN S，GLORIEUX T，DEVAUX J，et al.Characterization of nanofilled compared to universal and microfilled composites.Dent Mater，2007，23：51

18. KAKABOURA A，FRAGOULI M，RAHIOTIS C，et al.Evaluation of surface characteristics of dental composites using profilometry，scanning electron，atomic force microscopy and gloss-meter.J Mater Sci：Mater Med，2007，18：155

19. GOLDBERG M.In vitro and in vivo studies on the toxicity of dental resin components：a review.Clin Oral Investig，2008，12：1

20. NICHOLSON J W.Polyacid-modified composite resins（'compomers'）and their use in clinical dentistry.Dent Mater，2007，23：615

21. ARRONDO J L，COLLADO M I，TRIANA R，et al. Setting reaction of polyacid modified composite resins or compomers.Open Dent J，2009，16，3：197-201

22. BUTTERWORTH C，ELLAKWA A E，SHORTALL A.Fibre-reinforced composites in restorative dentistry. Dent Update，2003，30：300

23. VAN RENSBURG J J. Fibre-reinforced composite（FRC）bridge-a minimally destructive approach.Dent Update，2015，42：360-362，365-366

第七章

粘接及粘接材料

学习要点

熟悉粘接的基本原理、牙釉质和牙本质的粘接机制，掌握常用牙齿粘接材料的性能特点及应用技术要点。

目前牙体缺损及缺失修复过程中越来越多地使用到粘接技术和粘接材料。应用该技术可减少对牙齿硬组织的切削，最大限度地保存健康的牙体组织，提高修复体与牙齿硬组织的结合强度，改善两者结合界面的密合性，延长修复体的寿命。

第一节　粘接的基本知识

粘接（bonding，adhesion）是指两个同种或异种的固体物质，通过介于两者表面的另一种物质的作用而产生牢固结合的现象。能够将一种或数种固体物质粘接起来的材料，称为粘接剂（bonding agents，adhesives）。被粘接的固体物质称为粘接体、被粘物或被粘体（adherend）。把口腔修复体或口腔修复材料粘接到牙齿硬组织表面的物质称为口腔粘接剂或牙齿粘接剂（dental adhesives，dental bonding agents）。口腔粘接剂及其辅助材料，如表面酸蚀剂，统称为口腔粘接材料（dental adhesive materials）。

一、粘接的基本原理

粘接是在粘接界面处发生的一个复杂的物理化学过程，粘接力产生于粘接剂与被粘物之间的界面内，其大小取决于粘接剂的组成和被粘物的表面结构和状态，而且与粘接过程的操作密切相关。

（一）粘接力形成的机制

粘接剂与被粘物表面之间通过界面的分子相互吸引力和微机械锁结等机制将两个固体牢固地结合在一起，产生粘接力。此时粘接剂与两个被粘物形成一个粘接接头（joint）。口腔粘接修复的粘接接头有两种情况，一种是牙齿缺损直接充填修复的粘接接头（图 7-1A），涉及粘接剂与牙齿硬组织的粘接界面和粘接剂与充填材料的粘接界面；另一种是固定修复体与牙齿的粘接接头（图 7-1B），涉及牙齿硬组织与树脂水门汀的粘接和树脂水门汀与修复体的粘接。而使用自粘接树脂水门汀粘接时，无树脂水门汀与粘接剂的粘接界面。但是，窝沟封闭剂与牙釉质表面间的粘接则只有一个粘接界面。

关于粘接力形成的机制，目前主要有下面几种理论：

1. 化学吸附（chemisorption）理论　该理论认为有些粘接剂与被粘物之间所形成强大粘接力的原因是粘接剂与被粘物之间有化学键形成，化学键键能高，难以破坏。如果粘接剂与被粘物之间能够形成广泛的化学键结合无疑有很多好处。但是，广泛形成化学键必须满足一定的量子化学条件，因此并不是粘接剂与被粘物的每一个接触点都能形成化学键。但是，提高化学键结合，可以使粘接更加有效、更加持久、更能抵抗应力集中和环境的侵蚀。

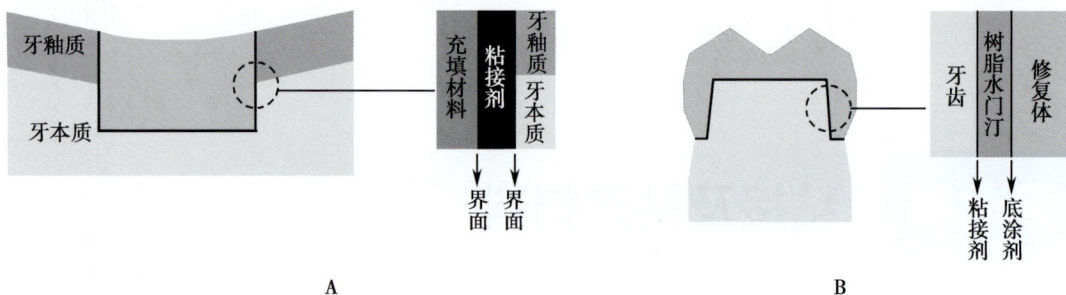

图 7-1　口腔粘接修复的粘接接头构成示意图
A. 充填修复粘接接头　B. 固定修复粘接接头

粘接中涉及的化学键主要有共价键（包括配位键）和离子键，例如玻璃、陶瓷、二氧化硅表面的硅可与硅烷偶联剂反应，形成硅氧键而产生化学性结合。有些酸性粘接性单体可与牙齿硬组织中的 Ca^{2+} 形成离子键或者配位键。

2. 分子间作用力理论　固体表面的原子或分子因范德瓦尔斯力的作用能够吸附外界的液体和气体。根据计算，当两个理想平面距离为 10Å 时，因范德瓦尔斯力的作用而产生的结合强度可达 10～100MPa，距离为 3～4Å 时，可达 100～1 000MPa。因此该理论认为，只要两个物体表面广泛紧密接触，仅靠吸附力就能产生很高的黏附强度。

3. 微机械嵌合（micro-mechanical interlocking）理论　该理论认为，任何物体的表面即使用肉眼看来十分光滑，但放大起来看还是十分粗糙、遍布沟壑的，有些表面还是多孔性的。粘接剂渗透到这些凹凸或孔隙中，固化之后就像许多小钩子似的把粘接剂和被粘物连结在一起。例如表面酸蚀后的牙釉质，粘接剂可以渗入牙釉质表面粗糙的结构中，形成微机械嵌合。

4. 静电吸引力（electrostatic force）理论　该理论认为具有电子供给体和电子接受体的两种物质接触时，电子会发生迁移，使界面两侧产生接触电势，形成双电层而产生静电吸引力。

5. 扩散（diffusion）理论　该理论认为，粘接剂与被粘物之间仅仅互相接触是不够的，必须发生成分的互相扩散才能形成牢固的粘接。互相扩散实质上就是在界面上发生互溶，这样粘接剂和被粘物之间的界面消失了，变成了一个过渡区域，有利于应力的传递，最终形成良好的粘接强度。

综上所述，粘接剂和被粘物之间可以通过上述的机制形成牢固的结合，但是对于某一个具体粘接来说，上述各种粘接机制的贡献大小不尽相同，有些甚至不存在，要依据粘接剂的种类、被粘物的表面形态结构、被粘材料的种类等而定。不过对于一般的粘接来说，分子间作用力和微机械嵌合是普遍存在的。

（二）粘接力形成的必要条件

要实现上述的各种粘接机制，前提是粘接剂必须与被粘物表面的原子或分子形成广泛的紧密接触，这就要求粘接剂在固化前能够充分地润湿（wetting）被粘物表面。因此，粘接力形成的必要条件是粘接剂能够充分润湿被粘物表面。粘接剂对被粘物表面的润湿情况，可用润湿接触角来表示（见图 3-4）。

（三）口腔粘接剂应具备的条件

1. 常温下 3～5 分钟内能够快速固化，固化过程中体积收缩小，固化后粘接剂本身具有较高的强度。

2. 对人体无毒、无刺激，对牙髓无刺激性，具有良好的生物相容性。

3. 化学稳定性好，在口腔环境内不溶解，不变色，不降解。

4. 吸水率低，与牙齿热膨胀系数一致，粘接剂层非常薄，即无粘接剂黑线，亦非热、电导体。

5. 对牙釉质、牙本质、牙骨质、塑料、陶瓷以及牙科合金具有高强度、持久的粘接力。

6. 临床使用方便，技术敏感性低。

二、牙粘接的特殊性

（一）牙体组织

1. 牙釉质　是高度矿化的组织，含有约 97%（质量分数）的无机矿物质（主要是羟基磷灰石），含少量的水（2%）及微量的有机物质（1%）。结构上牙釉质由釉柱和柱间质构成。在牙釉质表面下 30μm 厚的区域中，含有较多的氟化物，具有较强的抗酸能力。天然牙釉质表面由一薄层无釉柱结构组成，在口腔中，其表面通常被一层获得性膜所覆盖，呈现非极性，表面能较低，不利于粘接。

2. **牙本质**　由 70%（质量分数）的无机矿物质（主要羟基磷灰石）、18% 的蛋白质、10% 的水和约 1.5% 的其他有机物质组成。其结构由牙本质小管、小管内的造牙本质细胞突起、管周牙本质及管间牙本质构成。牙本质小管贯通整个牙本质，从髓腔向釉牙本质界面呈放射状排列。牙本质小管近牙髓一端较粗，单位横截面上小管数目也较多；越近表面，小管越细，数目也越少。牙本质小管中的液体因牙髓压力和小管的毛细作用而循环流动。

牙本质中的蛋白质主要是胶原纤维，呈交织网状存在于管间牙本质及管周牙本质中，管周牙本质胶原纤维含量较少，管间牙本质胶原纤维含量较多，呈致密束状交叉排列（图 7-2）。

牙体预备时，由于车针的高速切割和挤压，牙本质表面形成厚 1～5μm 玷污层（smear layer）（图 7-3），它由无机物碎屑和凝固的胶原纤维碎屑组成。切割碎屑深入牙本质小管口形成管塞。玷污层能降低牙本质通透性。通常认为玷污层不利于牙本质的粘接。

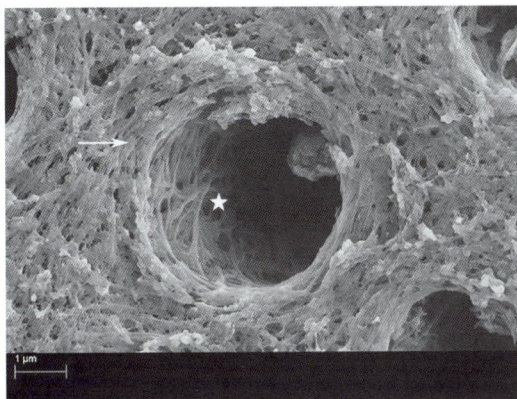

图 7-2　牙本质小管及牙本质胶原纤维
酸蚀后牙本质表面胶原纤维（白色箭头示）暴露，可见敞开的牙本质小管（星号示）

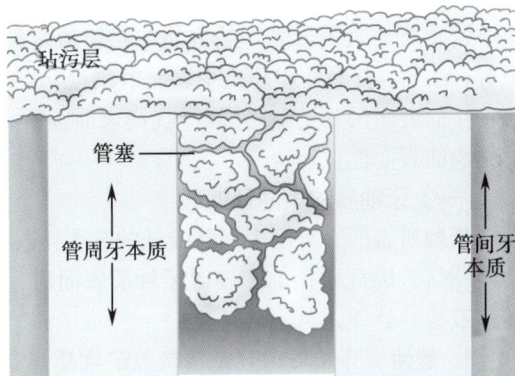

图 7-3　玷污层结构示意图

（二）口腔环境

口腔软硬组织的粘接修复是在口腔这一特定环境中进行的，而且长期在这种环境行使功能，因此口腔环境对粘接效果及寿命有直接的影响。

1. **湿度**　口腔中含有大量的唾液，湿度特别大，而且牙本质小管有液体循环流动。因此牙齿隔湿特别困难，难以形成干燥的粘接面。潮湿多水的环境也不利于粘接接头长期保持良好的粘接强度。

2. **温度**　口腔内温度变化大，平均变化范围为 4～60℃。粘接剂和修复体的线胀系数均高于牙体组织，温度急剧变化时，线胀系数的差异将在粘接界面产生破坏性应力。

3. **应力**　在咀嚼过程中牙不仅受到高达 18MPa 的应力，而且该压力是一种复杂的综合性应力。由于牙可提供的粘接面积有限，在很小面积上形成的粘接力往往难以长期承受如此大而复杂的应力，容易发生应力疲劳而破坏。

4. **微生物和酶**　牙齿表面往往紧密附着细菌及其代谢产物，使其表面能降低。口腔中的多种酶容易促使牙本质粘接界面混合层中的胶原纤维和粘接剂发生降解，造成粘接界面逐渐破坏。

5. **化学反应**　口腔的粘接条件要求粘接剂必须在口腔环境中快速固化（2～7 分钟），不能加压、加热。这些条件限制了许多粘接材料的应用，也不利于粘接界面化学键的广泛形成，因此难以形成高强度的粘接。

6. **临床操作**　良好的粘接依赖于良好的粘接操作条件。口腔粘接是在口腔这一狭窄、潮湿、视线不佳的环境中进行，而且操作步骤较多，时间有限，这些均给形成良好的粘接带来困难。

图片：ER7-2
无釉柱牙釉质

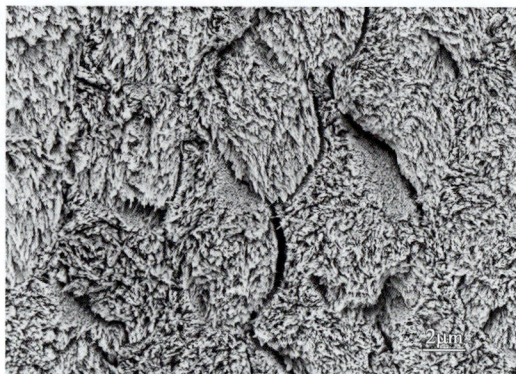

图 7-4　酸蚀后的牙釉质表面
牙釉质表面进行磷酸酸蚀，显露出釉柱和釉柱间质

三、被粘物的表面预处理

为获得良好的粘接效果，除选用性能好的粘接剂外，被粘物的表面预处理（surface pretreatment）也非常重要。表面预处理的方法可归纳为两类：一类是净化表面，即去除表面上不利于粘接的杂质等，另一类表面处理是改变表面的物理化学性质。表面处理的作用主要有三个方面：①除去妨碍粘接的表面污物及疏松层；②提高表面能；③增加表面积。此外，有些表面处理技术还可以改善被粘物的表面性质。

（一）牙釉质的表面预处理

牙釉质表面有一层表面能较低的获得性膜，有些牙釉质表面附着有污渍、牙结石等，这些均会妨碍粘接。因此粘接前需要对牙釉质表面进行预处理，除了机械清洁外，最常用的预处理是用磷酸溶液酸蚀处理。

1. 酸蚀　牙釉质内羟基磷灰石矿物质分布不均匀，酸蚀会造成牙釉质表面不均匀脱矿，形成凹凸不平的蜂窝状表面结构（图 7-4）。这种结构不但增加了粘接的表面积，而且能够使粘接剂与牙釉质间形成微机械嵌合作用，产生牢固的结合力。此外，酸蚀后形成的新鲜表面，其表面能增大，有利于粘接剂的润湿。

2. 牙釉质酸蚀剂的组成　最常用的牙釉质酸蚀剂（acid etchant）是 35%～37%（质量分数）的磷酸水溶液。为减小酸蚀剂的流动性，控制和识别酸蚀面积，大多数的酸蚀剂含有增稠剂和染料，制成有颜色的酸蚀溶胶。

（二）牙本质的表面预处理

如前所述，牙本质表面有一层不利于粘接的玷污层，妨碍粘接，需要去除。目前去除玷污层的方法是用 20% 或 35%～37% 磷酸酸蚀剂进行酸蚀溶解，或者用自酸蚀粘接剂中的酸性单体完全或部分溶解玷污层。

（三）常用口腔修复材料的表面预处理

1. 金属　无污染的金属表面，如刚打磨清洗过的金属表面，表面能较高，粘接剂能很好地在其表面润湿。然而，金属表面通常被无机物或有机物所污染，降低了表面能，不利于粘接剂的润湿。而且大多数的金属表面容易被氧化，形成的氧化膜多数结构疏松，不易形成牢固的粘接。

常用的金属表面处理方法有打磨、喷砂、化学蚀刻和电解蚀刻等，这些方法主要作用是粗化金属表面，增加表面积，提高表面能。打磨是临床上最容易实施的方法。常用的化学蚀刻剂有：10% 氢氟酸、浓硝酸、浓硫酸、1% 高锰酸钾和 3% 硫酸的混合物或者 36% 的盐酸和 61% 硝酸混合物。

此外，通过摩擦化学（tribochemical）的方法可在贵金属表面附着一薄层二氧化硅涂层，再用硅烷偶联剂预处理，可以使贵金属表面与粘接剂间形成化学性粘接，增强粘接强度。

2. 陶瓷　陶瓷的表面处理方法有两类，一种是表面粗糙化，常用的方法有打磨、喷砂及氢氟酸蚀刻，其中打磨、喷砂对所有的陶瓷都有效，而氢氟酸蚀刻仅对硅酸盐类陶瓷有效。氢氟酸与硅酸盐陶瓷中的二氧化硅反应而溶解二氧化硅：

ER7-3

图片：ER7-3
摩擦化学方法
示意图

ER7-4

图片：ER7-4
摩擦化学法制
备金合金表面
二氧化硅涂层

$$4HF+SiO_2=SiF_4\uparrow+2H_2O$$

由于陶瓷结构中的晶相和玻璃相耐酸蚀能力不同，玻璃相更容易被酸蚀，所以硅酸盐陶瓷经氢氟酸酸蚀后，表面形成凹凸不平的蜂窝状结构（图7-5）。酸蚀后需用大量水冲洗，最好超声清洗，以彻底去除附着于瓷表面的氢氟酸与瓷的反应产物。

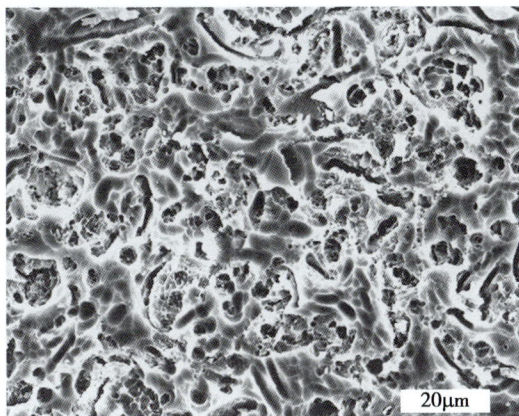

图 7-5　硅酸盐陶瓷经氢氟酸酸蚀后表面呈蜂窝状结构

以氧化铝或氧化锆为主要成分的陶瓷在常温下、短时间内，几乎不被氢氟酸酸蚀，酸蚀效果不佳。高浓度氢氟酸（>40%）在加热（100℃）下，并延长酸蚀时间（30分钟～2小时）对氧化锆表面有一定的酸蚀作用。同样，混合热酸（100℃）（HF、H_2SO_4、HNO 等不同比例混合）处理氧化锆表面，均可出现酸蚀形貌。

另一种方法是表面改性。氢氟酸酸蚀后的硅酸盐陶瓷表面富含 Si—OH，它容易与硅烷偶联剂发生化学反应，而硅烷偶联剂另一端的甲基丙烯酸酯基又可以与丙烯酸树脂类粘接剂聚合，最终使粘接剂与硅酸盐陶瓷形成化学性粘接（参见第六章）。

氧化铝陶瓷和氧化锆陶瓷不直接与硅烷偶联剂反应，可用摩擦化学的方法在氧化铝陶瓷和氧化锆陶瓷表面黏附一层二氧化硅层，再用硅烷偶联剂处理。

3. 树脂　通常采用机械打磨和溶剂溶胀法进行处理。聚甲基丙烯酸甲酯树脂可用牙托水（甲基丙烯酸甲酯）或氯仿进行溶胀。对于已固化的复合树脂，可用喷砂进行表面粗糙化处理，喷砂压力常较小，一般为 0.1MPa。清洗后需涂布含硅烷偶联剂的底涂剂，硅烷偶联剂能与复合树脂的无机填料形成化学性结合。氢氟酸能部分溶解玻璃填料颗粒，形成微小凹坑，因此也可用氢氟酸蚀刻复合树脂修复体粘接面。

第二节　牙齿充填修复用粘接材料

一、概述

牙齿充填用粘接剂主要用于牙体缺损的直接复合树脂充填、窝沟点隙封闭和牙本质脱敏，涉及粘接剂对牙釉质、牙本质的粘接以及对复合树脂充填材料的粘接（图7-1A）。粘接剂与复合树脂是同类材料，它们的结合通常很牢固。

根据用途可将牙齿充填修复用粘接剂分为用于粘接牙釉质的牙釉质粘接剂和主要用于本质的牙本质粘接剂。根据粘接剂固化方式，又可将其分为化学固化（自凝）粘接剂、光固化粘接剂和双重固化（化学固化＋光固化）粘接剂。

二、牙釉质粘接剂

（一）组成

牙釉质粘接剂的组成与复合树脂很相似。大多数牙釉质粘接剂不含填料，少数含有从 0.5%～

图片：ER7-5 摩擦化学法在氧化锆表面形成二氧化硅涂层

40%（质量分数）不等的纳米或亚微米的填料，填料可以增加粘接剂的强度。牙釉质粘接剂黏稠度较低，可以充分润湿牙齿表面，而且通常含有能增强粘接力的粘接性单体（adhesive monomer）。这种牙釉质粘接剂需要与酸蚀剂配套使用，常用的酸蚀剂是 35%～37% 磷酸溶液。表 7-1 是光固化牙釉质粘接剂的典型组成，其性质是疏水的。

表 7-1　光固化牙釉质粘接剂的典型组成

成分	含量 /wt%
树脂基质（如 Bis-GMA）	40～60
稀释剂（如 TEGDMA）	40～60
粘接性单体（如 4-META）	0～5
光敏剂（如樟脑醌）	0.3～0.5
促进剂（如 DMAMA）	0.1～0.3
阻聚剂	微量

注：DMAMA：甲基丙烯酸二甲氨基乙酯；wt%：质量分数

粘接性单体是一类分子结构上含有能与牙齿硬组织形成化学键或较强分子间作用力的基团，同时又能与树脂聚合的单体。常用的粘接性单体有甲基丙烯酰癸基二氢磷酸酯（methacryloyloxydecyl dihydrogen phosphate，MDP），4- 甲基丙烯酰氧乙基偏苯三酸酐酯（4-methacryloyloxyethyl trimellitic anhydride，4-META）和甲基丙烯酰氧乙基苯基一氢磷酸酯（methacryloyloxyethyl phenyl hydrogen phosphate，Phenyl-P）。这些单体的分子一端是强极性的酸酐基团或磷酸基，能与牙齿硬组织中的 Ca^{2+} 形成离子键、配位键或较强的分子间作用力，分子另一端的双键能与复合树脂共聚合。

（二）牙釉质粘接机制

经过酸蚀处理的牙釉质表面呈凹凸不平的蜂窝状结构，粘接剂渗入其中，固化后形成大量的树脂突（resin tag），形成强大的微机械锁结结合力。同时，粘接剂中的粘接性单体能与牙釉质中的 Ca^{2+} 形成较强的分子间作用力，甚至化学键，进一步提高粘接强度（图 7-6）。

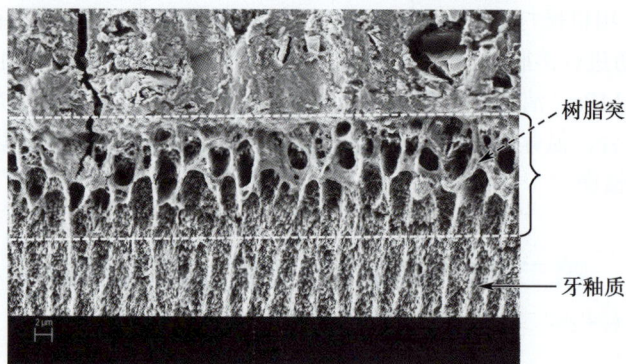

图 7-6　牙釉质 - 粘接剂纵剖面
牙釉质表层经稀盐酸脱矿处理，显示出粘接剂渗入牙釉质的树脂突结构

（三）性能

1. 固化性能　化学固化（自凝）粘接剂的固化时间为 1.5～5 分钟。固化时间受到温度、调和比例以及调和速度的影响，温度高和催化剂比例大均可加速固化（参见第六章第二节中"自凝复合树脂"部分）。

光固化粘接剂的固化完全由操作者控制，使用方便。与复合树脂相同，牙釉质粘接剂固化后表面有一层未固化的氧阻聚层（oxygen-inhibited layer），又称厌氧层。随后充填的复合树脂或者树脂水门汀覆盖厌氧层表面，隔绝空气后，厌氧层又可以和后续充填的树脂共聚合在一起，因此不要污染或者擦除粘接剂表面的厌氧层。

2. 粘接强度 牙釉质粘接剂的牙釉质粘接强度可达 20～35MPa,较牙齿粘接剂的粘接强度大。由于粘接剂本身具有疏水性,耐水解,所以粘接的耐久性(durability)较好。

牙釉质的酸蚀效果影响粘接界面微机械锁结合力的形成,进而影响粘接强度。酸蚀剂的种类、浓度、酸蚀时间、牙釉质的耐酸蚀性等因素影响牙釉质的酸蚀效果。通常用 35%～37% 的磷酸溶液酸蚀牙釉质 15～30 秒。乳牙釉质表面层通常为无釉柱结构,氟牙症较为耐酸蚀,对于这两种牙釉质应当延长酸蚀时间(1～2 分钟)。酸蚀完后,用流水彻底冲洗 15 秒,然后吹干。

3. 释氟性 有些粘接剂中含有氟化物,在口腔环境中可缓慢释放氟离子,具有一定的防龋效果。

4. 抗菌性 在粘接剂中添加可聚合抗菌单体,如甲基丙烯酰氧十二烷基溴吡啶(methacryloyloxy-dodecylpyridinium bromide),可以赋予粘接界面的抗菌性,理论上可以减少继发龋的发生,并延长树脂修复的使用寿命。但目前其效果并没有得到临床验证。

(四)应用

1. 适用 范围主要用于牙釉质的粘接或者粘接面 80%～90% 是牙釉质的粘接。例如牙釉质树脂贴面修复、牙釉质缺损修复等。

2. 注意事项 ①牙釉质酸蚀后应当充分冲洗,冲洗后吹干酸蚀面,酸蚀后的牙釉质一般为无光泽的白垩色;②涂布粘接剂后应当用气枪吹均匀;③若酸蚀面被唾液污染,充分冲洗后,需重新酸蚀 10 秒。

三、牙本质粘接剂

目前的牙本质粘接剂(dentin bonding agents)既可用于牙本质的粘接,又可用于牙釉质的粘接,因此又称为牙齿粘接剂(dental adhesives/dental bonding agents),但它侧重于本质的粘接。

(一)分类和组成

牙本质粘接剂根据操作步骤分为酸蚀 - 冲洗类(etch-and-rinse approach)和自酸蚀类(self-etch approach)(表 7-2)。酸蚀 - 冲洗类粘接剂需要用单独的酸蚀剂酸蚀牙本质,而自酸蚀类粘接剂不需要单独的酸蚀剂酸蚀。绝大多数的牙本质粘接剂是光固化的。

表 7-2　牙本质粘接剂的分类及组分

种类	酸蚀 - 冲洗类		自酸蚀类	
	三步法	两步法	两步法	一步法
组分	酸蚀剂	酸蚀剂	底涂剂	粘接剂
	底涂剂	粘接剂	粘接树脂	
	粘接树脂			
玷污层	去除	去除	溶解	溶解或部分溶解

1. 酸蚀 - 冲洗类粘接剂 根据应用操作步骤,酸蚀 - 冲洗类粘接剂分为"三步法(three-step)"和"两步法(two-step)"两种,目前临床上广泛使用的是"两步法"粘接剂。

(1)"三步法"粘接剂:由酸蚀剂、底涂剂(primer)和粘接树脂(bonding resin)三瓶组成。酸蚀剂为 37% 的磷酸溶液。底涂剂由亲水性功能性单体(例如甲基丙烯酸 β- 羟乙酯)、交联剂(二甲基丙烯酸酯)、固化引发剂(樟脑醌)和挥发性溶剂(丙酮或乙醇)组成,具有亲水性及与水互溶性。粘接树脂是疏水性的,由 Bis-GMA、稀释剂(TEGDMA)、固化引发剂(樟脑醌)等组成。

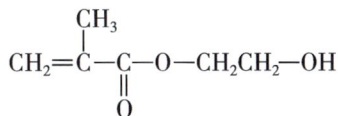

$$CH_2=\overset{\overset{\displaystyle CH_3}{|}}{\underset{\underset{\displaystyle O}{||}}{C}}-C-O-CH_2CH_2-OH$$

甲基丙烯酸β−羟乙酯（HEMA）

(2)"两步法"粘接剂:该粘接剂将底涂剂和粘接树脂合并为一瓶。

2. 自酸蚀类粘接剂 根据应用步骤,自酸蚀类粘接剂分为"两步法(two-step)"和"一步法

视频:ER7-7
牙釉质酸蚀(粘接正畸托槽)

（one-step）"两种。

（1）"两步法"自酸蚀粘接剂：由底涂剂和粘接树脂两瓶组成。底涂剂的主要成分是酸性粘接性单体（例如 MDP、4-META 或二甲基丙烯酸磷酸甘油酯）、水、挥发性溶剂（乙醇或丙酮）和光敏引发剂，呈酸性（pH 0.8～2.7），具有亲水性。粘接树脂组成上与光固化牙釉质粘接剂类似，主要由 Bis-GMA、UDMA、TEGDMA、光敏引发剂组成，具有疏水性。

（2）"一步法"自酸蚀粘接剂：该粘接剂是将两步法自酸蚀粘接剂的底涂剂和粘接树脂合成一瓶，主要成分是酸性粘接性单体（同前）、可聚合单体（Bis-GMA、TEGDMA、HEMA 等）、水、挥发性溶剂（乙醇或丙酮）和光敏引发剂，呈酸性（pH 0.8～2.7），具有亲水性。根据酸性大小可将自酸蚀粘接剂分为强酸性（strong aggressive）自酸蚀粘接剂（pH≤1），中等酸性（moderate aggressive）自酸蚀粘接剂（pH 1～2）和弱酸性（mild aggressive）自酸蚀粘接剂（pH≥2）。

此外，还有通用型粘接剂，pH 为 2.0～3.2，其本质是自酸蚀类粘接剂。其特点是既可选择酸蚀 - 冲洗模式又可选择自酸蚀模式使用。可与光固化型、自固化型和双固化型树脂水门汀联合使用。可用于直接充填体和间接修复体的粘接；也可用于修复体组织面的处理，但其粘接效果不如金属和陶瓷专用处理剂。

（二）粘接机制

由于牙本质在组成和结构上不同于牙釉质，富含水分，因此粘接剂对牙本质的粘接难度远大于牙釉质。目前粘接剂对牙本质的粘接机制是建立在粘接界面形成混合层（hybrid layer）和树脂突结构的基础上的，混合层是粘接剂与牙本质间的杂化结构，其内既有牙本质的胶原纤维网状结构，又有渗入胶原纤维网内的粘接剂成分（图 7-7）。酸蚀 - 冲洗类或强酸性自酸蚀粘接剂的粘接剂单体可以渗入牙本质内 2～10μm 并包裹脱矿的胶原纤维并固化。而对于弱酸性自酸蚀粘接剂（pH≥2），粘接剂渗入牙本质内约 0.3～1.0μm，因此，在牙本质侧很难见到典型的树脂突状结构。这些结构的作用实质是界面互相渗透和微机械锁结。

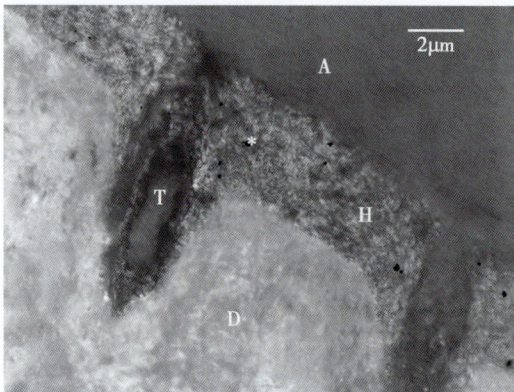

图 7-7　牙本质粘接界面纵剖面透射电镜照片

D：牙本质　　H：混合层　　T：粘接剂渗入牙本质小管内形成的树脂突　　A：粘接剂　　*：纳米渗漏

1. 酸蚀 - 冲洗类粘接剂形成混合层机制　酸蚀剂在酸蚀牙本质去除玷污层的同时也使玷污层下面的牙本质表层脱矿，胶原纤维网暴露。冲洗后牙本质表面湿润时，因水的表面张力作用使胶原纤维网呈膨松状态。随着水分的挥发，胶原纤维网因失去水分支撑而塌陷，胶原纤维网变得致密，粘接剂很难渗入其中，更不能与其下的未脱矿牙本质紧密粘接。因此，酸蚀 - 冲洗类粘接剂酸蚀、冲洗后牙本质表面应当保留一些水分，在此表面涂布亲水性的底涂剂（三步法）或粘接剂（两步法），底涂剂或粘接剂能够混溶于胶原纤维网内的水中，之后充分吹干，底涂剂或粘接剂中的挥发性溶剂能够携带水分挥发，最终胶原纤维网中充满底涂剂或粘接剂中的单体及其他成分，它们能够与胶原纤维网下的未脱矿牙本质形成粘接。对于三步法粘接剂，其后涂粘接树脂，疏水性的粘接树脂能进一步渗入经过底涂剂润湿的胶原纤维网中。光照固化后，在粘接剂与牙本质间形成一层既有牙本质胶原纤维网，又有粘接剂的混合层结构，同时底涂剂或粘接剂也渗入牙本质小管内,形成树脂突(图 7-7)。由于此过程要求牙本质表面保持湿润,因此又称为湿粘接(wet bonding)。

2. 自酸蚀类粘接剂形成混合层机制

(1)混合层:两步法自酸蚀粘接剂的底涂剂和一步法自酸蚀粘接剂含有酸性单体及水分,呈现一定的酸性。将其涂布于牙本质表面,它们可以溶解或部分溶解玷污层,同时也使玷污层下面的牙本质表层脱矿,粘接剂渗入脱矿的胶原纤维网中,形成混合层,同时也能渗入牙本质小管,形成树脂突。混合层和树脂突是自酸蚀类粘接剂的粘接力的主要来源。

(2)化学结合:自酸蚀类粘接剂的酸性功能性单体与牙齿硬组织的羟基磷灰石发生酸碱反应,生成单体钙盐及其副产品磷酸氢钙。随着溶剂携带水分挥发,这些钙盐又沉淀到牙面上。这些钙盐的溶解性,影响混合层的稳定性,其中难溶的钙盐直接黏附在羟基磷灰石表面,可能发生化学性吸附——即形成一定的化学结合。

3. 牙本质粘接剂粘接牙釉质的机制 酸蚀-冲洗类牙本质粘接剂与牙釉质的粘接机制与牙釉质粘接剂相同,主要是通过酸蚀剂使牙釉质表面脱矿,粘接界面最终形成微机械锁结合力和化学键合力。自酸蚀类粘接剂主要通过粘接剂的酸性单体使牙釉质表层脱矿,渗入脱矿牙釉质表层,形成微机械锁结合力、化学键合力(难溶单体钙盐)和分子间作用力。

(三)性能

1. 粘接强度 大多数粘接剂对牙釉质和牙本质的剪切粘接强度(shear bonding strength, SBS)为 13~30MPa。通常酸蚀-冲洗类粘接剂对牙釉质的粘接强度高于自酸蚀类粘接剂,因此选择性酸蚀牙釉质能提高弱酸性自酸蚀粘接剂和通用型粘接剂的边缘封闭性和粘接强度。酸蚀-冲洗类粘接剂和两步法自酸蚀粘接剂对牙本质的粘接强度较高,两者强度相当,一步法自酸蚀粘接剂对牙本质的粘接强度较低。

影响粘接的因素,包括:

(1)牙本质部位和结构:不同部位的牙本质所含牙本质小管的密度、直径不同,年龄大的牙本质存在牙本质硬化现象(小管内有钙化物沉积),磨损的牙本质深部存在无小管的修复性牙本质。这些因素都会影响牙本质酸蚀后的微观结构,进而影响粘接强度。例如近髓腔的牙本质的粘接强度较低。

(2)粘接剂的质量:同一类不同品牌的粘接剂对牙釉质和牙本质的粘接强度不同。粘接剂保存不恰当也会影响粘接强度。

(3)临床操作因素:①酸蚀时间:一般牙本质的酸蚀时间为 15 秒,过度酸蚀会降低粘接强度;②干湿程度:酸蚀冲洗牙本质表面后,其表面应保持一定的湿润,再涂布酸蚀-冲洗类牙本质粘接剂,过干或过湿均会降低粘接强度;③光源照射距离:固化光源距离增大时,粘接剂固化程度低,粘接强度随之降低,对于Ⅱ类洞邻面龈壁较深时,粘接剂层离照射光源较远,为了使粘接剂充分固化,需要延长照射时间;④隔湿:唾液和血液污染粘接剂时,会影响粘接剂的固化及固化后的强度,进而影响粘接强度,因此应当注意隔湿。冲洗后再次涂布粘接剂可基本恢复粘接剂的粘接强度。

2. 粘接的耐久性 牙齿粘接的耐久性与粘接界面的混合层结构的致密性、疏水性有密切关系。结构致密、疏水的混合层赋予良好的粘接耐久性,因为这样的结构在口腔环境中不容易降(水)解而破坏。

(1)牙釉质粘接耐久性:牙釉质主要是无机物,水分和有机物含量少,粘接面容易吹干,粘接剂在牙釉质表面容易润湿,形成的粘接界面结构致密,强度较高,具有良好的耐久性。

(2)牙本质粘接的耐久性:牙本质的组成及结构特点决定了牙本质粘接难以形成结构致密、疏水的粘接界面,所以牙本质粘接的耐久性远低于牙釉质。

酸蚀-冲洗类粘接剂的底涂剂或粘接剂在渗入脱矿的胶原纤维网过程中,并不能完全充满其中,容易在胶原纤维网深部区域形成未渗入的含水微小空隙,其周围的胶原纤维暴露。这些微小空隙为外界物质分子或离子的扩散和渗透提供了通道,从而形成纳米渗漏(nanoleakage)(图 7-7)。在水及被酸蚀激活的牙本质固有的基质金属蛋白酶(MMPs)、半胱氨酸组织蛋白酶的长期作用下,暴露的胶原纤维会降解、破坏，形成较大的渗漏通道，逐步破坏粘接界面。此外，混合层中已经聚合的粘接剂因为亲水性较大，长期吸水后也会缓慢降解破坏。

对自酸蚀类粘接剂来说，牙本质脱矿深度与粘接剂酸性单体的渗入深度是同步的。但是在吹除水分过程中，总有残余的水分存在，在随后的固化过程中，底涂剂（两步法的）或粘接剂（一步法的）可能发生相分离现象，在混合层及粘接剂中形成含水的串珠状结构，这些结构构成了纳米渗漏（图 7-7），并且随着时间的延长而逐步扩大。

由于两步法自酸蚀粘接剂在混合层表面还覆盖有一层疏水性的粘接胶液，因此两步法自酸蚀粘接剂的粘接耐久性通常优于一步法粘接剂。

牙齿粘接界面的耐久性还受到口腔温度变化产生的热应力和咀嚼产生的咬合应力的影响。

3. 术后敏感　自酸蚀类粘接剂的术后敏感发生率显著少于酸蚀 - 冲洗类粘接剂。酸蚀 - 冲洗类粘接剂酸蚀后应当充分冲洗，这样可减少术后敏感发生率。

4. 技术敏感性　自酸蚀类粘接剂的操作步数少，时间短，技术敏感性低于酸蚀 - 冲洗类粘接剂。酸蚀 - 冲洗类粘接剂操作步骤多，技术敏感性高。

5. 与自凝复合树脂的相容性　有些两步法酸蚀 - 冲洗类粘接剂和一步法自酸蚀粘接剂固化后表面的厌氧层呈酸性，会影响随后应用的以叔胺为促进剂的自凝复合树脂或树脂水门汀的固化，因为酸能与碱性的叔胺反应，影响其活性。三步法酸蚀 - 冲洗类粘接剂和两步法自酸蚀粘接剂因为有中性的粘接树脂覆盖，不会影响自凝复合树脂或自凝树脂水门汀的固化。

6. 生物学性能　粘接牙本质时，如果保留的牙本质厚度小于 0.5mm，酸蚀剂及粘接剂中残留的单体可能通过牙本质小管渗入牙髓，刺激牙髓，造成牙髓暂时性炎性改变。因此，这种情况下应使用如氢氧化钙水门汀、玻璃离子水门汀这样的深洞垫底材料，或者用流动性复合树脂进行洞衬。

酸蚀剂和未聚合的粘接剂对牙龈、口腔黏膜和皮肤有刺激性，粘接剂聚合后则几乎没有毒副作用，因此应当避免接触未固化的粘接剂。

（四）应用

1. 适用范围　用于牙体缺损的直接粘接修复（主要是与复合树脂联合应用）如 I、II、III、IV 和 V 类洞、间接修复体的粘接修复（与树脂水门汀联合使用）如贴面、嵌体和冠等；牙列缺损的间接粘接修复如粘接固定桥，窝沟封闭以及正畸附件的粘接。

2. 应用步骤及注意的问题　在临床上使用粘接剂时，需严格按照生产厂家的操作说明使用。粘接剂的厂家不同，其操作步骤也不尽相同。临床中比较常见的步骤有：

（1）三步法酸蚀 - 冲洗类粘接剂：酸蚀 15 秒→冲洗 15 秒以上→轻吹 2～3 秒→保持酸蚀面微湿→涂底涂剂→停留 20～30 秒→充分吹（至少 20 秒）→涂粘接树脂→轻吹→光照固化。

（2）两步法酸蚀 - 冲洗类粘接剂：酸蚀 15 秒→冲洗 15 秒以上→轻吹 2～3 秒→保持酸蚀面微湿→涂粘接剂→停留 20～30 秒→充分吹（至少 20 秒）→光照固化。

（3）两步法自酸蚀粘接剂：涂底涂剂→停留 20～30 秒→充分吹（至少 20 秒）→涂粘接树脂→轻吹→光照固化。

（4）一步法自酸蚀粘接剂：涂粘接剂→停留 10～30 秒→充分吹（至少 20 秒）→光照固化。

应用酸蚀 - 冲洗类粘接剂的关键点是酸蚀、冲洗后酸蚀面应当保持适当的湿润，看上去应有一层发亮的水膜，干燥或过分湿润均会影响粘接强度，过多的水分会稀释底涂剂并影响树脂的渗入。

第三节　固定修复用粘接材料

一、概述

将修复体粘固到基牙上是固定修复过程的重要环节。粘固良好的修复体可以确保修复体的长期稳固和良好的边缘封闭，延长修复体的寿命。用于粘固固定修复体的材料有传统的水门汀材

视频：ER7-9
三步法酸蚀冲洗类粘接剂应用过程

视频：ER7-10
两步法自酸蚀粘接剂应用过程

料（参见第五章）和粘接强度高的树脂水门汀，前者主要依靠修复体的固位形和粘固水门汀的封固（luting）作用将修复体粘固到基牙上，对基牙和修复体缺乏化学性粘接作用，主要用于固位形符合要求的金属冠、金属烤瓷冠或者瓷嵌体的粘固。

随着瓷贴面和全瓷冠修复技术的发展，固位形达不到传统要求的基牙也成为修复对象，这就对修复体的粘固提出了更高的要求，需要使用粘接力强的树脂水门汀材料为修复体提供牢固的粘固力。一些透明性较高的硅酸盐瓷修复体材料本身强度不高，用粘接强度高的树脂水门汀粘固，可显著增强瓷修复体的抗折裂能力。

用树脂水门汀粘固固定修复体，基牙的粘接面往往需要应用牙齿粘接剂（参见本章第二节），修复体的粘接面需要应用修复体粘接底涂剂（primer）（图 7-1）。

二、修复体粘接用底涂剂

（一）金属用底涂剂

1. **非贵金属用底涂剂（primer for bonding base-metal）** 通常由粘接性单体（如 MDP、4-META）和挥发性溶剂（如丙酮）组成，粘接性单体的极性基团（羧基、酸酐和磷酸基团）与非贵金属表面的氧化膜具有良好的亲和性，一端通过可聚合单体与复合树脂产生共聚，另一端与金属表面氧化膜中的金属离子和氧离子，能够形成离子键、氢键和配位键，产生较为牢固的结合。

2. **贵金属用底涂剂（primer for bonding noble metal）** 主要由含硫酮基、联硫基或硫醇基的粘接性单体和挥发性溶剂组成。硫醇基能与金发生反应，形成稳定的 Au-S 化学键，但是硫醇基稳定性差，而硫酮基、联硫基的稳定性好。当含有硫酮基或联硫基的单体与金合金接触时，分解成硫醇基，与金发生反应。

常用的含有硫酮基或联硫基的粘接性单体有甲基丙烯酰氧葵基硫辛酯、4- 乙烯苯甲基 - 正丙基氨基三氮杂苯二硫酚（4-vinylbenzyl-n-propyl amino triazine dithione，VBATDT）、10- 甲基丙烯酰氧基葵基 -6,8- 二硫辛酸酯（10-methacryloyloxydecyl 6,8-dithio-octanoate，10-MDDT）。环状硫酮基、联硫基单体的粘接效果优于线型硫酮基、联硫基单体。VBATDT、10-MDDT 与金的反应如下：

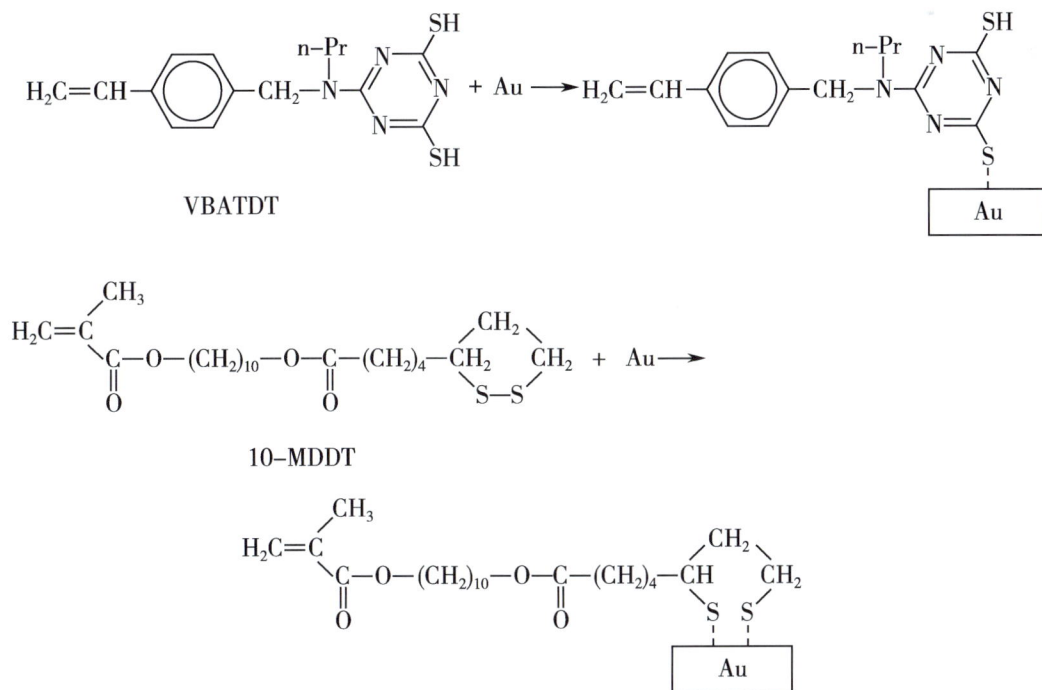

VBATDT

10—MDDT

贵金属、非贵金属用的底涂剂不能换用。贵金属表面镀锡后可使用非贵金属底涂剂。使用自粘接树脂水门汀粘固时，非贵金属修复体表面不必涂布底涂剂，因为水门汀中的粘接性单体能与金属形成化学性粘接，而贵金属则必须使用底涂剂。

（二）陶瓷用底涂剂

1. 硅酸盐陶瓷用底涂剂(primer for bonding silicate ceramics) 通常由硅烷偶联剂和挥发性溶剂组成。硅烷偶联剂必须水解后才能与陶瓷表面的—Si—OH发生化学反应（参见第六章），一般是将底涂剂涂布于陶瓷表面后等待其自然水解，这样往往水解不够充分，影响粘接效果。含有预水解硅烷偶联剂的底涂剂粘接效果更好，但贮存期短，因为硅烷偶联剂水解后容易自行聚合。双瓶装底涂剂贮存期长，粘接效果好，因为其中一瓶是贮存稳定的硅烷偶联剂丙酮溶液，另一瓶是乙酸水溶液。当两瓶液体混合时，乙酸能加速硅烷水解，提高粘接强度。

2. 氧化锆瓷及氧化铝瓷用底涂剂 氧化铝瓷/氧化锆瓷的底涂剂主要由可聚合的有机磷酸酯单体（phosphoric acid monomers）或者有机膦酸酯单体（phosphonic acid monomers）和溶剂组成。常用的可聚合的有机磷酸酯单体是MDP，常用的有机膦酸酯单体有6-甲基丙烯酰氧乙基3-膦酰乙酯（6-MHPA）和6-甲基丙烯酰氧乙基3-膦酰丙酯（6-MAPP）。这些酸性单体能够与氧化铝瓷和氧化锆瓷表面的金属氧化物水合层形成氢键、离子键或者配位键（图7-8），而单体的另一端的双键可以与甲基丙烯酸树脂共聚合，从而显著提高树脂与氧化铝瓷/氧化锆瓷的粘接强度。

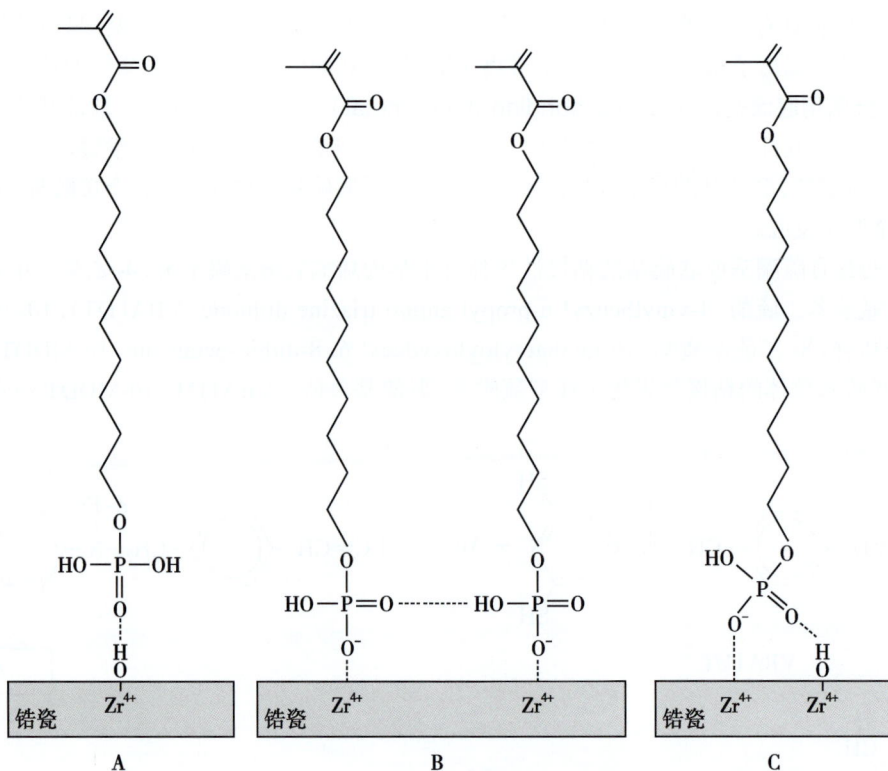

图 7-8 MDP 与氧化锆可能的粘接机制
A. 形成氢键 B. 形成离子键 C. 形成氢键和离子键

三、树脂水门汀

树脂水门汀（resin cements）是指一类具有粘接和封固性能的树脂基复合材料，临床上用于粘固或粘接固定修复体，其效果优于传统的无机水门汀。树脂水门汀结合特定的底涂剂和处理方法，能对牙釉质、牙本质、陶瓷和合金进行粘接。

（一）种类与组成

1. 种类 目前临床上使用的树脂水门汀种类较多，有不同的分类方式。

（1）按固化方式分类：主要有自凝（化学固化）、光固化和双重固化（化学固化＋光固化）树脂水门汀。自凝型水门汀用于不透光修复体的粘固，操作时间有限。光固化型水门汀操作时间充分，适用于粘固透光率高的硅酸盐瓷贴面、冠。双重固化型操作时间相对充足，初始固化又可控,因此应用广泛。

(2)按成分分类:分为甲基丙烯酸树脂基、聚酸改性复合树脂基和复合树脂基水门汀。现在常用的是复合树脂基水门汀。

(3)按应用步骤分类:分为酸蚀-冲洗类树脂水门汀(etch-and-rinse resin cements)、自酸蚀类树脂水门汀(self-etch resin cements)和自粘接类树脂水门汀(self-adhesive resin cements)。

1)酸蚀-冲洗类树脂水门汀:该类水门汀应用时,基牙粘接面需要使用酸蚀-冲洗类牙本质粘接剂。根据有无填料可分为无填料树脂水门汀和有填料树脂水门汀。无填料树脂水门汀也可以作为粘接剂使用,通常含有扩散促进单体(diffusion promoter monomer),它能够促进树脂渗入到酸蚀过的牙本质表层内。无填料树脂水门汀的粘接强度一般低于有填料树脂水门汀,但它的优点是可直接粘接到牙齿上,省去了使用粘接剂的操作步骤。有填料树脂水门汀需要与酸蚀-冲洗类粘接剂联合使用。酸蚀-冲洗类树脂水门汀通常是双重固化和光固化。

2)自酸蚀类树脂水门汀:该树脂水门汀应用时,基牙粘接面需要使用自酸蚀牙本质粘接剂。自酸蚀类树脂水门汀通常是双重固化。

3)自粘接类树脂水门汀:该水门汀应用时,基牙粘接面无需酸蚀和应用牙齿粘接剂,可直接用树脂水门汀粘接。如果修复体是非贵金属或者氧化锆陶瓷,其粘接面也可以不必使用粘接底涂剂;如果修复体是贵金属或者硅酸盐陶瓷,仍需要使用相应的粘接底涂剂。自粘接类树脂水门汀通常也是双重固化。如果在使用自粘接树脂水门汀前,使用牙本质粘接剂,可增强树脂水门体的粘接强度。

2. 组成　树脂水门汀的组成与化学固化复合树脂很相似,主要由树脂基质、增强填料和引发剂组成,但是含有粘接性单体。剂型有粉液型和双糊剂型,大多数产品是双糊剂型。一些市售的树脂水门汀还提供配套的酸蚀剂、底涂剂和牙齿粘接剂等。表 7-3 为双重固化双糊剂型自粘接树脂水门汀的典型组成。

表 7-3　双重固化双糊剂型自粘接树脂水门汀的基本组成

基质糊剂(base)	wt%	催化糊剂(catalyst)	wt%
树脂基质(如 UDMA 等)	30	树脂基质(如 Bis-GMA)	20
粘接性单体(如 MDP)	1～2	稀释剂(如 TEGDMA)	10
增强填料(如 SiO_2)	65	碱性无机填料(碱性氧化物)	5
光引发剂(如樟脑醌)	0.5	增强填料(如 SiO_2)	63
自凝引发剂(如 BPO)	1.0	促进剂(如 BHET)	0.5
稳定剂(如 BHT)	0.03	稳定剂(如 BHT)	0.03

注:wt%:质量分数

当基质糊剂和催化糊剂混合时,基质糊剂中的引发剂 BPO 与基质糊剂中的促进剂 BHET 开始反应,逐渐产生活性自由基,引发树脂基质、单体交联固化。混合物内的光引发体系在光固化灯照射下快速产生活性自由基,研发树脂基质、单体交联固化。双重固化树脂水门汀的自凝固化可以持续较长时间,有些产品可持续 24 小时。

(二)性能

1. 固化性能　目前大多数树脂水门汀为双重固化,其化学固化(自凝)速度较慢。相关标准要求自凝固化时间应不超过 10 分钟,供临床的操作时间应不少于 60 秒,以便临床有充足的操作时间。双重固化的光固化速度快,操控性好,而且光固化后树脂仍能够继续自凝固化一段时间。通常要求树脂水门汀的光固化遮色材料固化深度应不少于 0.5mm,其他的光固化深度应不少于 1.5mm。自凝树脂水门汀及双固化树脂水门汀应与其相容的牙齿粘接剂联合使用,否则牙齿粘接剂的酸性会影响水门汀中自凝促进剂(叔胺)的活性,导致与粘接剂接触的水门汀不能固化或固化不全(参见本章第二节)。

与复合树脂相同,树脂水门汀固化后表面有一层厌氧层。为了消除厌氧层,可在暴露的水门汀表面涂布能隔绝空气的隔离剂（隔氧剂）。基牙粘接面如果有含丁香酚暂时性水门汀的残留物，其中的丁香酚会影响树脂水门汀的固化，因此，采用树脂水门汀粘接时，避免采用含丁香酚的水门汀暂时粘固。同理，基牙的护髓不要用含丁香酚材料。

2. 粘接性能 树脂水门汀主要用于粘固修复体，粘接强度高于传统水门汀。对于基牙粘接，通常酸蚀 - 冲洗类树脂水门汀的粘接强度最大，自酸蚀类树脂水门汀次之，而自粘接类树脂水门汀最小。自粘接类树脂水门汀虽然也含有酸性粘接性单体（例如 MDP），粘固初期的酸性（pH 1.8～3.5）对基牙有类似于自酸蚀类粘接剂的脱矿、粘接作用，但是由于稠度大、其在基牙表面的脱矿、渗透作用较弱，因此对基牙的粘接强度较低。

自粘接类树脂水门汀因为含有酸性粘接性单体，对非贵金属或者氧化锆陶瓷修复体具有一定的化学粘接作用，但是对贵金属和硅酸盐陶瓷的粘接作用较弱，因此，用该水门汀粘固贵金属和硅酸盐陶瓷修复体时，需要应用相应的粘接底涂剂。

3. 强度 树脂水门汀的压缩强度（150～240MPa）、弯曲强度（45～100MPa）及韧性均高于传统无机水门汀。通常要求树脂水门汀的弯曲强度不低于 20MPa。树脂水门汀的弹性模量（5～16GPa）比磷酸锌水门汀低。树脂水门汀具有良好的压缩强度、弯曲强度和粘接强度以及恰当的弹性模量能抵御咀嚼产生的咬合力，可获得良好的粘接持久性。

4. 薄膜厚度 主要影响修复体的就位和固位。薄的薄膜厚度可减少修复体边缘的不密合性，从而减少菌斑堆积，水门汀的溶解和继发龋的形成。我国相关标准要求树脂水门汀的薄膜厚度不大于 50μm，大多数市售产品为 20～30μm。

5. 吸水性和溶解性 我国相关标准要求，粘接性树脂水门汀的吸水值应不大于 130μg /mm³，溶解值不应大于 16μg /mm³。传统树脂水门汀的吸水率和溶解率较低，低于无机水门汀。自粘接类树脂水门汀含有酸性粘接性单体，其吸水率和溶解率大于传统树脂水门汀。树脂水门汀吸水后强度下降，体积膨胀，影响粘接的耐久性。

一些自粘接树脂水门汀内添加有碱性填料（金属氧化物）（表 7-3），当水门汀混合并涂布基于上后，酸性粘接性单体因与牙齿羟基磷灰石、水门汀中的碱性填料反应而酸性减弱（pH 4.5～6.5）。完全固化后水门汀亲水性下降，有些产品固化后甚至呈疏水性，有利于降低水门汀的吸水率、吸湿膨胀和水解降解。

6. 颜色及其稳定性 市售的树脂水门汀有多种颜色，以便粘固透明性高的瓷修复体，因为水门汀的颜色会影响粘接后修复体的美观性。以芳香叔胺为自凝固化促进剂的树脂水门汀，凝固后颜色随着时间延长会泛黄，影响透明性高的瓷修复体的颜色美观性。目前一些新的水门汀采用无胺引发体系，颜色稳定性得到显著改善。光固化树脂水门汀胺含量少，颜色稳定性较好，因此前牙贴面粘固一般用光固化树脂水门汀。

光固化酸蚀 - 冲洗类水门汀通常含有配套的试色糊剂，用于美观性要求高的修复体。自粘接类树脂水门汀通常没有配套的试色糊剂，建议用于美观性要求低的修复体。

7. 操作性能 酸蚀 - 冲洗类含填料的树脂水门汀应用过程复杂，步骤多，技术敏感性大。自酸蚀类树脂水门汀技术敏感性次之，自粘接类树脂水门汀技术敏感性最小。粘固固定修复体时，修复体边缘溢出的水门汀需要在初凝时及时清理。一旦完全固化，残余的树脂水门汀，尤其在龈下和邻面的部分很难清理干净，难以抛光，容易引起菌斑聚集。

8. 牙髓刺激性 自粘接类树脂水门汀含有酸性粘接性单体，凝固后 90 秒的 pH 为 2～4，48 小时后 pH 为 2.5～7，凝固过程中可能对牙髓产生一定的刺激。

9. 释氟性 有些树脂水门汀中加入了含氟填料等，在口腔环境中可释放出氟，具有一定的防龋作用，而且可有效抑制生物膜的附着。

（三）应用

1. 适用范围 树脂水门汀用于粘固各种固定修复体，如全冠、部分冠、贴面、各类嵌体及纤维桩等。对修复体固位力大、固位形好和对美学要求低时，可选择自粘接类树脂水门汀；反之，建议选择酸蚀 - 冲洗类树脂水门汀或自酸蚀类树脂水门汀。建议采用自粘接类树脂水门汀粘固纤维桩。

图片：ER7-11
不同树脂水门汀的颜色稳定性不同

2. 注意事项　①牙面清洁牙体表面需彻底清洁，不能残留暂粘剂；②隔湿防止龈沟液和唾液等污染；③基牙粘接面不要应用脱敏剂、洗涤剂、过氧化氢及含有 EDTA 的冲洗液，这些制剂的残留物会影响树脂水门汀的固化；④修复体粘接面应根据不同修复体材料和不同类型树脂水门汀的要求进行预处理，包括表面粗糙化处理；⑤如果洞形边缘位于牙釉质，建议采用选择性牙釉质酸蚀；⑥通常将混合好的树脂水门汀涂布到修复体的粘接面上，然后将修复体就位到基牙上，如果涂布到基牙上，基牙较高的温度会加速水门汀的固化，缩短自凝或者双重固化树脂水门汀的工作时间，影响操作；⑦修复体边缘挤出的多余材料应在半固化状态下用洁牙刮刀刮除，这样边缘缝隙处的水门汀表面较为平整，边缘密合性好，自凝型水门汀混合后 2～3 分钟刮除，光固化型在光照边缘 2～3 秒后刮除，刮除后最好在暴露的水门汀材料表面涂一层甘油，以隔离空气，然后继续进行（光照）固化。

第四节　其他医疗用粘接剂

一、骨粘接剂

主要用于骨组织外伤、疾病及畸形治疗的粘接修复，如人工关节固位、骨折固定、骨缺损的修复，这类材料在临床习惯称为骨水泥（bone cement）。

1. 聚甲基丙烯酸甲酯骨水泥　通常为粉、液剂型，组成上与自凝义齿基托树脂基本相同，只是纯度非常高，凝固时间较长。这种骨水泥成形容易，使用方便，在骨缺损修复中得到广泛应用。但是这种骨水泥固化过程中产热量大，聚合后残留单体多，有一定的细胞毒性，而且力学强度和粘接强度不高，与骨组织接触后可能产生骨质热坏死并导致血压降低等并发症。

为改善聚甲基丙烯酸甲酯骨水泥的性能，对其进行了一系列改进，如加入金属丝和玻璃纤维的增强骨水泥；加入可溶性、可吸收性和降解性物质制成多孔性骨水泥；加入微胶囊化抗生素或其他药物制成药物释放性骨水泥，以及 X 射线阻射性骨水泥、低黏度骨水泥和水乳性骨水泥等。

2. 磷酸钙骨水泥（calcium phosphate cement）　通常为粉、液剂型，粉剂为两种或两种以上磷酸钙粉末，例如羟基磷酸钙、磷酸二氢钙、磷酸三钙、磷酸四钙等，液剂通常为水，稀磷酸、柠檬酸、共聚酸等也可作为液剂。粉、液按一定比例混合后，先形成一种可任意塑形的糊状物，然后通过水化反应和结晶反应，最终转变为最稳定的羟基磷灰石晶体或磷酸钙盐而固化，固化过程中放热量小，对周围组织无热损害。

磷酸钙骨水泥凝固时间为 10～60 分钟，数小时至 24 小时后压缩强度为 30～90MPa。磷酸钙骨水泥具有良好的生物相容性和生物活性，植入体内后具有一定的溶解性，与骨组织形成骨性结合。自 20 世纪 80 年代中期问世以来，这种性能优异的骨水泥在组成配方的优化、理化性能的改善、生物相容性的检测等研究及临床应用方面不断取得进展，显示出良好的发展前景。

二、软组织粘接剂

软组织粘接剂主要用于外科手术创口的粘接吻合和止血，以代替或部分替代手术缝合。

（一）α-氰基丙烯酸酯粘接剂

1. 组成　主要成分是高纯度 α-氰基丙烯酸长链烷基酯，例如 α-氰基丙烯酸正辛酯。还加有适量稳定剂（二氧化硫）、增稠剂（聚甲基丙烯酸甲酯）和增塑剂（邻苯二甲酸二丁酯）。产品为单组分液体形式，无溶剂，密封保存于玻璃安瓿瓶中。

2. 聚合原理　当 α-氰基丙烯酸酯接触到人体组织蛋白质中的—OH、—COOH 及—NH$_3$ 时，这些基团能够快速引发 α-氰基丙烯酸酯发生阴离子聚合，在数秒钟之内固化（参见第二章第四节）。

3. 性能　①α-氰基丙烯酸酯粘接剂固化速度快，号称瞬间粘接剂，但是固化速度受到被粘物表面的酸碱度影响，酸性物质能延缓固化速度，碱性物质加速固化；②粘接强度高，固化后有一定的柔韧性，但是耐水稳定性不佳，水中会缓慢降解；③毒性、刺激性与酯链长短有关，酯链长，对组

学习笔记

织刺激性小；④有一定的抑菌作用；⑤操作方便，不需要混合。

4.**适用范围**　α- 氰基丙烯酸酯粘接剂具有止血、封闭、粘接、堵漏、栓塞、粉碎骨固定、防粘连等作用，适用于皮肤切口粘接，脏器、神经、肌肉、血管等的粘接及鼻黏膜出血的止血，某些手术的止血等。

（二）纤维蛋白粘接剂

1.**组成**　纤维蛋白粘接剂（fibrinogen tissue adhesive）又称为纤维蛋白胶（fibrin glue），通常由三组分构成，一瓶为冻干纤维蛋白原及第Ⅷ因子，一瓶为冻干人凝血酶，另一瓶为氯化钙溶液。

2.**固化机制**　利用人体的凝血机制。纤维蛋白原在凝血酶的作用下变成可溶性的血纤维蛋白，再在 Ca^{2+} 和血液凝固第Ⅷ因子的作用下纤维蛋白原逐渐聚合，最终形成纤维蛋白网络，变成不溶性的血纤维块，粘接、封闭组织。为了防止血纤维蛋白块的过早溶解，维持粘接效果，添加抑肽酶，抑肽酶能抑制蛋白质分解。

3.**性能**　①凝固速度快：10 秒内就会开始凝固，凝固后 30～90 分钟最高粘接强度可达60kPa；②可降解吸收：约 2 周后，粘接剂在血浆酶的作用下逐渐降解吸收；③无毒、无刺激、无致癌、致畸、致突变性；④存在异体免疫反应问题。

4.**应用**　主要用于止血，黏合组织，覆盖并促进伤口愈合等。使用时，将纤维蛋白原溶解液涂抹于粘接部位，然后立即涂抹凝血酶溶液，将待黏合组织定位数分钟以达到黏合效果。凝血酶溶液的浓度对凝固速度影响很大。涂胶前吸干粘接面，提供一个干爽的表面，涂胶后 60 秒内不要压迫伤口。

（傅柏平）

参考文献

1. ROBERT G C，JOHN M P. 牙科修复材料学. 赵信义，易超，译. 西安：世界图书出版公司，2006

2. VAN MEERBEEK B，YOSHIHARA K，YOSHIDA Y，et al.State of the art of self-etch adhesives. Dent Mater，2011，27（1）：17

3. IMAZATO S. Antibacterial properties of resin composites and dentin bonding systems.Dent Mater，2003，19（6）：449-457

4. PASHLEY D H，TAY F R，BRESCHI L，et al. State of the art etch-and-rinse adhesives.Dent Mater，2011，27（1）：1

5. FU B，SUN X，QIAN W，et al.Evidence of chemical bonding to hydroxyapatite by phosphoric acid esters. Biomaterials，2005，26（25）：5104

6. IKEMURA K，TANAKA H，FUJII T，et al. Design of a new，multi-purpose，light-curing adhesive comprising a silane coupling agent，acidic functional monomers and dithio-octanoate monomers for bonding to varied metal and dental ceramic materials.Dent Mater J，2011，30（4）：493

7. ZHANG Z，WANG X，ZHANG L，et al. The Contribution of chemical bonding to the short-and long-term enamel bond strengths. Dent Mater，2013，29（7）：103-112

8. YU M，WU Z，PAN H，et al. Effects of saliva contamination on bonding performance of self-etching adhesives. J Adhes Sci Technol，2014，28：2032-2045

9. ROSA W，PIVA E，SILVA A.Bond strength of universal adhesives：A systematic review and meta-analysis.J Dent，2015，43（7）：765-766

10. QANUNGO A，ARAS M，Chitre V，et al. Immediate dentin sealing for indirect bonded restorations.J Prosthodont Res，2016，60（4）：240-249

11. SUNICO-SEGARRA M，SEGARRA A. A Practical Clinical Guide to Resin Cements. Berlin：Springer-Verlag，2015

12. AKAY C，TANIS M，SEN M. Effects of hot chemical etching and 10-metacryloxydecyl dihydrogen phosphate（MDP）monomer on the bond strength of zirconia ceramics to resin-based cements. J Prosthodont，2017，26（5）：419-423

第八章

根管充填材料

>> **学习要点**

了解根管充填材料应具备的性能，掌握常用根管充填材料的性能特点及适用范围。

根管充填材料（root canal filling materials）是用于根管治疗过程中充填封闭根管牙髓腔及根管空隙的材料。理想的根管充填材料应具备以下性能：①容易充满根管；②凝固后不收缩，不透水分，能充分封闭根管；③能促进根尖周病变的愈合；④具有一定的抗菌性能；⑤能长期保存在根管中而不被吸收；⑥具有射线阻射性，便于 X 线检查是否充填完满；⑦必要时能从根管中取出；⑧不使牙齿变色。

目前临床所用根管充填材料分为固体填充尖（solid core filling points）、根管封闭剂（root canal sealer）和根管塑化液（canal resinifying liquid）三类。

图片：ER8-1
根尖片

第一节　固体填充尖

固体填充尖主要是牙胶尖，其他还金属尖（银尖）和树脂尖。固体填充尖难于严密地封闭根管，一般需要与根管封闭剂联合使用。固体充填尖有各种不同的长度、粗细和锥度等规格。

一、牙胶尖

1. **组成**　牙胶尖（gutta-percha points）主要由古塔胶（gutta-percha）（10%～20%）、氧化锌（61%～75%）、松香（1%～4%）、硫酸钡（10%）和其他成分（～4%）组成，有些产品还添加氢氧化钙、碘仿等抗菌物质，以赋予抗菌性能。古塔胶是一种天然橡胶，主要成分是异戊二烯的反式聚合物，常温下是硬而似革的树脂状的物质，50℃开始软化。一般将古塔胶熔化后混入各种填料，经混炼、成型而制成牙胶尖。

2. **性能**　牙胶尖的强度和刚性较低，弹性模量为 0.10～0.17GPa，屈服强度仅为 8.3～11.7MPa，易插入较粗的根管内，不易插入狭窄、弯曲的根管内。在压力下牙胶尖有一定的可塑性，在插入根管后对其施加压力，牙胶尖能塑性变形以适应于根管形状，显示出良好的可充填性，但是它对牙本质缺乏粘接性。市售的牙胶尖大多都具有射线阻射性。

牙胶尖加热后软化，较高温度下具有良好的流动性，可用特制的加压注射器注入根管内，容易进入弯曲及侧副根管内，此为牙胶热注射充填技术。热注射的牙胶在根管内冷却凝固过程中伴随着体积收缩，导致与根管壁的密合性下降。为了提高边缘密合性，热注射充填时应当在保证一定的流动性前提下尽量降低热牙胶的温度，同时注射充填过程中要对充填物保持较长时间的压力，以补偿牙胶的体积收缩。

为了提高牙胶尖的刚性，改善其插入根管的能力，近年来出现了用刚性及软化温度较高的热塑性塑料作为牙胶尖的内芯，外层包覆传统牙胶的固核输送型牙胶尖。充填根管前对外层牙胶加热，使其软化，然后插入根管内，这样不但能够充分插入根管，而且外层软化的牙胶能够在内芯的压力下在根管内充分流动，充满根管内的微小间隙，但是这种牙胶尖在充填过程中容易超充填，或

画廊：ER8-2
牙胶尖及其性能

图片：ER8-3
热牙胶可注射入根管内

视频：ER8-4
牙胶热注射充填技术

者在插入根管口时外覆的牙胶容易从输送内芯上脱落。

牙胶尖可被氯仿、桉油醇等溶剂软化、溶解,因此根管充填后,如有必要,可以溶解取出之。

牙胶尖的组织刺激性较小,通常小于根管封闭剂,但是如果充填超出根尖孔也会对根尖周组织造成一定的刺激,因此牙胶尖充填根管不要超充填。

3. 应用　牙胶尖用于一般根管的充填,通常与封闭剂联合应用。牙胶热注射充填主要适用于狭窄、弯曲、形态复杂的根管的充填。牙胶尖可用 70% 的异丙醇或者 2% 的氯己定或者 5.25% 的次氯酸钠溶液浸泡消毒。牙胶尖应当储存于阴凉、干燥处,潮湿环境会使牙胶尖吸收水分,导致强度和刚性下降。超期存放不用的牙胶尖存在性能变脆和老化问题。

固核输送型牙胶尖适用于细小弯曲根管、较长根管、C 形根管等。

二、银尖

1. 组成　银 99.8%～99.9%,镍 0.04%～0.15%,铜 0.02%～0.08%。

2. 性能　银尖(silver cones)具有较高的强度、刚性和良好的韧性,容易插入很细的根管内而不易折断。银尖具有一定的杀菌、抑菌作用和良好的射线阻射性能,但是缺乏可塑性,与根管壁的贴合性较差,接触唾液、组织液后容易腐蚀,腐蚀释放的金属离子对尖周组织有一定的刺激性,甚至导致根尖周炎。腐蚀产物也会使牙齿变色。银尖充填的根管也不利于后续的根管桩的制备。基于以上问题,临床上目前很少应用银尖。

3. 应用　用于弯曲、狭窄、细且牙胶尖难以插入的根管。

三、树脂尖

1. 组成　树脂尖(plastic points)一般由热塑性树脂、填料和射线阻射物组成,经加热熔化、混炼、成型而制成。常用的热塑性树脂有聚烯烃弹性体、聚酯、乙烯 - 醋酸乙烯酯共聚物、聚己内酯等。常用的填料及射线阻射物有磷酸钙、氢氧化钙、硫酸钡及具有生物活性的玻璃粉等。树脂尖的外面往往包裹一层甲基丙烯酸酯树脂,以便与甲基丙烯酸酯树脂基封闭剂形成结合。

2. 性能　树脂尖具有热塑性,热熔化温度略低于牙胶尖。室温下树脂尖具有更好的弹性和韧性,易于插入弯曲的根管,操作性能类似牙胶尖。也能够被氯仿溶解而易于取出,或者用根管钻去除。树脂尖的组织亲和性较好。

3. 应用　树脂尖一般与甲基丙烯酸酯树脂基封闭剂联合应用。

第二节　根管封闭剂

根管封闭剂(root canal sealer)用于封闭牙根管。由于根管形态复杂,固体充填尖难以充满根管内的微小腔隙,因此,通常在固体充填尖外面包覆糊剂状的封闭剂进行充填根管,封闭剂可以充填固体充填尖达不到的微小腔隙处,还可以润滑根管,有利于固体充填尖充分插入根管内。封闭剂种类较多,大多为粉液剂型或者双糊剂型,常用的封闭剂有氧化锌 - 丁香酚类封闭剂、氢氧化钙类封闭剂、树脂基封闭剂、根管糊剂、碘仿糊剂、玻璃离子水门汀等。

我国相关标准规定,根管封闭剂调和物应细腻,并具有良好的流动性,薄膜厚度应不大于 50μm,要有充分的工作时间和适当的固化时间,凝固过程中线性收缩率应≤1.0%,或膨胀率≤0.1%,凝固后溶解率应≤3%,具有明显的射线阻射性。

一、氧化锌 - 丁香酚封闭剂

氧化锌 - 丁香酚封闭剂(zinc oxide-eugenol sealer)是在氧化锌 - 丁香酚水门汀的基础上改良形成的。

1. 组成　市售的氧化锌 - 丁香酚根管封闭剂大多基于如下两种配方:

【Rickert 配方】

粉:氧化锌 41.2g,沉淀银 30.0g,白松香 16.0g,碘化麝香草酚 12.8g。

液:丁香油 78g,加拿大香脂(Canada balsam)22g。

图片:ER8-5
树脂尖

图片:ER8-6
根管形态复杂

学习笔记

【Grossman 配方】

粉：氧化锌 42g，氢化松香 27g，碱式碳酸铋 15g，硫酸钡 15g，无水硼酸钠 1g。

液：丁香油。

2. 性能

（1）抗菌性能：该封闭剂中的氧化锌具有收敛、抑菌作用，丁香酚对多种根管细菌具有抗菌作用，持续时间长。Rickert 配方抗菌性能更强。

（2）根管封闭性能：该封闭剂调和物细腻，流动性好，容易充填根管。该封闭剂凝固过程中的体积收缩小（0.14%），凝固前可溶胀牙胶尖而与其形成结合，并使牙胶尖膨胀，补偿封闭剂的收缩。但是该封闭剂水溶解性较大，降低了其根管封闭性能，封闭性能略低于其他封闭剂。

（3）组织刺激性：该封闭剂对根尖周组织有轻度的致炎性，可产生轻微炎症，导致疼痛、愈合迟缓等。

3. 应用时注意事项
氧化锌-丁香酚封闭剂需要与牙胶尖联合使用。

二、树脂基封闭剂

树脂基（resin-based）封闭剂主要有环氧树脂基封闭剂（epoxy resin-based sealer）和甲基丙烯酸酯树脂基封闭剂（methacrylate resin-based sealer）。

（一）环氧树脂基封闭剂

1. 组成 目前使用的环氧树脂基封闭剂为双糊剂型，基质糊剂（base）的主要成分有双酚 A 环氧树脂、钨酸钙、氧化锆以及氧化铁颜料，催化糊剂（catalyst）的主要由多胺化合物（二苯基二胺、金刚烷胺、三环癸烷二胺）和填料钨酸钙、氧化锆、硅土及硅油组成。

2. 性能

（1）固化性能：多胺在室温下与含有环氧基的树脂发生加成交联反应，使线型环氧树脂分子交联成网状结构而固化。该封闭剂的固化时间较长，为 8～10 小时（37℃），有充分的操作时间，固化后水溶解性低，长期稳定性好。

（2）根管封闭性能：该封闭剂凝固前流动性好，容易渗入侧副根管及牙本质小管内。由于固化反应是环氧基的开环反应，因此该封闭剂聚合收缩较小（1.46%～1.74%），根管封闭性能较好；但该封闭剂对牙胶尖和根管壁缺乏化学粘接性。

（3）组织刺激性：该封闭剂具有一定的细胞毒性，对根尖周组织的刺激性轻微，属于临床可接受范围，一般不会引起牙周骨组织吸收，刺激性随时间延长而减弱。该材料抗菌性能较弱。

3. 应用 用于根管永久性充填封闭，可以单独应用，但是一般与牙胶尖联合应用，因为单独应用时，材料凝固后不易再取出。另外，用该封闭剂充填根管之前，如果用过氧化氢溶液冲洗根管，残留的过氧化氢可与环氧树脂反应，在树脂内形成微小气泡，影响封闭效果。

临床上对环氧树脂过敏的患者应禁止使用。使用过程中应尽量避免皮肤及黏膜接触未固化的材料。混合材料时，在稍微加热的玻璃板上混合可使混合物黏度变稀，便于充填。

（二）甲基丙烯酸酯树脂基封闭剂

随着牙齿粘接技术和材料的发展，将牙本质粘接理念应用于根管充填与封闭，已成为近年来发展的方向之一，形成了具有粘接性的甲基丙烯酸酯树脂基根管封闭剂。目前临床应用的甲基丙烯酸酯树脂基封闭剂主要有亲水型和自酸蚀型两种，前者应用前根管需要用 EDTA（乙二胺四乙酸）清洗液去除根管壁的玷污层，并使根管壁保持潮湿状态。

1. 组成

（1）亲水型：一般由低黏度亲水性甲基丙烯酸酯单体（例如甲基丙烯酸羟乙酯、UDMA 等）作为树脂基质，添加无机填料（例如氯氧化铋、玻璃粉、硫酸钡、二氧化硅）和聚合引发剂。封闭剂一般配成双组分（例如双糊剂）。

（2）自酸蚀型封闭剂：该封闭剂一般由低黏度亲水性甲基丙烯酸酯单体（例如甲基丙烯酸羟乙酯、UDMA、聚乙二醇二甲基丙烯酸酯）、粘接性单体（例如 4-META、MDP）、聚合引发剂和无机填料（例如氯氧化铋、玻璃粉、硫酸钡、二氧化硅）组成。封闭剂一般配成双组分（例如双糊剂）。

2. 性能

（1）固化性能：一般为双重固化（自凝和光固化），但是以自凝为主，自凝固化的初凝时间为10～20分钟，终凝时间为40～120分钟。位于根管口的材料可通过光照固化，即刻封闭根管口，便于后续充填髓腔。该封闭剂具有较强的厌氧性，在空气中难以充分聚合。

（2）根管封闭性能：该封闭剂与根管壁的结合机制与粘接剂粘接牙本质相同，通过封闭剂渗入表面脱矿的根管壁牙本质中形成混合层，渗入牙本质小管内形成树脂突，从而与根管壁形成紧密的结合。另外，该封闭剂还能够与牙胶尖、树脂尖形成较好的结合，特别是与表面包敷甲基丙烯酸树脂的树脂尖能够形成良好的结合。然而，由于这类封闭剂在固化过程中的聚合收缩较大，再加上根管的洞形因素值（C值）很大，固化过程中在根管壁产生的收缩应力较大，因此该封闭剂封闭根管的效果没有预期的那样好。尽管如此，这类封闭剂仍显示出较好的根管封闭性能。

（3）组织刺激性：该封闭剂对根尖周组织有轻微的刺激性，属于临床可接受范围，不会引起牙周骨组织吸收，而且刺激性随时间延长而减弱，主要原因是封闭剂聚合不全，且具有一定的水溶解性，溶出的残留单体刺激所致。

3. 应用 该封闭剂一般与牙胶尖或者树脂尖联合应用。亲水型封闭剂在充填根管时，根管壁脱矿后应当保持潮湿状态，过于干燥会使根管壁表面脱矿的牙本质胶原纤维网塌陷致密化，不利于封闭剂的渗透。根管内水分过多会稀释封闭剂，凝固后会在粘接界面形成微小的含水结构，影响封闭效果。应用该封闭剂之前，不能用含有活性氧的冲洗剂（例如次氯酸钠冲洗剂）冲洗根管，因为其在根管内残留的活性氧会影响封闭剂的聚合。同理，该类封闭剂不能与含有碘仿的牙胶尖联合应用，碘会阻止封闭剂的聚合。

三、氢氧化钙基封闭剂

1. 组成 氢氧化钙基封闭剂（calcium hydroxide-based sealer）的组成与氢氧化钙水门汀相似，一般为双糊剂型。

基质糊剂：氢氧化钙及氧化钙35%，氢化松香54%，二氧化硅5%，惰性液体6%。

催化糊剂：水杨酸1，3-丁二醇酯47%，氧化铋及碳酸铋36%，磷酸钙12%，二氧化硅5%。

2. 性能

（1）固化性能：该封闭剂的凝固机制与氢氧化钙水门汀相同，只是凝固时间较长，达2～8小时。该封闭剂接触水分后凝固速度加快，因此潮湿的根管可加速封闭剂的凝固，而且根管内的材料往往从接触组织液的地方（例如根尖孔）开始凝固。对根管进行适当的干燥，可以确保材料在根管内充分地润湿、流动，形成良好的封闭。

（2）根管封闭性能：该封闭剂的调和物细腻，流动性好，易于充填根管，而且材料凝固过程中体积收缩小。但是该封闭剂对根管壁缺乏化学粘接性，水溶解性较大，与组织液长期接触时材料表面可能崩解，从而影响材料的封闭性能。该封闭剂的根管封闭效果与氧化锌-丁香酚封闭剂相当。

（3）组织刺激性：该封闭剂呈碱性，对常见根管厌氧菌和需氧菌具有一定的抗菌作用，但抗菌能力低于氧化锌-丁香酚封闭剂。该封闭剂的碱性可中和炎性组织的酸性产物，激活碱性磷酸酶的活性，有助于根尖孔的封闭，促进根尖周组织的愈合。但是该封闭剂具有轻度的细胞毒性，超出根尖孔的材料可刺激根尖周组织形成慢性炎症反应。

3. 应用 作为封闭剂与牙胶尖联合应用，用于根管的永久性充填。

四、硅酸钙基根管封闭剂

代表性的硅酸钙基（calcium silicate-based）根管封闭剂是矿物三氧化物凝聚体（mineral trioxide aggregate，MTA），其早期产品是一种集根管充填、盖髓、穿孔修补等多种用途的材料。

1. 组成 MTA封闭剂为粉、液剂型，组成上与硅酸盐水泥极为相似，但是它所用原料更纯净，杂质很少。粉剂的主要成分是硅酸三钙和硅酸二钙及少量的铝酸三钙，添加硫酸钙作为促凝剂，氧化铋作为射线阻射剂。液剂为蒸馏水，添加有水溶性聚合物，以赋予调和物黏性和流动性。

2. 凝固反应　该封闭剂的凝固反应过程与硅酸盐水泥相似，非常复杂，主要是水化反应。

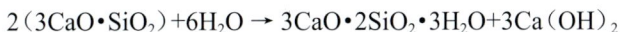

$$2(3CaO \cdot SiO_2)+6H_2O \rightarrow 3CaO \cdot 2SiO_2 \cdot 3H_2O+3Ca(OH)_2$$

硅酸三钙　　　　　　　　　水化硅酸钙

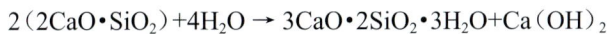

$$2(2CaO \cdot SiO_2)+4H_2O \rightarrow 3CaO \cdot 2SiO_2 \cdot 3H_2O+Ca(OH)_2$$

硅酸二钙　　　　　　　　　水化硅酸钙

当 MTA 的颗粒（硅酸三钙、硅酸二钙）与水混合后，颗粒表面溶解并伴有离子迁移，在颗粒表面形成水化硅酸钙凝胶，同时产生的氢氧化钙在水化凝胶毛细孔区成核并长大。随着反应的进行，水化硅酸钙凝胶聚合硬化，形成具有一定微孔和强度的固体。

3. 性能

（1）固化性能：凝固时间较长（2～4小时），凝固几乎不受潮湿和血液污染影响。凝固过程中伴有轻微的体积膨胀（0.08%～0.9%）。凝固24小时的压缩强度为40MPa。凝固物水中溶解率较小（3%），与EBA增强型氧化锌-丁香酚水门汀相当。凝固物难以从根管内取出。

（2）根管封闭性能：根尖孔封闭性能好，优于氧化锌-丁香酚封闭剂，原因：①凝固过程中的体积膨胀；②对根管壁有良好的黏附性能，在其表面形成羟基磷灰石或者碳酸化磷灰石，产生生物性根尖孔封闭效果；③具有生物矿化活性，能够促进根尖孔矿化封闭。总体封闭性能与环氧树脂基封闭剂相当。

（3）生物学性能：凝固产物中有氢氧化钙，因而呈碱性，具有抗菌性，对感染根管中常见的兼性厌氧菌有一定的抑制作用，但对厌氧菌无效。盖髓时，可以促进钙桥形成。该封闭剂有轻微细胞毒性，细胞毒性小于氧化锌-丁香酚封闭剂和氢氧化钙基封闭剂。

4. 应用　MTA 主要用于直接盖髓、活髓切断、根尖诱导成形中封闭根尖孔、髓室底穿孔或根管侧穿的修补及根管倒充填等。

视频：ER8-13
MTA 的调和

第三节　根管塑化液

根管塑化液是用于根管牙髓塑化治疗（resinifying therapy）的材料，它可以在根管内充分流动和渗透，原位聚合后封闭根管。目前应用的根管塑化液主要是酚醛树脂（resorcinol-formaldehyde resin）液。

1. 组成　有二组分液体和三组分液体两种。

（1）二组分液体：使用时按1:1混合两液体。

甲液：40%的甲醛20mL，甲苯酚12mL，95%乙醇6mL。

乙液：间苯二酚5g，三甲酚5mL，氢氧化钠1.5g。

（2）三组分液体

Ⅰ液：40%的甲醛62mL，甲苯酚12mL，95%乙醇6mL。

Ⅱ液：间苯二酚45g，蒸馏水55mL。

Ⅲ液：氢氧化钠1g，蒸馏水2mL。

用时取Ⅰ、Ⅱ液各0.5mL，加入Ⅲ液0.12mL（或用滴管以Ⅰ液2滴，Ⅱ滴5滴，Ⅲ液2滴），放入注射器或塑料制小瓶盖中，搅拌至发热并呈红棕色时即可使用。

2. 性能　酚醛树脂液中的酚和醛在氢氧化钠催化下能快速聚合成固体的酚醛树脂。凝固前，酚醛树脂液流动性和渗透性很大，容易充填根管，并渗透入侧副根管及牙本质小管中，聚合后能将根管内残留的组织碎屑及微生物包埋固定，使其成为无害物质，达到充填封闭根管的目的。

酚醛树脂液聚合前具有较强的杀菌作用，聚合后也具有一定的抗菌作用，聚合后对尖周组织刺激性较小。但是，酚醛树脂为红棕色，能渗透到牙本质小管中，使牙本质变色，因此不宜用于前牙，以免影响美观。酚醛树脂充分凝固后很难从根管中去除，难以进行根管再治疗，而且该材料无射线阻射性。

3. 应用　酚醛树脂液临床操作相对简单，应用时将调和好的液体用光滑髓针充分地导入根管

动画：ER8-14
牙髓塑化

视频：ER8-15
三组分液体调拌

内，充填时应当防止液体渗出根尖孔，造成对根尖周组织的刺激。充填时可以和牙胶尖联合使用。

根管塑化液适用于成人根管狭窄、弯曲、细长且根管预备困难的磨牙、前磨牙的根管充填，不适用于前牙、根尖孔大的乳牙和年轻恒牙。

（赵信义）

参考文献

1. 中华人民共和国医药行业标准 YY0717—2009，牙科根管封闭材料
2. 中华人民共和国医药行业标准 YY0495—2004，牙根管充填尖
3. AL-KAHTANI A M. Carrier-based root canal filling materials：A literature review. J Contemp Dent Pract，2013，14：777-783
4. TYAGI S，MISHRA P，TYAGI P. Evolution of root canal sealers：An insight story. Euro J General Dent，2013，2：199-218
5. PINHOVELOSO H H，DO SANTOS R A，DE ARAUJO T P，et al.Histological analysis of the biocompatibility of three different calcium hydroxide based root canal sealers.J Appl Oral Sci，2007，14：376
6. YUCEL A，GULER E，GULER A，et al.Bacterial penetration after obturation with four different root canal sealers.J Endod，2006，32：890
7. RAWTIYA M，VERMA K，SINGH S，et al. MTA-based root canal sealers. J Orofac Res，2013，3（1）：16-21
8. SIQUEIRA J J，ROCAS I，VALOIS C. Apical sealing ability of five endodontic sealers. Aust Endod J 2001，27：33
9. PORTER M L，BERTO A，PRIMUS C M，et al. Physical and chemical properties of new-generation endodontic materials. J Endod，2010，36：524-528
10. KIM Y K，GRANDINI S，AMES J M，et al. Critical review on methacrylate resin-based root canal sealers. J Endod，2010，36（3）：383-399
11. PAMEIJER C H，ZMENER O. Resin materials for root canal obturation. Dent Clin Nor Am，2010，54（2）：325-344
12. DESAI S，CHANDLER N. Calcium hydroxide-based root canal sealers：A review. J Endod，2009，35（4）：475-480

第九章　印　模　材　料

>> **学习要点**

掌握各类常用印模材料的性能特点及临床应用的范围,熟悉各类常用印模材料的组成成分以及凝固原理。

第一节　概　　述

口腔印模是用于记录或重现口腔软硬组织外形以及关系的阴模。制取这种阴模所用的材料称为印模材料(impression material)。口腔医护人员通常用托盘将尚未凝固且具有流动性的印模材料送入口腔修复区域,待其凝固后取出即得到修复区域组织的阴模。再将模型材料灌入阴模中,制取修复区域的模型(阳模),然后在模型上制作修复体。因此,印模材料的性能和使用决定了模型是否能够准确再现口腔修复区域的形态,进而影响最终修复体的精度。

一、性能要求

理想的印模材料应当具备如下性能:

1. **良好的生物安全性**　印模材料各组分对口腔软硬组织无刺激性和致敏性。

2. **凝固前具有适当的稠度(consistency)**　适当的稠度可以保证印模材料具有一定的流动性,材料能流至修复区域每个部位,确保得到的印模细节清晰,结构完整。通常取定量的材料,施加一定的压力,通过压薄后材料延展的直径或面积来表示材料的稠度,直径或面积越大,稠度越小。

3. **具有一定的亲水性(hydrophilicity)**　一定的亲水性能使印模材料在凝固前充分润湿口腔软硬组织,以便复制口腔精细结构。印模材料凝固后的亲水性有利于模型材料润湿印模表面,以便获得良好的复制再现性。

4. **适当的工作时间和凝固时间**　工作时间是指材料开始调和至其开始凝固所需的时间,凝固时间是指从开始调和到材料能够获得必要弹性以便分离取下印模所需的时间。两者均需满足临床操作的相关要求。

5. **凝固后具有适度的柔软度(flexibility)**　柔软度是指印模在受到外力作用后变形的性质,通常用压应变(strain in compression)来表示,即对凝固后的印模施加一定压力后材料的压缩变形率来指示。压应变越大,材料越柔软。适度的柔软性可确保印模容易从口腔组织倒凹中取出。

6. **凝固后具有良好的弹性(elasticity)**　弹性是指印模受力后发生变形,去除外力后可以恢复至原来形态的一种性质,通常用弹性恢复率(elastic recovery ratio)来表示,即印模材料受力后发生变形,去除外力后恢复初始形状的程度。弹性恢复率越高,永久变形越小。优良的弹性能够保证印模取出时不会因为组织倒凹的压迫而产生永久变形。

7. **凝固后具有足够的压缩强度和撕裂强度(tear strength)**　压缩强度反映材料受压后发生破

ER9-1

视频:ER9-1
材料稠度的判断

裂的难易程度。撕裂强度则是引发和继续撕裂印模所需的力与印模厚度的比例，反映材料抗撕裂的能力。较高的撕裂强度能确保印模从口腔中取出时，拉伸变形较大的部位不会断裂。撕裂容易发生在印模的薄弱处，提高印模从口腔中取出的速度可以减少撕裂发生的可能性。

8. **良好的细节再现性（reproduction of detail）和尺寸稳定性（dimensional stability）** 细节再现性是印模能复制口腔组织表面精细形态的性质。我国相关标准规定，当印模材料能够复制出标准模具表面宽度为 $20\sim75\mu m$ 的 V 形线槽时，视为材料的细节再现性符合要求。尺寸稳定性是指印模材料开始凝固至灌注模型前形态和体积发生变化的程度。

9. **与模型材料配伍性好** 当用模型材料灌注印模、制备模型时，应当能够制成表面光滑、容易分离、能再现印模表面形态细节的模型，而且印模材料不与模型材料发生化学反应，不影响其凝固。我国相关标准规定，当模型材料能够复制出印模表面宽度为 $25\sim75\mu m$ 的 A 形线棱时视为材料与模型的配伍性符合要求。

10. **可消毒性** 常用的消毒方法不会对印模表面细微结构造成损害，不会造成印模的尺寸变化。

二、分类

1. **弹性和非弹性印模材料** 弹性印模材料凝固后具有弹性，非弹性印模材料凝固后无弹性。

2. **可逆性（reversible）和不可逆性（irreversible）印模材料** 能多次反复使用的材料称为可逆印模材料；凝固后不能再恢复到原有状态、不可重复使用的材料称为不可逆印模材料。

根据材料的主要成分还可分为藻酸盐（alginate）印模材料、琼脂（agar）印模材料和合成橡胶类印模材料等。

第二节　藻酸盐印模材料

藻酸盐印模材料是一种弹性不可逆印模材料。该材料本质上是一种天然藻酸盐大分子微粒分散于水中形成的水胶体（hydrocolloid），因此又称为不可逆水胶体印模材料。藻酸盐印模材料价格便宜，操作简便，凝固后具有适度的柔软性和弹性，在口腔临床应用广泛。

一、组成

藻酸盐印模材料（alginate impression materials）有两种剂型，即粉剂型和糊剂型，前者使用时与水调和，后者与胶结剂半水硫酸钙混合使用。两种剂型的主要成分及其作用见表 9-1 和表 9-2。

表 9-1　粉剂型藻酸盐印模材料的基本组成

成分	含量 /wt%	主要作用
藻酸盐	12～15	基质，与 Ca^{2+} 反应形成凝胶
硅藻土	60～70	调节稠度，增加强度
二水硫酸钙	8～16	胶结剂，与藻酸根离子反应形成凝胶
磷酸钠	2～4	缓凝剂，调节胶凝时间
氟钛酸钾	3～10	加速模型石膏凝固并提高材料凝固后的弹性
调味剂、色素	微量	调味、着色

注：wt%：质量分数

1. **藻酸盐** 是海藻酸与氢氧化钠或氢氧化钾反应形成的盐。海藻酸是从海藻中提取的一种天然线性高分子，为无水 β-D- 甘露糖醛酸与无水 β-D- 古罗糖醛酸的嵌段共聚物，分子结构上有许多羟基和羧基。

COOH H H COOH

海藻酸分子结构

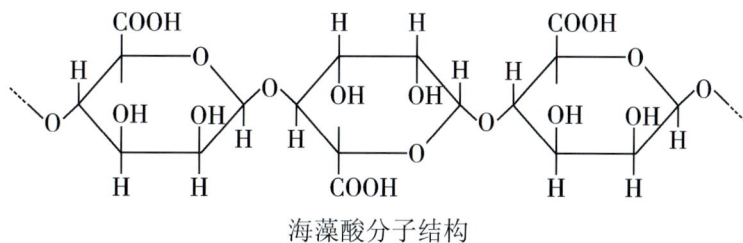

表9-2 糊剂型藻酸盐印模材料的基本组成

成分	含量 /wt%	主要作用
藻酸盐	7～10	基质，与 Ca^{2+} 反应形成凝胶
无水碳酸钠	2	缓凝剂，调节胶凝时间
滑石粉、轻质碳酸钙	7～15	提高材料的力学强度及制取精度
硼砂	0.2	调节稠度，使材料凝固后具有适当的柔软性
酚酞	适量	指示剂，指示反应过程
防腐剂、调味剂	适量	防腐、调味
水	80～85	分散介质

注：胶结剂为半水硫酸钙；wt%：质量分数

　　藻酸盐是水溶性高分子，溶于水后形成亲水胶体溶液，其分子结构上的钠或者钾可解离成离子，使体系呈现出一定的碱性。解离后的藻酸盐分子能被多价阳离子交联形成网状结构，使藻酸盐溶胶转变为凝胶。

　　2. 惰性填料　主要有滑石粉、硅藻土、碳酸钙。分散均匀的填料能够提高材料的硬度以及压缩强度。填料的粒度对于印模材料的细节再现性有较大的影响，粒度越小，则细节再现性越高。

　　3. 胶结剂　胶结剂溶于水后解离出的钙离子能够与藻酸根离子反应，形成网状结构的藻酸钙凝胶，形成凝胶弹性体。

　　4. 缓凝剂　主要有无水碳酸钠、磷酸钠及草酸盐。藻酸盐溶胶与胶结剂的反应速度极快，导致工作时间不足。缓凝剂能优先与胶结剂反应，延缓藻酸盐溶胶与胶结剂的反应，从而使印模材料具有一定的工作时间。

　　5. 增稠剂　主要是硼砂，作用是增加溶胶的稠度和韧性，同时能够调节材料流动性，并且有一定的加速凝固作用。

　　6. 反应指示剂　常用的反应指示剂是 10% 酚酞乙醇溶液，用于指示糊剂型藻酸盐印模材料凝固反应进程。凝固前藻酸盐溶胶为碱性而显示为红色，凝固后，体系碱性降低趋向于中性，颜色会逐渐转变为无色，指示反应完成。

二、凝固原理

　　藻酸盐印模材料的凝固是各组分在溶液中解离出离子并发生置换与交联反应的结果。以藻酸钠为例，当水溶性的藻酸钠（Na_nAlg^+）与硫酸钙在溶液中发生相互作用时，相邻两个藻酸钠分子链上的部分钠离子（Na^+）被二价的钙离子（Ca^{2+}）置换，从而使得两个藻酸盐分子之间产生交联，最终形成网状结构的藻酸钙凝胶弹性体。凝胶的网状结构中充满了水分，使材料表现出柔软性和弹性。

图片：ER9-3 藻酸盐印模材料中的反应指示剂

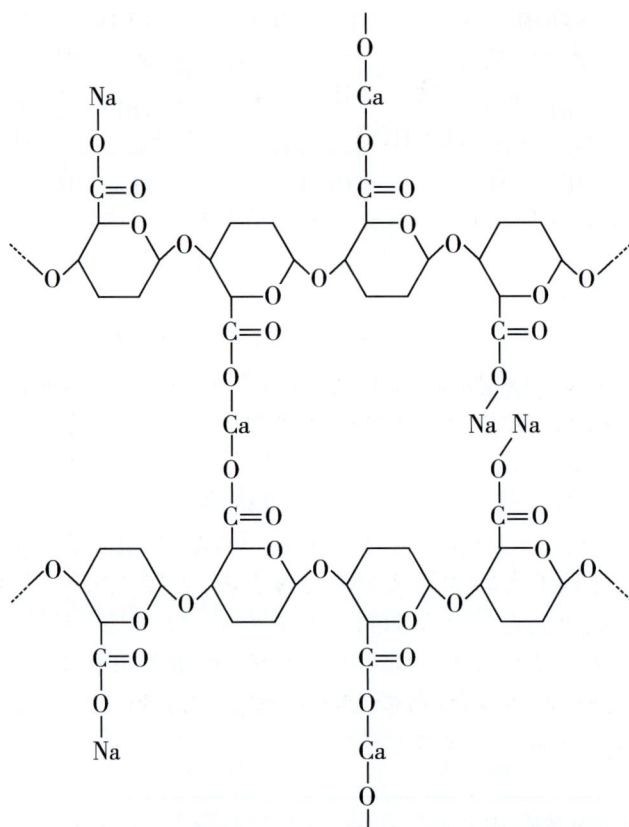

藻酸钠分子链被Ca²⁺交联

三、性能

藻酸盐印模材料的一些典型性能见表9-3所示,表中同时也列出了琼脂印模材料的性能。

表9-3　藻酸盐印模材料及高稠度琼脂印模材料的一些典型性能

	工作时间 (单位:min)	凝固时间 (单位:min)	凝胶温度 (单位:℃)	弹性恢复率* (单位:%)	压应变** (单位:%)	压缩强度+ (单位:MPa)	撕裂强度++ (单位:N·mm⁻¹)
藻酸盐	1.25～4.5	1.5～5.0	—	98.2	8～15	12～15	0.37～0.7
琼脂	—	—	37～45	99.0	4～15	0.8	0.8～0.9

*压缩形变为10%,时间30秒,**压应力为0.1MPa,+加载速率为:10kg/min,++ASTM撕裂模型C为25cm/min

1. 工作时间及凝固时间　市售藻酸盐印模材料有快凝型和常规型两种。快凝型的凝固时间为1.5～2.5分钟,工作时间不少于75秒;常规型的凝固时间为2～4.5分钟,工作时间不少于80秒。

影响凝固时间的因素包括:①各组分混合比例:对糊剂型来说,胶结剂多,凝固时间短;对粉剂型来说,粉多水少则凝固时间短,但是在操作过程中应当严格按照产品说明书推荐的混合比例进行混合,否则会影响印模的性能;②凝固反应的温度:材料凝固时体系温度越高则反应速度越快,凝固时间越短,因此可以通过调节温度来控制凝固时间,例如降低调和用水的温度可以延长凝固时间;③缓凝剂的添加量:缓凝剂越多,凝固越慢。

2. 柔软度　该印模材料凝固后为水胶体凝胶,具有良好的柔软性,其压应变在8%～15%范围内,大于橡胶类印模材料。糊剂型藻酸盐印模材料的柔软度大于粉剂型。该材料凝固后的柔软性取决于藻酸盐分子间的交联密度和凝胶体的含水量,交联密度小、含水量大则材料柔软度大。

3. 弹性　该印模材料凝固后具有一定的弹性,但弹性恢复率低于其他印模材料。应当注意的是,水胶体印模材料的弹性与压缩率、压缩时间以及压缩载荷去除后的恢复时间有关。当压缩率较小、压缩时间较短或者恢复时间较长时材料弹性恢复率较高。因此,临床应用中要求印模托盘

学习笔记

与牙齿间有合理厚度，从口腔中取出印模时应当快速，要使印模形变充分恢复适当时间后再灌制石膏模型。

4. 尺寸稳定性 该印模材料凝固后的尺寸稳定性较差，因为凝固后的印模中含有大量的水分，水分减少时印模的体积发生收缩，甚至出现干裂，这种现象称为凝溢（syneresis）；反之，藻酸盐印模接触水后会进一步吸收水分，导致体积膨胀，此现象称为渗润（imbibition）。凝溢和渗润都会改变印模的尺寸。通常藻酸盐印模在凝固初期因吸收口腔水分或冲洗的水分而存在渗润现象，在空气中放置一段时间后会出现凝溢现象。印模置于空气中 30 分钟就会导致印模的准确性下降而需要重新取模。为了获得尺寸准确的模型，应立即灌制石膏模型。如果因故不能立即灌制模型，可用湿纸巾包裹印模保存于密封的塑料袋中，并且在袋内滴加 2～4 滴水，这样可以短期内保存一段时间。

5. 强度 该印模材料凝固后的压缩强度和撕裂强度较低。相关标准规定，藻酸盐印模材料的压缩强度应不低于 0.35MPa。糊剂型藻酸盐印模材料的撕裂强度略高于粉剂型。藻酸盐印模材料的强度具有载荷时间依赖性，加载速度越快，强度就越高。

6. 细节再现性 该印模材料凝固前具有较好的流动性和良好的亲水性，对口腔软硬组织有良好的润湿性，细节再现性较好，能够复制出宽度为 50μm 的 V 形线槽。

7. 与模型石膏的配伍性 该印模材料与石膏模型材料有良好的配伍性，模型材料在印模表面有良好的润湿性，能复制出印模上宽度为 50μm 的 A 形线棱。

临床操作中，印模取好后应当先用冷水冲洗去除表面附着的唾液和血液，然后再消毒。因为唾液和血液会影响石膏在印模表面的润湿性。如果在灌制模型前藻酸盐印模已经放置 30 分钟或更长时间，应当用冷水去除表面因凝溢产生的渗出物，以免影响石膏的凝固。另外，石膏模型凝固后，应将模型和印模尽快地分离。

8. 可消毒性 可在调和用水中加入消毒剂，也可对印模进行喷雾消毒，或者将印模浸于 1% 次氯酸钠或 2% 强化戊二醛溶液中 10～30 分钟，浸泡后材料尺寸变化在 0.1% 之内，不会对印模表面质量造成影响。

四、应用

1. 适用范围 通常用于制取正畸用印模、全口义齿及局部义齿用印模。

2. 注意事项 ①先按照材料说明书推荐的比例称取糊剂或量取混合用水，再称取胶结剂或印模粉，将胶结剂加入糊剂中或者将印模粉加入水中进行调和，混合 45 秒～1 分钟即可；②印模材料装入托盘后，送入口腔并凝固后即可取出，取出后充分地冲洗印模，去除黏液和食物残渣，然后晾干印模（印模表面光亮消失），尽快灌模，灌模后 1 小时去除印模；③藻酸盐印模材料的贮存期有限，糊剂型材料放置时间过长，其中的补强填料会沉淀，藻酸盐也会降解，导致材料凝固不良，或者凝固后强度很低；粉剂型材料放置时间过长，其中的藻酸盐也会因为温度过高或者水汽而降解，因此粉剂型材料贮存时应当密封保存于阴凉处。

第三节 琼脂印模材料

琼脂（agar）印模材料是一种弹性、可逆的水胶体印模材料。琼脂溶于热水中形成水溶胶态，一定浓度的琼脂水溶胶冷却至一定温度时可凝固成凝胶（gel）态。

一、组成与分类

1. 组成 典型琼脂印模材料的组成见表 9-4。

表 9-4 高稠度琼脂印模材料的组成及各成分的作用

成分	含量 /wt%	主要作用
琼脂	8～15	胶体，形成溶胶分散相及凝胶的连续纤维样结构
硫酸钾	1～2	减小硼砂和琼脂对石膏模型材料凝固的影响

图片：ER9-5
凝溢和渗润

学习笔记

视频：ER9-6
粉剂型藻酸盐
印模材料临床
应用演示

续表

成分	含量 /wt%	主要作用
硼砂	0.2～0.5	提高其溶胶黏度和凝胶强度
苯甲酸烷基酯	0.1	防腐剂
甘油	8	保湿剂
水	77～79	溶胶及凝胶的连续相,对溶胶流动性以及凝胶的物理性能有影响
色素和调味剂	微量	改善材料美观和味道

注:wt%:质量分数

琼脂印模材料的主要成分是琼脂。琼脂是由海藻提取的一类以半乳糖为主要成分的一种高分子链形多糖。

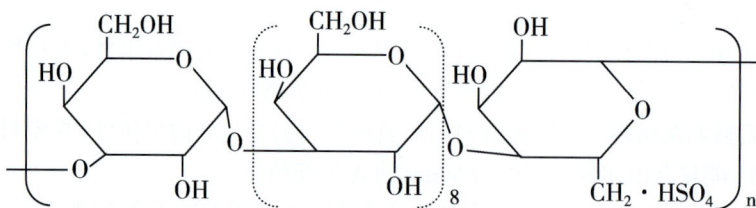

琼脂多糖分子结构

琼脂为亲水性胶体物质,易溶于95～100℃的热水,形成水溶胶,水溶胶温度降到37～45℃时开始凝固,形成有弹性的凝胶。琼脂印模材料中还添加有其他成分,它们的作用见表9-4。在琼脂水胶体中加入少量的硼酸盐能提高其溶胶黏度和凝胶强度,但硼酸盐对模型石膏的凝固有一定的抑制作用。为使模型石膏充分凝固,可将取好的琼脂印模在能够促进模型石膏凝固的硫酸钾溶液中浸渍一下,或者在模型石膏中添加微量的硫酸钾。

2. 分类　根据溶胶的稠度将琼脂印模材料分为以下三种类型:

(1)1型:高稠度(heavy body),用于制取全口或局部牙弓印模,可与2型或3型联合应用。该型材料用托盘盛用,因此又称为托盘型。

(2)2型:中等稠度(medium body),用于制取全口或局部牙弓印模。该型材料既可以用托盘盛用,又可以通过注射器挤出。

(3)3型:低稠度(light body),仅用于注射器挤出,因此又称为注射型。

二、溶胶-凝胶转变原理

琼脂分子链上众多羟基容易在分子内部和分子间形成氢键。当琼脂水溶胶的温度低于一定温度时,其分子热运动能量降低,分子间形成大量的氢键,使线性的琼脂大分子通过氢键交联成网状结构,导致溶胶失去流动性而变为半固体状的凝胶。凝胶的网状结构中充满了作为分散介质的水分,使材料表现出柔软性和弹性。这一过程是可逆的,当凝胶温度高于一定温度时,分子热运动能量增加,又可破坏了分子之间的氢键,使凝胶变为溶胶。

三、性能

我国相关标准对琼脂印模材料的性能要求见表9-5。

1. 凝胶温度　是指材料从溶胶转变为凝胶的临界温度。凝胶温度会影响临床操作、印模精度以及患者的舒适性。相关标准要求琼脂印模材料凝胶温度范围应在37～45℃。凝胶温度过高会造成材料在口腔内凝固过快,不利于其在牙齿表面流动、润湿;凝胶温度过低则会导致材料凝固太慢,不利于操作。

2. 柔软性　该材料的柔软度大于藻酸盐印模材料,压应变为4%～15%。压应变与其稠度密切相关,稠度越大,压应变越小,柔软度越小。压应变较低的材料可以通过增加印模材料的厚度而用于倒凹处。

表9-5　琼脂印模材料的性能要求

材料类型	挤出温度（单位：℃）		胶凝温度（单位：℃）		细节再现性（单位：μm）	与石膏的配伍性（单位：μm）	形变恢复（单位：%）	压应变（单位：%）		撕裂强度（单位：N·mm⁻¹）
	最小	最大	最小	最大			最小	最小	最大	最小
1型	—	—	37	45	20	50	96.5	4	15	0.75
2型	45	52	37	45	20	50	96.5	4	15	0.75
3型	45	52	37	45	20	50	96.5	4	15	0.5

3. 弹性　大多数1型或2型琼脂印模材料的形变恢复率为99%，优于藻酸盐印模材料，但仍需要托盘侧壁与牙齿倒凹区域有足够的厚度，以使印模取出时压缩率不超过10%，避免因高压缩率导致材料的永久变形。与藻酸盐印模材料类似，琼脂印模材料的永久变形程度与外力压缩时间密切相关，因此医师在操作过程中应快速从口腔中取出印模。

4. 强度　室温下，1型和2型琼脂印模材料的压缩强度约为0.78MPa，撕裂强度为0.79～0.90N/mm，大于3型材料。

琼脂为弹性水胶体材料，其凝胶强度与琼脂含量、温度等因素有关。适当增加琼脂含量可以提高琼脂凝胶的强度和弹性，琼脂含量过多，会降低其凝胶的柔软度。温度越低，琼脂凝胶的强度越大，因为温度影响琼脂分子的热运动，进而影响间氢键的交联作用。另外，在琼脂中添加填料可提高凝胶的强度，过多的填料会降低弹性和柔软度。

琼脂凝胶具有黏弹性，其强度和变形与载荷作用时间有关，在较快速的载荷作用下，琼脂凝胶表现出较高的强度和弹性变形，因此临床上在从口腔内取出琼脂印模时应当以较快的速度进行。

5. 细节再现性　该印模材料凝固前流动性大（尤其是3型），亲水性强，容易润湿牙齿表面并流入有出血和唾液的龈沟内，能精确复制这些部位的细节，可复制出宽度为20μm的V形线槽，细节再现性优于藻酸盐印模材料。琼脂印模灌制石膏模型时不易产生气泡，容易获得表面光滑的模型。

6. 尺寸稳定性　琼脂印模材料的尺寸稳定性较差，存在凝溢和渗润现象，因此制取印模后应当尽快灌模。如果不能立即灌模，最好将其保存于100%相对湿度的环境中，在此环境中可保存数小时，尺寸变化较小。为了获得准确的模型，取印模后应当尽快灌制模型。

7. 与石膏的配伍性　琼脂印模材料与模型石膏材料有良好的配伍性，模型石膏能复制出该印模上宽度为50μm的A形线棱。应用中要注意：①灌注模型前应洗去印模上的唾液和血迹；②印模冲洗后应消毒，并吹去表面残留液体，但要防止印模表面脱水；③如印模保存在保湿器中，在灌制石膏模型前应使用冷水反复冲洗，去除因脱水收缩而产生的渗出物。

8. 可消毒性　与藻酸盐印模材料相同。

四、应用

1. 适用范围　琼脂印模材料理论上可用于口腔所有印模的制取。但是，由于该材料需要专用的加热设备和托盘，使用不方便，因此目前临床上很少用1型和2型琼脂印模材料制取全口及可摘式局部义齿的印模。应用时，1型或2型材料浸入沸水中8～12分钟液化，但由于刚液化的材料温度高，因此不能立即使用，需将装有材料的管子浸于43～49℃的水中，降低材料温度并保持溶胶状态。使用时打开管子，将材料倒入托盘，然后将托盘置于46℃水中至少2分钟，使材料温度降至口腔可耐受的温度，同时也能使材料稠度增加。在托盘放入口腔之前，用合适的器具将材料表面与水接触过的表层去除。

目前临床上使用的琼脂印模材料主要是3型，将其与藻酸盐印模材料联合使用，用于制取冠、桥、嵌体、局部义齿等修复体的印模，尤其适用于根桩、嵌体和烤瓷的高精度联合印模，可部分代替橡胶印模材料，降低成本。

3型琼脂印模材料通常以小管包装，小管可以装在注射器上，然后放入沸水中保持5～10分钟，再贮存于60～63℃水中。使用前不需进一步降温调节，从水浴中取出注射器，直接将材料注射到预备的牙齿处。材料通过针头时快速冷却，正好达到口腔组织耐受的温度。

2. 琼脂-藻酸盐印模材料的联合应用　藻酸盐印模材料操作简便，琼脂印模材料的细节再现性较好，联合应用琼脂-藻酸盐印模材料可使两者优势互补，同时可简化琼脂印模材料的操作过

学习笔记

程、降低对加热设备的要求。应用时将液化的琼脂注射于预备好的牙体表面及周围，再将盛有藻酸盐印模材料的托盘在口内就位，完成取模。

五、琼脂复模材料

在制作部分义齿时，经常需要利用弹性复模材料对原模型取制阴模，再复制阳模。目前，最常用的复模材料是琼脂复模材料，其组成与琼脂印模材料极为相似，但含水量较大（通常为印模材料的2～3倍）。该复模材料有诸多优点：能够反复使用（约20次）；可连续贮存在54～66℃下并保持溶胶状态；具有足够强度、弹性和精确性等。琼脂复模材料也存在着凝溢和渗润现象，因此贮存时间不宜过长，取模后应当立即灌模。

复模材料的应用方法是将需要复制的模型平放于玻璃板上，在其周围安放复模盒，再将溶胶态的复模材料注入复模盒内。当材料凝固后及时取出需复制的模型，进行模型灌注。

第四节 橡胶印模材料

一、概述

橡胶（rubber）印模材料又称为弹性体印模材料（elastomeric impresion materials）。它是以人工合成橡胶为主要成分，可分为以下四种类型：缩合型硅橡胶（condensation silicone rubber）、加成型硅橡胶（addition silicone rubber）、聚醚橡胶（polyether rubber）和聚硫橡胶。目前，前三类材料在口腔临床中应用广泛，而聚硫橡胶由于质地偏软，永久变形大，硬化时间长等原因已很少使用。

橡胶印模材料的凝固主要通过聚合反应来实现，在反应过程中存在着体积收缩，影响印模的尺寸稳定性。

二、分类

根据橡胶印模材料刚调和后的稠度可将其分为四种类型：

0型：极稠，呈柔软面团状，称为腻子（putty）型，不黏手，一般用手揉捏混合，用于二次印模法的初次印模或一次印模法的托盘印模。

1型：高稠度，称为重体（heavy body）型或托盘型，用于二次印模法的初次印模或一次印模法的托盘印模。

2型：中等稠度，称为常规（regular）型，容易操作，具有中等强度，可与0型或1型联合使用，用于冠桥、贴面、嵌体、种植体的印模及功能性印模（例如可摘局部义齿）。

3型：低稠度，高流动性，称为轻体（light body）或注射型，可精确复制牙齿表面微细结构，与0型或1型联合使用，用于冠桥、贴面、嵌体的印模及功能性印模。

三、组成

弹性体印模材料通常为双糊剂型：基质糊剂（base）和催化糊剂（catalyst），使用时按照一定的比例混合两糊剂。

（一）缩合型硅橡胶印模材料

其又称为C型硅橡胶印模材料。

1. 基质糊剂 主要是端羟基聚二甲基硅氧烷和补强填料（碳酸钙、二氧化硅），低稠度材料的补强填料含量为35%，腻子型的则为75%。

2. 催化糊（液）剂 这一组分可以是液剂，也可以是糊剂（含有增稠剂），主要成分是正硅酸乙酯（交联剂）和辛酸亚锡（催化剂）。催化糊剂需在有效期前使用，因为辛酸亚锡可被氧化而失去催化活性，正硅酸乙酯在有机锡酯存在下不稳定。

（二）加成型硅橡胶印模材料

其又称为A型硅橡胶印模材料。

1. 基质糊剂　主要成分是乙烯基聚硅氧烷（vinyl polysiloxane，VPS）、含氢硅油（交联剂）和补强填料，有些材料含有表面活性剂，以增加材料的亲水性。因此，加成型硅橡胶印模材料又称为乙烯基聚硅氧烷（VPS）印模材料。

2. 催化糊剂　主要是端乙烯基聚二甲基硅氧烷、乙烯基硅氧烷铂络合物（催化剂）和补强填料。

（三）聚醚橡胶

1. 基质糊剂　主要成分是端基为环乙亚胺基的长链聚醚，聚醚的结构为氧乙烯和四甲撑氧乙烯单元的共聚物，同时也加入了少量二氧化硅增强填料、增塑剂、颜料、香味剂等。

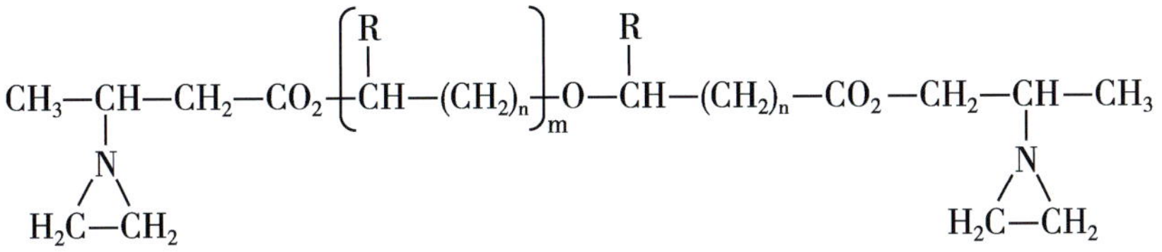

端环乙亚胺基长链聚醚分子结构

2. 催化糊剂　主要是催化剂烷基芳香磺酸酯、增强填料、增塑剂以及颜料。

四、凝固反应原理

橡胶印模材料的凝固过程是化学反应引起的高分子间的交联过程。

（一）缩合型硅橡胶印模材料

材料基质糊剂的端羟基聚二甲基硅氧烷与催化糊剂的硅酸乙酯的 4 个乙氧基发生缩合反应，由线型高分子交联成网状大分子，同时生成可挥发的乙醇小分子，释放出少量热量。反应式参见第二章第四节 - 缩聚反应。

（二）加成型硅橡胶印模材料

基质糊剂中的端乙烯基聚二甲基硅氧烷和交联剂含氢硅油分子上的硅氢键在催化糊剂中的有机含铂化合物催化下发生加成反应。由于含氢硅油分子上的硅氢键较多，反应形成网状结构大分子，使材料凝固成弹性体：

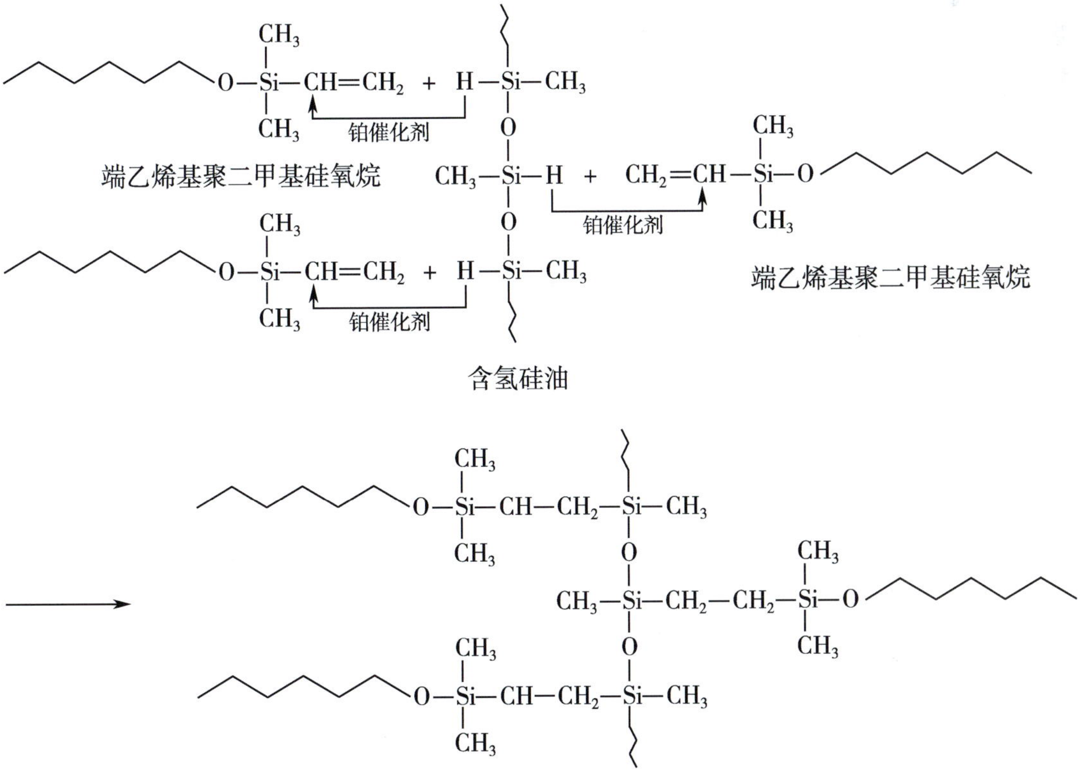

加成型硅橡胶凝固（交联）反应

应当注意的是,如果体系中有—OH(主要来源为水)存在,那么在加成反应的同时也会发生继发反应,生成氢气。如果在氢气逸出过程中灌制模型,会在模型表面形成气泡,因此,加成型硅橡胶印模在取模后应当放置一段时间,以便氢气逸出。

(三)聚醚橡胶印模材料

引发剂(烷基芳香磺酸酯)分解产生活性阳离子,阳离子打开聚醚的端环乙亚胺基,形成聚醚单体阳离子,单体阳离子仍然具有引发活性,会继续打开其他聚醚的端环乙亚胺基,形成大分子阳离子,大分子阳离子也具有活性,能够继续打开其他聚醚的端环乙亚胺基,如此不断进行开环反应,最终形成具有三维网络结构的聚醚交联弹性体。

五、性能及应用

我国相关标准对橡胶印模材料的性能要求见表9-6。

表9-6 橡胶印模材料的性能要求

类型	稠度(试样直径)/mm		细节再现性/μm	线性尺寸变化/%	与石膏的配伍性/μm	弹性恢复率/%	压应变/%	
	最小	最大		最大		最小	最小	最大
0型	—	35	75	1.5	75	96.5	0.8	20
1型	—	35	50	1.5	50	96.5	0.8	20
2型	31	41	20	1.5	50	96.5	2.0	20
3型	36	—	20	1.5	50	96.5	2.0	20

(一)缩合型硅橡胶印模材料

1. **工作时间及凝固时间** 工作时间为2~4分钟,凝固时间为3~7分钟。橡胶类印模材料的凝固时间受到材料稠度、环境温度以及催化剂含量等因素影响。稠度大、温度高、催化剂含量多,则凝固时间短。因此可通过适当调节催化剂用量和材料温度来调节凝固时间,但是催化剂用量过少会影响印模材料的凝固。

2. **柔软性** 该印模材料较为柔软,压应变为2%~9%;橡胶类印模材料的柔软性与其稠度密切相关,稠度越大,压应变越小,柔软度越差。

3. **弹性** 该印模材料弹性较好,弹性恢复率为97%~99%,橡胶类印模材料的弹性与材料的稠度密切相关,稠度越大,弹性恢复率越小,永久变形率越大。当然,弹性恢复率也与印模的厚度及压缩率相关,增加印模的厚度,减少压缩率可以提高弹性恢复率。

4. **尺寸稳定性** 该印模材料凝固过程中存在体积收缩,加之其凝固反应的副产物是易挥发的乙醇,印模的收缩更为明显,所以该材料制取的印模尺寸稳定性较差,24小时体积收缩率为0.3%~0.7%。因此,在印模制取后应当尽快灌模(30分钟内)。

5. **细节再现性** 该印模材料呈疏水性,对口腔软硬组织的润湿性较差,印模表面容易出现唾液凹坑,细节再现性相对较差。橡胶类印模材料的细节再现性与材料的稠度密切相关,稠度越大,流动性越小，细节再现性越差（表 9-6）。

6. **强度**　该印模材料的拉伸强度较高，撕裂强度为 2.5～3.0N/mm。橡胶类印模材料的撕裂强度与其稠度密切相关，稠度越大，撕裂强度越高。

7. **与模型材料配伍性**　该印模材料与石膏模型材料的配伍性较好，能复制出印模上宽度为 50μm 的 A 形线棱。

8. **可消毒性**　该材料制取的印模有良好的可消毒性，可以通过浸入液体消毒剂中进行消毒，浸入时间可长达 18 小时，表面无质量和精度的损失。

9. **储存稳定性**　该印模材料的储存稳定性差，有效期较短，因为催化糊剂中的有机锡不稳定，容易被氧化。

10. **应用**　该印模材料适用于全口义齿、可摘式局部义齿、冠桥印模的制取，特别适用于二次印模法。二次印模法可提高缩合型硅橡胶印模的尺寸稳定性。

（二）加成型硅橡胶印模材料

1. **工作时间及凝固时间**　工作时间及凝固时间略短于缩合型硅橡胶，分别为 1.5～3 分钟和 3～6 分钟。需要注意的是，由于含硫化合物可与材料内的含铂催化剂发生化学反应，影响硅橡胶的凝固。乳胶手套表面往往有残留的硫化物，戴乳胶手套进行牙齿预备及放置压龈线，手套上的含硫残余物会转移到牙齿及相邻软组织表面，也可能在手工混合腻子型材料时被直接地转移到材料中。导致受污染部位材料凝固迟缓或不能凝固。因此在应用加成型硅橡胶印模材料前，用清洁剂及水充分清洗手套，可使这种影响减至最小。聚乙烯手套无此影响。

此外，用甲基丙烯酸酯或复合树脂材料制作的桩核，取印模前应使用乙醇去除表层的未固化层，否则会影响加成型硅橡胶的固化。

2. **柔软性**　该印模材料凝固后柔软性较差，压应变为 2%～6%。

3. **弹性**　该印模材料凝固后具有很好的弹性，弹性恢复率为 99.5%～99.9%，永久变形率很小，远低于标准规定值。

4. **尺寸稳定性**　该印模材料尺寸稳定性是印模材料中最好的，因为其在凝固过程中无副产物产生，体积收缩率较低，24 小时体积收缩为 0.14%～0.18%，可被模型材料的膨胀所补偿。延时灌模或二次灌模对印模的尺寸影响也很小，即使延时 2 小时后灌模，尺寸变化仍然低于 0.5%。

5. **细节再现性**　普通的加成型硅橡胶印模材料具有疏水性，对口腔软硬组织的润湿性较差，印模表面容易出现唾液凹坑。含有表面活性剂的材料具有一定的亲水性，细节再现性较好。

6. **强度**　该印模材料的撕裂强度较高，为 1.5～4.4N/mm。

7. **与模型材料配伍性**　该材料的印模与石膏模型材料的配伍性较好，石膏模型材料能复制出印模上宽度为 20～50μm 的 A 形线棱。需要注意的是，由于此材料凝固反应过程中可能产生氢气，因此其印模应当在取模 30 分钟后再灌注石膏模型，以免模型表面形成气泡。灌制环氧树脂代型时，则应放置 2～3 天后再灌制。

8. **可消毒性**　该材料制取的印模有良好的可消毒性，可浸泡于 5%～10% 的次氯酸钠溶液中 10min 来消毒。

9. **应用**　用于制取冠桥、贴面、嵌体、各种义齿及咬合记录的印模及种植体印模。

（三）聚醚橡胶印模材料

1. **工作时间及凝固时间**　室温下工作时间为 2～3 分钟，凝固时间为 5～6 分钟。相比于前两种印模材料而言，聚醚橡胶转变成凝固相时较快，临床上可通过冷却材料来延长其工作时间和凝固时间。

2. **柔软性**　聚醚橡胶凝固后质地较硬，压应变较小（2%～3%），倒凹较大时取出印模较为困难。

3. **弹性**　该材料的弹性较好，弹性恢复率一般在 98%～99%。

4. **尺寸稳定性**　聚醚橡胶凝固反应是开环聚合，聚合收缩较小，而且反应无副产物产生，因此尺寸稳定性较好，24 小时体积收缩率为 0.19%～0.23%，可以取模 24 小时后灌模，也可在干燥环境中储存 2 周后再灌模，并且一个印模可灌制数个模型。

5. **细节再现性**　聚醚橡胶分子结构上含有大量的醚键（C—O—C），具有良好的亲水性，对口腔软硬组织的润湿性较好，细节再现性好。另外，印模在凝固过程中可吸收少量水分，引起体积膨胀，补偿印模材料本身的收缩，提高制取模型的精确度，但需要注意的是，聚醚橡胶印模不能长期存放在潮湿、多水的环境中，以免吸水后体积的过度膨胀。

6. 强度 该印模材料的撕裂强度较高，为 1.8～4.8N/mm。

7. 与模型材料配伍性 该印模材料与石膏模型材料的配伍性较好，石膏模型材料能复制出印模上宽度为 20～50μm 的 A 形线棱。

8. 应用 用于制取冠、桥、贴面、嵌体、咬合记录的印模。

第五节 其他印模材料

一、印模膏

印模膏是一种加热软化，冷却变硬的非弹性可逆印模材料，是牙科应用最早的印模材料之一。印模膏主要由热塑性天然树脂（松香、柯巴树脂）和蜡（巴西棕榈蜡）、填料（滑石粉）及着色剂组成。加热后的印模膏材料中的树脂和蜡会软化，赋予材料流动性和黏塑性；填料可增加体积并赋予合适的工作稠度；胭脂是最常用的颜料，可产生红棕色。

印模膏软化后具有适当的流动性和可塑性。根据其软化温度，印模膏分为高熔融印模膏和低熔融印模膏。目前印模膏主要应用于边缘塑性全口义齿印模以及紧固橡皮障固位装置。

印模膏本身的导热性能差，如直接放置在火焰上加热会造成其表面与内部受热不均匀，一些成分容易挥发甚至燃烧。常用的方法是将印模膏放入略高于口腔温度下的热水中均匀软化。但需要注意的是，浸泡于热水的时间不应太长，以避免材料中可溶性成分析出，影响材料的物理性能。

二、氧化锌 - 丁香酚印模材料和印模石膏

氧化锌 - 丁香酚印模材料和印模石膏均为非弹性不可逆的印模材料，前者组成上与氧化锌 - 丁香酚水门汀基本相同，后者主要成分为熟石膏。两种材料不能用于口腔中有倒凹的部位，因此通常作为二次印模材料与其他印模材料联合使用。氧化锌 - 丁香酚印模材料调和后呈细腻的稀糊状，流动性大，凝固后表面致密，能复制出口腔组织的细微表面结构，准确度极高，可用于制取全口无牙颌印模或无倒凹牙齿印模，或用于记录牙齿及牙弓的关系。印模石膏凝固后表面有微小孔隙，可用于制取全口无牙颌印模或者用于记录焊接冠和桥体的关系。

（包崇云）

参考文献

1. ROBERT G G, JOHN M P. 牙科修复材料学. 赵信义, 易超, 译. 西安: 世界图书出版公司, 2006
2. 中华人民共和国医药行业标准 YY 1027—2001, 齿科藻酸盐印模材料
3. 中华人民共和国医药行业标准 YY 0494—2004, 牙科琼脂基水胶体印模材料
4. 中华人民共和国医药行业标准 YY 0493—2011, 牙科弹性体印模材料
5. ANUSAVICE K J, SHEN C Y, RAWLS H R. Phillips' Science of dental materials.12th ed. St.Louis: Elsevier Saunders, 2013
6. MARTIN N, MARTIN M V, JEDYNAKIEWICZ N M.The dimensional stability of dental impression materials following immersion in disinfecting solutions.Dent Mater, 2007, 23: 760
7. HELVEY G A.Elastomeric impression materials: factors to consider.Compend Contin Educ Dent, 2011, 32: 58
8. HELVEY G A. Impression materials.Compend Contin Educ Dent, 2011, 32: 57
9. NASSAR U, AZIZ T, FLORES-MIR C. Dimensional stability of irreversible hydrocolloid impression materials as a function of pouring time: a systematic review.J Prosthet Dent, 2011, 106: 126
10. FARRIER S, PRETTY I A, LYNCH C D, et al. Gagging during impression making: techniques for reduction. Dent Update, 2011, 38: 171

11. HAMALIAN TA，NASR E，CHIDIAC J J. Impression materials in fixed prosthodontics：influence of choice on clinical procedure.J Prosthodont，2011，20：153

12. WOSTMANN B，REHMANN P，BALKENHOL M.Influence of impression technique and material on the accuracy of multiple implant impressions.Int J Prothodont，2016，21：299

13. PUNJ A，BOMPOLAKI D，GARAICOA J.Dental impression materials and techniques.Dent Clin North Am，2017，61：779

第十章 模型材料

>> **学习要点**

掌握常用石膏模型材料的性能特点及应用技术要点。

模型材料（model material）是用来制作口腔软硬组织阳模或修复体模型的材料，主要有各种石膏（gypsum）产品和模型蜡（pattern wax）。石膏主要用于制作各种修复体的工作模型和研究模型。模型蜡主要用于制作各种修复体的蜡型。

模型材料的质量影响所制作修复体的质量，良好的模型材料应具备以下性能：

1. 凝固前具有良好的流动性和可塑性 良好的流动性保证灌注模型时材料能充满印模的每一个细微部分。良好的可塑性可使材料在印模中成型，复制出口腔组织的解剖形态。

2. 适当的凝固时间 一般以 10～40 分钟为宜，包括灌注到取出模型的时间。

3. 良好的复制再现性 能复制再现印模上的精细形态结构。

4. 尺寸稳定性高 凝固过程中模型体积变化小。

5. 强度高 压缩强度大，表面硬度高，耐磨性高。

6. 与印模材料相容 模型材料与任何印模材料不发生化学变化。

7. 操作性能好 操作简便，取材方便，价格低廉。

第一节 石 膏 材 料

常用的石膏模型材料有模型石膏、模型人造石和高强度代型模型人造石。根据凝固过程中体积膨胀的大小，高强度代型人造石又分为高强度低膨胀（low expansion）代型人造石和高强度高膨胀（high expansion）代型人造石两种。

一、组成

口腔用各种石膏模型材料是通过对天然生石膏（$CaSO_4 \cdot 2H_2O$）进行煅烧脱水而成，不同脱水方法可制成性能不同的石膏产品。

（一）模型石膏

模型石膏（dental plaster for models）又称熟石膏（plaster），是临床上使用的普通石膏，主要成分是 β- 半水硫酸钙（$CaSO_4 \cdot \frac{1}{2}H_2O$），是由天然生石膏（$CaSO_4 \cdot 2H_2O$）经开放式加热至 105～130℃ 煅烧、部分脱水而成，煅烧过程反应如下：

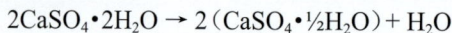

$$2CaSO_4 \cdot 2H_2O \rightarrow 2(CaSO_4 \cdot \frac{1}{2}H_2O) + H_2O$$

熟石膏的 β- 半水硫酸钙晶体颗粒很细，外形不规则，有裂纹呈多孔状，比表面积大（图 10-1A）。除半水硫酸钙外，熟石膏还含有 5%～8% 残余未脱水的生石膏、4% 无水石膏（$CaSO_4$），以及一些矿物质如碳酸盐、硫化物、二氧化硅等。

（二）模型人造石

模型人造石（dental stone for models）简称人造石（stone），主要成分为 α- 半水硫酸钙，是由生

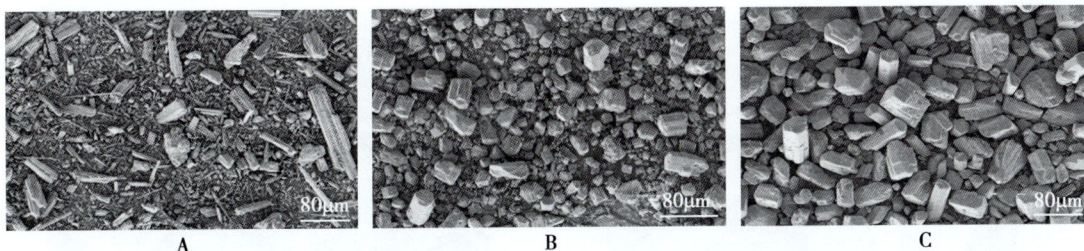

图 10-1 模型石膏、模型人造石及高强度代型人造石颗粒形状
A. 模型石膏 B. 模型人造石 C. 高强度代型模型人造石

石膏在加压水蒸气环境中，通过溶解、析晶而形成，得到颗粒致密，外形较规则呈棱柱形的晶体颗粒（图 10-1B）。混合时需水量较小，凝固后孔隙较少，强度和硬度较高。常用于制作对颌模型、研究模型等。

（三）高强度代型人造石

高强度代型人造石（high strength dental stone for dies）又称超硬石膏，是采用精选的高密度生石膏为原料，通过将生石膏在 30% 氯化钙溶液中于高温、高压下溶解、析晶而成。这样形成的 α-半水硫酸钙晶体颗粒呈棱柱状，外形规则，结构致密，比表面积小（图 10-1C）。混合时需水量小，凝固后材料致密，强度和硬度高。常用于制作工作模型。

二、凝固原理

与水混合后，部分半水硫酸钙开始溶于水，其溶解度为 0.9g/100ml。溶于水的半水硫酸钙与过量的水进一步反应，生成二水硫酸钙：

$$2(CaSO_4 \cdot \tfrac{1}{2}H_2O) + 3H_2O \rightarrow 2(CaSO_4 \cdot 2H_2O) + 热$$

二水硫酸钙的溶解度仅是半水硫酸钙的 1/4（0.2g/100ml），很快形成过饱和溶液，析出二水硫酸钙晶粒（图 10-2），同时释放热量。析出的二水硫酸钙晶粒不断生长，成为针状的晶体，彼此接触、交织成网，成为坚硬的固体。未反应的完的水分保留在晶体间的空隙内，干燥后形成孔隙。所以石膏凝固后具有多孔性。

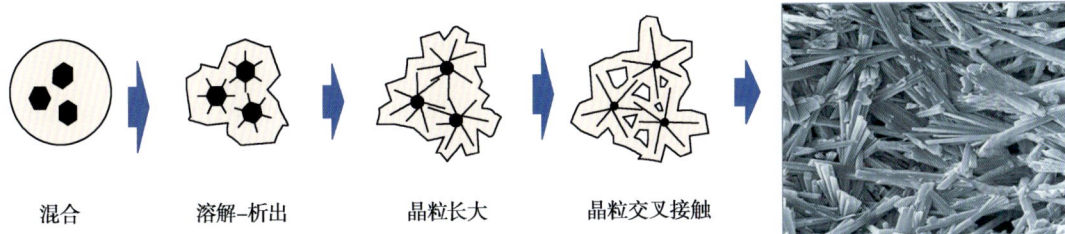

混合 　　 溶解–析出 　　 晶粒长大 　　 晶粒交叉接触

图 10-2 石膏凝固过程示意图

不同石膏凝固过程中形成的晶体形态不同，致密程度也不同。模型石膏形成的晶体形态细长，晶体间孔隙较大（图 10-3），强度相对较低。模型人造石形成的晶体较粗，结构也较致密，强度较高。高强度代型人造石凝固后结构更为致密，形成的晶体粗大（图 10-4），因此强度更高。

三、性能

（一）水/粉比

水/粉比（water/powder ratio，W/P ratio）是水与石膏粉混合获得标准稠度时的水/粉比。例如，100g 的石膏粉与 50ml 的水混合时，水/粉比为 0.5。

1. 模型石膏的水/粉比 以模型石膏为例，其凝固反应的理论需水量是 100g 半水硫酸钙需水 18.6ml。实际上模型石膏调和时的需水量是理论量的 2~3 倍，即 100g 模型石膏粉需水 45~50ml（水/粉比 0.45~0.50）。这是因为模型粉颗粒颗粒细小、多孔，比表面积大，需要过量的水润

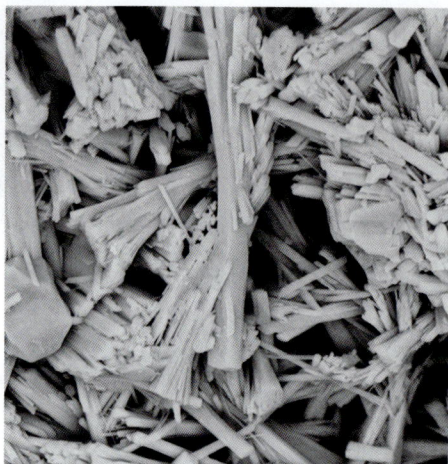

图 10-3 模型石膏凝固后的超微结构

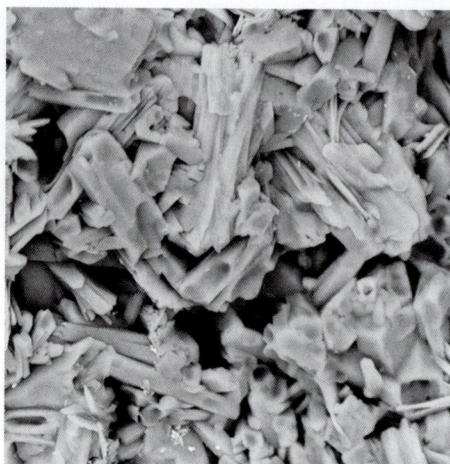

图 10-4 高强度代型人造石超微结构

湿每个石膏粉颗粒，并形成流动性较好的混合物，便于模型灌注。凝固后，多余的水以自由水形式分布于凝固的材料孔隙中。模型干燥后，多余水分挥发，形成一些微小的孔隙，孔隙体积占石膏模型总体积的比例称为石膏的孔隙率。

2. 模型人造石和高强度代型人造石的水 / 粉比 模型人造石和高强度代型人造石粉体颗粒粗大，形状规则，结构致密，比表面积较小，故需水量较少。模型人造石平均水 / 粉比为 0.28～0.30，高强度代型人造石平均水 / 粉比为 0.19～0.24。水 / 粉比差异对材料凝固后的强度有明显影响，水 / 粉比越大，凝固后孔隙越多，强度越低（表 10-1）。水 / 粉比过低，混合物浓度过高会引起印模材料变形或形成气泡。因此混合时仔细调整水量对保证模型质量是必要的。

表 10-1 水 / 粉比对石膏模型材料压缩强度的影响

材料	水 / 粉比（单位：ml·g⁻¹）	1 小时压缩强度（单位：MPa）
模型石膏	0.45	12.5
	0.50	11.0
	0.55	9.0
模型人造石	0.27	31.0
	0.30	20.5
	0.50	10.5
高强度代型人造石	0.24	38.0
	0.30	21.5
	0.50	10.5

（二）凝固性能

1. 凝固时间与速度 凝固时间有初凝时间和终凝时间之分。初凝时间（initial setting time）是指从水粉混合到石膏凝固达到一定坚韧程度阶段所需的时间，此时石膏已经凝固成半固体状。终凝时间（final setting time）是指石膏模型能从印模中分离出来而不变形或不断裂的时间，此时石膏仍然没有完全凝固。工作时间（working time）是指从水粉混合到石膏表面失去光泽的时间。模型石膏的工作时间为 5～7 分钟，初凝时间为 14 分钟，终凝时间为 30～45 分钟。

影响石膏凝固的因素包括：

（1）石膏粉的质量：石膏粉含生石膏多，凝固速度快；含无水石膏多，凝固缓慢甚至不凝。石膏粉在存放运输过程中受潮吸水，造成部分石膏粉发生凝固而变性，也影响凝固的速度，一般会延长凝固时间。因此，石膏材料应储存于密闭容器中。

（2）水 / 粉比：水量过多，凝固时间延长，压缩强度和表面硬度下降；水量过少，结晶核聚集生

学习笔记

图片：ER10-4 水粉比与强度

长发生早，则凝固时间缩短，膨胀率增大，且气泡多，表面粗糙，硬度下降。

（3）调拌时间和速度：调拌时间越长，速度越快，形成的结晶中心越多，凝固速度加快。但膨胀率增大，强度下降。

（4）添加剂：添加促凝剂（如硫酸钾等）能够缩短凝固时间；添加缓凝剂（如硼砂等）可延长凝固时间。

（5）水温：调和用水温在20～37℃范围内，凝固速度随水温升高而有所加快，温度升高超过37℃，半水硫酸钙的溶解度显著下降，影响二水磷酸钙的生成，导致石膏凝固反应减慢，凝固时间延长。100℃时半水硫酸钙的溶解度降低至二水硫酸钙的水平，凝固反应不会发生，石膏也不会凝固。

（6）印模：琼脂和藻酸盐印模会延缓与其接触的石膏的凝固，最终在石膏表面形成一层质软且易于磨损的表层，因为这些水胶体通过吸附在半水硫酸钙或二水硫酸钙的晶核形成部位来影响水化反应，进而延缓石膏的凝固。可以通过添加促凝剂（如硫酸钾等）来改善与琼脂或藻酸盐印模接触的石膏的表面质量。

2. 凝固膨胀（setting expansion） 石膏在凝固过程中存在明显的体积膨胀，这是水化反应时所产生的二水硫酸钙针状晶体生长时互相推挤以及石膏结晶时释放的热使部分水分蒸发所致的体积增大的结果，70% 的膨胀发生在凝固的最初 1 小时内。我国相关标准规定，模型石膏线性凝固膨胀率应不超过 0.3%，模型人造石应不超过 0.2%，高强度代型人造石应不超过 0.15%，高强度高膨胀代型人造石线性凝固膨胀率应在 0.16%～0.30% 范围内。由于工作模型和代型的复制过程需要尽量减少体积膨胀从而得到尺寸稳定的模型，在材料中添加增 / 减膨胀剂（硫酸钠、硫酸钾）可改良石膏材料的性能，调节凝固膨胀。凝固膨胀与水 / 粉比有关，在一定的范围内降低水 / 粉比或增加调和能够增加体积膨胀；反之，增加水 / 粉比或减少调和拌能够减少体积膨胀。

高强度高膨胀代型人造石是一种凝固膨胀更高、强度也更高的代型人造石（表 10-2）。高膨胀性有助于补偿合金的铸造收缩，提高修复体的精度。

表 10-2 高强度代型人造石与高强度高膨胀代型人造石性能比较

材料	水 / 粉比	初凝时间 /min	2h 线凝固膨胀率 /%	1h 压缩强度 /MPa
高强度代型人造石	0.22～0.24	12±4	0～0.15	35
高强度高膨胀代型人造石	0.18～0.22	12±4	0.16～0.30	49

在凝固初期，将初凝的石膏浸入水中，会使其体积膨胀明显增加，这种膨胀称为吸水膨胀（hydroscopic expansion）。这可能是由于石膏针状结晶交替增长互相推挤时，水的加入促进针状结晶的自由生长所致。吸水膨胀是凝固膨胀的延续，约为凝固膨胀的 2 倍。此种特性能够应用于包埋铸造时，以增加石膏型腔的体积膨胀。

（三）力学性能

1. 压缩强度 凝固反应时，石膏强度在水化作用的 30～45 分钟内迅速增强。凝固后石膏的孔隙率影响其强度，而孔隙率与水 / 粉比有关。模型石膏混合时需水最多，因此强度最低；高强度代型人造石需水最少，强度最高；而模型人造石强度居中（表 10-3）。

2. 拉伸强度 石膏属于脆性材料，其拉伸强度远低于其压缩强度。模型石膏的拉伸强度仅为其压缩强度的 20%，高强度代型人造石仅为 10%。因此，石膏材料在拉应力作用下容易断裂。拉伸强度能够更好地表示材料的抗折强度，而压缩强度能较好的表示材料的表面硬度。石膏模型的干燥程度对其强度有很大的影响，干燥后的石膏模型强度显著高于未干燥时的强度（表 10-3）。

3. 表面硬度 石膏材料的表面硬度与压缩强度有关。工作模型或代型在使用前需干燥 1～2 小时，最好隔夜干燥，以提高表面硬度。硬度增加的过程是可逆的，模型浸泡入水中可使其硬度降低。采用商品硬化液代替水溶解石膏粉能够提高材料硬度并增强抗磨耗能力。

表 10-3 干、湿状态下石膏材料的强度

材料	水／粉比	拉伸强度/MPa		压缩强度/MPa	
		湿润*	干燥★	湿润*	干燥★
模型石膏	0.50	2.3	4.1	12.4	24.9
模型人造石	0.30	3.5	7.6	25.5	38.5
高强度低膨胀代型人造石	0.20	6.1	10.6	33.6	58.1
高强度高膨胀代型人造石	0.19	6.2	12.6	43.5	52.9

* 凝固后 1 小时；★凝固后 24 小时

（四）溶解度

石膏模型在室温和正常湿度下相对稳定。石膏能够轻度溶于水，临床操作中有时需将工作模型浸入水中，如果浸泡时间过长，模型表面石膏材料可能溶于水。将模型浸入石膏饱和溶液能够防止模型表面被水侵蚀。

几种石膏模型材料的性能比较见表 10-4。

表 10-4 模型石膏、模型人造石、高强度代型人造石性能比较

材料	性能					
	压缩强度 /MPa	布氏硬度 /MPa	线膨胀率 /%	水／粉比	密度	晶体形态
模型石膏	20～25	60～80	1.15	0.45～0.50	小	晶体疏松
模型人造石	25～35	100～120	0.1～0.2	0.28～0.30	大	晶体呈棱柱状
高强度代型人造石	35～60	170	0.085	0.19～0.24	大	晶体不变形，表面积小

四、应用

（一）适用范围

模型石膏主要用于制作非工作模型，及对强度要求不高的工作模型上𬭶架时所需的连接石膏。模型人造石主要用于对强度和表面硬度要求较高的工作模型，例如全口义齿或可摘局部义齿的工作模型。

高强度代型人造石在三种石膏材料中强度和价格最高，主要用于制作全冠、固定义齿和嵌体的工作模型及代型。

（二）应用注意事项

1. **调和** 将水加入到适当大小和形式的调和碗中。然后将石膏粉加入其中并让石膏粉沉淀约 30 秒。这一技术可使手工调和初期调和物内气泡混入量减至最少。水／粉比应当尽量准确，临床操作是以观察石膏粉浸入水中后，表面没有过多的水为准。条件允许时，最好用量筒和天平准确测量水的体积和石膏粉的质量。若调和一段时间后发现水粉比例不合适，应弃之，重新取量调和，因为此时添加石膏粉或水，会造成结晶中心反应的时间和数量不一致，形成不均匀块状物，导致石膏强度下降。

手工调和直至混合物呈光滑、均质、无气泡且流动性良好的状态，操作时间约 1 分钟。调和时调拌刀应紧贴橡胶碗壁移动，避免敲打混合物，有利于减少结块和气泡的形成。调和速度不宜过快，以免人为带入气泡，形成过多的结晶中心，导致石膏膨胀，强度降低。采用真空调拌机，真空环境下经器械调拌的混合物无气泡且质地均匀一致。

2. **灌注模型** 灌注模型时应从印模一侧逐渐灌至另一侧，在震荡机上灌注有利于排出气泡。

3. **模型消毒** 在石膏混合物中添加 5% 苯酚或 2% 戊二醛能有效防止模型污染，且不会引起模型性能改变，不足之处是这两种消毒剂均有组织刺激性。还可将模型浸入 1:10 稀释的次氯酸钠溶液中 30 分钟，以进行消毒，或者遵照厂家说明书对模型进行碘伏喷雾消毒。

学习笔记

第二节 蜡型材料

蜡（wax）具有良好的雕刻性能和可塑性，在口腔医学有广泛的应用，例如制作蜡型，制取咬合记录和暂时粘接固定等，其中应用最广的是制作各种修复体蜡型。蜡型包埋后可制成修复体的阴模腔，以便金属铸造或供树脂充填成型。模型蜡主要有基托蜡、铸造蜡、嵌体蜡、合成树脂蜡。

一、组成

蜡的主要化学成分是碳氢化合物或长链脂肪酸与高级一元醇形成的酯。根据来源，蜡分为天然蜡与合成蜡两大类。天然蜡有动物蜡、植物蜡与矿物蜡，合成蜡是一些分子量不高的线性聚合物，具有与天然蜡相似的特性，主要有聚乙烯蜡、氯化石蜡、氢化蜡以及脂肪醇与酸反应而得的蜡酯。

口腔用蜡通常由数种上述不同来源的蜡组合而成，通过调整组成可以获得不同性能的蜡。

二、性能

1. **熔化范围（melting range）与软化温度（softening temperature）** 蜡没有固定的熔点，其开始熔化和全部熔化时的温度不一样，后者往往要升高 5～10℃，这一段温度称为熔化范围。软化温度有两种含义，一是指蜡本身有一个特定软化点温度，一是指广义的可供操作和塑形的温度。软化温度与流动性和可塑性有密切关系。

2. **热膨胀（thermal expansion）** 在口腔材料中，蜡的线胀系数最大，其尺寸变化可能影响修复体精确性。蜡在不同的温度范围的线胀系数不同。蜡从较高温度的熔体冷却凝固至室温的过程中可发生 0.4% 的体积收缩，此收缩包括凝固收缩和凝固后至室温过程中的冷却收缩。线胀系数大的蜡，收缩率也大。选择线胀系数低的蜡，可提高蜡模的准确性。

3. **流变性（flow）** 是蜡在一定的温度下受力后发生变形的能力，随着温度和外力的增加而增加。嵌体蜡在高于口腔温度时必须具备高流变性来准确反映窝洞预备的细节；当温度降低至口腔温度时，嵌体蜡必须能凝固且不变形，以减少蜡型从口腔取出过程中扭曲变形的可能性。

4. **残余应力（residual stress）** 虽然蜡具有一定的可塑性，但是塑形后的蜡型中总是存在残余应力，有回复原形态的倾向。例如将嵌体蜡置于 37～39℃ 温水中，弯制成闭口的马蹄形，随后冷却定形，再将其投入 37～39℃ 温水中 10 分钟，马蹄形会缓慢开口变形，开口最大时呈半圆形（图 10-5）。这种蜡型遇热回复倾向，在室温长时间放置也会出现，影响修复体的精确性。临床上常见的现象是卡环蜡型的卡环臂末端变形张开，全口义齿基托蜡型的后堤离开石膏模型 0.5～1.0mm 间隙，可摘局部义齿蜡基托向颊舌侧张口变形等。因此当蜡冷却为固体后，应该尽量减少移动蜡型过程中可能产生的形变。

以下 3 种方法可以减小蜡型的变形：

（1）直接铸造技术使用的蜡应在使用前于 50℃ 下均匀加热 15 分钟。

（2）蜡型应尽快包埋，包埋能够限制因回复力和残余应力引起的蜡型变形。

（3）如果不能即刻包埋，蜡型应低温保存。低温保存的蜡型在使用前应在室温下解冻后再包埋。

5. **其他性能** 蜡的颜色要与口腔有关组织有明显的区别，与模型材料颜色相区别，以便于准确操作。要求铸造蜡在高温铸造时能气化，经挥发后不留下烧灼残渣；基托蜡在装盒去蜡时能除净，不留残渣。

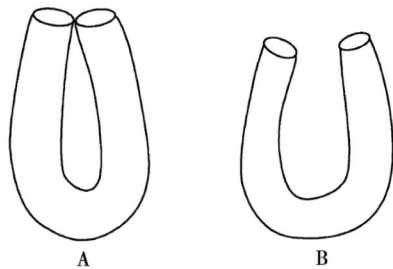

图 10-5 嵌体蜡的变形与回复
A. 变形 B. 回复

三、常用蜡型材料

（一）模型蜡

模型蜡是常用的牙用蜡材料，包括嵌体蜡、合成树脂蜡、铸造蜡和基托蜡。

1. 嵌体蜡（inlay waxes） 主要成分是石蜡、微晶蜡、纯地蜡、巴西棕榈蜡、小烛树蜡及蜂蜡。嵌体蜡用于失蜡铸造技术中嵌体、冠、桥体模型制作。Ⅰ型嵌体蜡较硬，用于直接铸造技术，即直接在患者口内制作蜡型；Ⅱ型嵌体蜡较软，用于间接技术，即在代型上制作蜡型。

一般要求嵌体蜡在 700℃ 烧除后存在于模型腔内的非挥发性残余物不超过 0.10%，因为过量的残余物可导致修复体边缘铸造不全。

2. 合成树脂蜡（resin waxes） 主要成分是低分子量聚合物，例如聚乙烯，因此它具有比普通蜡更高的强度、抗流变性及良好的尺寸稳定性，且燃烧后无残留物。采用树脂蜡和嵌体蜡制作的全冠模型边缘准确性相似。

3. 铸造蜡（casting waxes） 主要由石蜡、纯地蜡、蜂蜡、树脂及其他蜡经不同的比例组合而成，用于可摘局部义齿或固定义齿等各种金属铸造修复体的蜡型制作，特别适用于要求厚度一致的卡环、支架等部位的制作。铸造蜡的形状，除块状和条状外，还有成品的网状蜡、皱纹蜡、支架蜡、卡环蜡等，根据临床需要选用。

4. 基托蜡（base plate waxes） 主要由石蜡、蜂蜡、棕榈蜡的组成。具有质软、坚韧的性质，在加热变软后有适当的可塑性，冷却后有一定强度。在变软时不粘手，易成型，与石膏接触时不变色，喷灼后表面光滑。主要用于制作可摘局部义齿基托蜡型、殆堤等，也可用于制作临时局部固定义齿蜡型、咬合记录。根据软化温度，基托蜡分为软蜡、硬蜡、超硬蜡。

（二）工艺蜡

工艺蜡（processing waxes）包括型盒蜡（boxing waxes）、黏蜡（sticky waxes）、卡片蜡（carding waxes）、封闭蜡（blockout waxes）、白蜡（white waxes）和多用蜡（utility waxes）。型盒蜡用于灌模前制作蜡型盒，也可用来制作临时局部固定义齿的桥体模型。黏蜡用于人造牙、石膏及其他材料的暂时固定。卡片蜡主要用于部件连接和焊接技术。封闭蜡在局部活动义齿制作时用来填塞气泡或倒凹。白蜡用于制作医患交流修复体外形的蜡型。多用蜡则可用于技工制作中的多个方面。

第三节　其他模型材料

1. 电铸代型材料 镀铜印模膏代型制作主要是使一薄层金属沉淀于印模膏组织面使其导电，称为金属化。此金属层很大程度上决定了代型的表面性质。可使用的金属化剂包括青铜粉、银粉水悬液、粉状石墨。采用化学方法使硝酸银液中的银沉淀于印模表面可使表面的微结构复制的更好。

电铸代型应灌注模型人造石，模型人造石硬固后与电镀金属壳的粗糙内面产生机械锁结。电镀代型具有高强度、高硬度，耐磨损能力强的特点，可允许在代型上直接打磨和抛光修复体。

2. 树脂模型材料 主要是环氧树脂，与之适合的印模材料通常是疏水性合成橡胶。环氧树脂模型材料在表面硬度、耐磨性、细节再现性、耐水性方面优于石膏类代型材料，其凝固收缩率约 0.1%～0.2%。因其弹性模量比石膏代型等材料更接近牙本质，因此多用于实验研究。

3. 3D 打印模型材料 近年来，随着 CAD/CAM 技术的发展，采用 3D 打印技术制作牙齿模型开始应用于临床。3D 打印方式主要有立体光固化成型法、熔融沉积成型法和激光选择性熔结法。立体光固化成型法（stereo lithography）所用材料组成上与光固化牙釉质粘接剂相似，主要由丙烯酸树脂低聚物、活性稀释剂及光敏引发体系组成，经一定波长的激光照射后能够快速光固化成型，所得模型具有耐高温、强度高、精度高、尺寸稳定性好等优点。熔融沉积成型法（fused deposition modeling）通过加热使熔融的聚合物挤出，三维堆积成所要的形状，所用材料主要是条状的热塑性聚合物和蜡，聚合物有丙烯腈-丁二烯-苯乙烯共聚物（ABS）、聚碳酸酯、聚酰胺（尼龙）等。激光选择性熔结法所用材料主要有蜡粉和聚合物粉，要求粉的粒度为 20～50μm，常用的聚合物有聚碳

画廊：ER10-9
铸造蜡

图片：ER10-10
基托蜡型

画廊：ER10-11
工艺蜡

图片：ER10-12
环氧树脂牙齿模型

图片：ER10-13
熔融沉积成型法原理

酸酯、丙烯腈-丁二烯-苯乙烯共聚物、聚酰胺（尼龙）、聚苯乙烯等。激光选择性熔结法制备的模型强度高、精度高、尺寸稳定性好。

3D打印模型主要用于制作失蜡铸造法的蜡型、义齿修复和牙齿正畸矫治的研究模型、正颌外科及口腔种植手术导板、口腔正畸矫治器等。

（赵　克）

参考文献

1. 薛淼. 口腔生物材料学. 上海：世界图书出版公司，2006
2. 中华人民共和国医药行业标准 YY 0462—2003，牙科石膏产品
3. O'BRIEN W J. Dental materials and their selection. 4th ed. Canada: Quintessence Publishing Co.，2009
4. GLADWIN M，BAGBY M. Clinical aspects of dental materials: theory，practice and cases. 5th ed. USA: Lippinicott Williams & Wilkins，2017
5. SAKAGUCHI R L，POWERS J M. Craig's Restorative dental materials.13th ed.St. Louis: Mosby，2012
6. LUCAS M G，ARIOLI-FILHO J N，Nogueira SS，et al. Effect of incorporation of disinfectant solutions on setting time，linear dimensional stability，and detail reproduction in dental stone casts. J Prosthodont，2009，18：521
7. HE L H，VAN VUUREN L J，PLANITZ N，et al. A micro-mechanical evaluation of the effects of die hardener on die stone. Dent Mater J，2010，29：433
8. WHYTE M P，BROCKHURST P J. The effect of steam sterilization on the properties of set dental gypsum models. Aust Dent J，1996，1：128
9. FISHER R D，MBOGORO M M，SNOWDEN M E，et al. Dissolution kinetics of polycrystalline calcium sulfate-based materials: influence of chemical modification. ACS Appl Mater Interfaces，2011，3：3528
10. MOSLEHIFARD E，NASIRPOURI F，MAHBOUB F，et al. Influence of chemical disinfection on mechanical and structural properties of type III and IV dental stones. Advances in Applied Ceramics，2013，111（8）：450-458
11. LEONARDO DE Cesero，EDUARDO GONÇALVES Mota，LUIZ HENRIQUE Burnett，et al. The influence of postpouring time on the roughness，compressive strength，and diametric tensile strength of dental stone. J Prosthet Dent，2014，112（6）：1573-1577
12. AZER S S，KERBY R E，KNOBLOCH L A. Effect of mixing methods on the physical properties of dental stones. J Dent，2008，36（9）：736-744

第十一章　义齿高分子材料

>> **学习要点**

　　了解常用义齿高分子材料的组成，掌握热凝义齿基托树脂和自凝义齿基托树脂的性能特点、使用方法和应用中注意的问题。

　　义齿高分子材料（denture polymer）是用于制作口腔颌面部缺损的修复体（假体）的聚合物材料，包括可摘牙齿基托树脂、颌面赝复材料、义齿用树脂牙等。

第一节　义齿基托树脂

　　义齿基托是可摘部分义齿和全口义齿的主要组成部分，它覆盖在缺牙区牙槽嵴及硬腭上，主要作用是供人工牙排列附着，传导和分散咬合力，并把义齿各部分连成一个整体。

　　理想义齿基托材料（denture base materials）应具备良好的生物安全性，无毒，无刺激性；良好的化学稳定性，不溶于唾液，吸水性小，尺寸长期稳定；良好的力学性能，如抗弯曲、抗压、抗冲击强度和适宜的硬度和耐磨性；并且制作简单、易修补、美观、价格低廉。基托按材料不同可分为树脂基托、金属基托和金属网加强树脂基托，本章介绍的是制作树脂基托的材料——义齿基托树脂（denture base resins）。

一、种类与组成

　　根据义齿基托树脂聚合固化方式分为热凝、自凝、光固化、热塑注射四种。目前，广泛使用的义齿基托树脂是聚甲基丙烯酸甲酯树脂及其改性产品。

（一）热凝义齿基托树脂

　　热凝义齿基托树脂（heat-curing denture base resins）简称热凝树脂（heat-curing resins），由液剂和粉剂两部分组成，液剂的商品名是牙托水，粉剂的商品名是牙托粉。它需要加热65℃以上才能固化，是目前临床应用最广泛的基托材料。

　　1. 牙托水　主要成分是甲基丙烯酸甲酯（methyl methacrylate，MMA），它是合成聚甲基丙烯酸甲酯（PMMA）的原料，亦称单体（monomer）。MMA 在常温下是无色透明液体，易挥发，易燃，易溶于有机溶液，微溶于水（表 11-1）。MMA 的结构式如下：

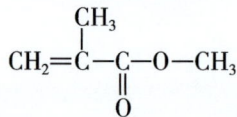

$$CH_2{=}\overset{\overset{\displaystyle CH_3}{|}}{C}{-}\overset{\overset{\displaystyle }{}}{\underset{\underset{\displaystyle O}{\parallel}}{C}}{-}O{-}CH_3$$

　　MMA 分子中含有双键，在光、热、电离辐射和自由基的激发下，容易发生加成聚合（参见第二章）。为了防止单体在运输和储存过程中聚合，需在牙托水中加入微量的稳定剂（0.02%）。有些牙托水中加有 1%～3% 的交联剂，如双甲基丙烯酸乙二醇酯（GDMA）、双甲基丙烯酸二缩三乙二醇酯（TEGDMA）等，可提高基托树脂的刚性和硬度，改善力学性能。紫外线吸收剂（例如 UV-327）可吸收对聚合物有害的紫外线，减缓基托树脂的老化和变色。

表 11-1 甲基丙烯酸甲酯物理性能常数

分子量	100.12	黏度（25℃）	0.569 厘泊（cP*）
沸点（常压）	100.8℃	比热（20～30℃）	0.45cal**/g·℃
密度	0.943 1g/mL	闪点	10℃
聚合热	13.01kcal/M	折光率 n_D^{25}	1.411 8

注：* 1cP=0.001Pa·s，** 1cal=4.186 8J

2. 牙托粉　主要成分是甲基丙烯酸甲酯的均聚粉或共聚粉。牙托粉是决定基托树脂性能的主要因素，对基托树脂的改进，也主要是针对牙托粉进行的。

（1）甲基丙烯酸甲酯均聚粉：是由 MMA 经悬浮聚合而制成粉状聚合物，粒度在 80 目以上，平均分子量为 30 万～40 万。分子量愈大，制作的基托强度愈好，但是聚合粉溶于牙托水中的速度变慢，不利于临床使用，因此，聚合粉的分子量应适中。

聚合粉在常温下很稳定，130℃以上可进行热塑加工，180～190℃开始解聚为 MMA。聚合粉能溶于 MMA 单体及氯仿、二甲苯、丙酮等有机溶剂中。

（2）甲基丙烯酸甲酯共聚粉：①为了提高材料的操作性能和基托的力学性能，常采用甲基丙烯酸甲酯与丙烯酸丁酯（BA）的嵌段共聚粉，由于聚合物中含有 BA 链节，制作的义齿基托的冲击强度和挠曲强度都有所提高；②MMA 与丙烯酸甲酯（MA）的共聚粉，调和时需牙托水较少，面团期持续时间较长，充填塑性好，提高了基托的耐磨性和耐擦伤性；③MMA、丙烯酸乙酯（EA）、丙烯酸甲酯（MA）的三元共聚粉，溶于单体的速率快，所制作的基托的力学性能有明显提高；④MMA 与橡胶（如丁苯橡胶）的接枝共聚粉，所制义齿基托的冲击强度大幅度提高，韧性明显增强，被称为高韧性基托树脂（high impact denture resin）。

牙托粉中一般加有少量的引发剂，如 BPO。即使不特别添加引发剂，牙托粉中残留的引发剂也能引发以后的加热聚合，提高单体的转化率。

牙托粉中含有镉红、镉黄等颜料，可使制成的树脂基托具有与牙龈相似的色泽。有些牙托粉产品内加有少许红色合成短纤维，模拟牙龈的血管纹，提高义齿的美观性。

有些牙托粉或牙托水中还含有增塑剂，如邻苯二甲酸二丁酯，增塑剂分子不参与聚合反应，但影响聚合物分子间的相互作用，使增塑的聚合物更加柔软，韧性提高。

（二）自凝义齿基托树脂

自凝义齿基托树脂（self-curing denture base resin）简称自凝树脂（self-curing resin），是指在室温环境下，通过氧化还原体系引发聚合的基托材料。自凝树脂有普通自凝树脂和灌注成型自凝树脂（fluid resin）两种，组成上基本相同，它们均以粉、液形式提供。

1. 粉剂　又称自凝牙托粉，主要成分是 PMMA 均聚粉或共聚粉，还含有少量的引发剂和颜料。引发剂一般为 BPO，含量为聚合粉的 1%（质量分数）。自凝牙托粉的粒度比热凝的小，以便牙托水短时间溶胀牙托粉。灌注成型自凝树脂用牙托粉粒度更细。

2. 液剂　又称自凝牙托水，主要是 MMA，还含有少量的促进剂、阻聚剂及紫外线吸收剂。常用的促进剂主要有两类，一类是有机叔胺，如 N、N- 二甲基对甲苯胺（DMT）、N、N- 二羟乙基对甲苯胺（DHET），其含量为牙托水的 0.5%～0.7%；另一类为对甲苯亚磺酸盐，如对甲苯亚磺酸钠盐和钾盐，用此类促进剂聚合的树脂，色泽稳定性好。

（三）光固化义齿基托树脂

市售的光固化义齿基托树脂（light curing denture base resin）为单组分、面团状可塑物，组成上与光固化复合树脂相似（表 11-2）。

树脂基质主要有 Bis-GMA 和二甲基丙烯酸氨基甲酸酯。常用的活性稀释剂有 TEGDMA 和1，6- 己二醇二甲基丙烯酸酯等。填料为 PMMA 交联粉和二氧化硅微粉。PMMA 交联粉是 MMA 与 GDMA 或 TEGDMA 的共聚物，具有轻度交联的网状结构，在树脂基质及活性稀释剂中只溶胀，但不溶解，这样可以确保材料在固化前长期处于可塑面团状。

图片：ER11-3
嵌段共聚粉

图片：ER11-4
接枝共聚粉

画廊：ER11-5
自凝树脂的组成

图片：ER11-6
光固化义齿基托树脂

表 11-2　光固化义齿基托树脂的基本组成 /wt%

成分	含量	成分	含量
树脂基质	30~40	无机填料	10~15
活性稀释剂	5~10	光引发剂	微量
PMMA 交联粉	35~40	颜料及红色短纤维丝	少量

注：wt%：质量分数

光固化基托树脂的引发体系及聚合原理与光固化复合树脂基本相同。

（四）热塑注射成型义齿基托树脂

热塑注射成型义齿基托树脂一般为热塑性树脂的颗粒料。常用的热塑性树脂有聚酰胺、聚碳酸酯及聚酯。聚酰胺俗称尼龙，为分子主链含有重复酰胺基团的热塑性树脂总称，具有良好的综合性能，包括力学性能、耐热性、耐磨损性，化学稳定性好，易于加工。聚碳酸酯是分子链中含有碳酸酯基的高分子聚合物，为一种强韧的热塑性树脂，且成型收缩率低，尺寸稳定性良好。聚酯是由多元醇和多元酸缩聚而得的聚合物总称，其优点是机械强度大，表面富有光泽，生物安全性好。

常用的热塑注射成型义齿材料是聚酰胺，它可以制作具有一定弹性的基托和仿牙齿颜色或牙龈颜色的树脂卡环，具有较好的美观性能，被誉为隐形义齿。但此材料刚性不足，所制义齿不能充分分散咬合力，咀嚼效率较低，损坏后也不易修理。

二、固化原理

1. 热凝树脂　牙托粉和牙托水按一定比例调和后，牙托水缓慢地渗入到牙托粉颗粒内，使颗粒溶胀、溶解，经一系列物理变化后形成面团状可塑物，将此可塑物充填入型盒内的义齿阴模腔内，然后进行加热处理（简称热处理）。当温度达到 68~74℃时，牙托粉中的引发剂 BPO 发生热分解，产生自由基，引发甲基丙烯酸甲酯（牙托水）进行链锁式的自由基加成聚合（参见第二章），最终形成坚硬的树脂基托。

2. 自凝树脂　自凝树脂的聚合过程与热固化型树脂相似，所不同的是链引发阶段产生自由基的方式不同。BPO 与促进剂叔胺在常温下就能发生剧烈的氧化还原反应，释放出自由基，引发 MMA 聚合（参见第二章）。

3. 光固化义齿基托树脂　固化过程是一种光敏引发的自由基交联、聚合过程（参见第二章）。

4. 热塑注射成型义齿基托树脂　其成型固化过程是一种温度变化所致的物理过程。

三、应用技术

（一）热凝树脂成型方法

1. 热凝树脂模压成型

（1）模型准备：充填基托树脂前，石膏阴模腔表面需涂一层分离剂，常用的分离剂是水溶性的藻酸盐溶液。

（2）调和牙托粉和牙托水

1）调和比例：牙托粉与牙托水的调和比例为 3:1（体积比）或 2:1（重量比）。按需要量先将定量的牙托水置于清洁的玻璃或瓷质调杯中，再将牙托粉撒入其中，直至牙托粉完全被牙托水所浸润但又无多余的牙托水，即为合适的比例。然后用不锈钢调刀调和均匀，加盖，以防牙托水挥发，等待调和物变为面团状可塑物。

2）调和后的变化：材料调和以后，牙托水逐步渗入牙托粉内，渗入过程被人为地划分为六个阶段：①湿砂期：牙托水尚未渗入牙托粉内，存在于牙托粉颗粒之间，看上去好像水少粉多。此时调和阻力小，无黏性，触之如湿砂状；②稀糊期：牙托粉表层逐渐被牙托水所溶胀，颗粒间空隙消失，调和物表面显得牙托水多出，调和时无阻力；③黏丝期：牙托水继续溶胀牙托粉，牙托粉颗粒进一步结合成为黏性的整块，此时易于起丝，黏着手指及器械，不宜再调和，需要密盖以防牙托水挥发；④面团期（充填期）：牙托水基本与牙托粉结合，已无多余牙托水存在，粘着感消失，呈可塑面团状；⑤橡胶期：调和物表面牙托水挥发成痂，内部还在变化，呈较硬而有弹性的橡胶状；⑥坚硬期：调和物继续变化，牙托水进一步挥发，形成坚硬脆性体。其中的牙托水并未聚合，牙托粉的颗粒间仅依靠吸附力结合在一起。上述变化是连续的物理变化过程，最后形成的硬性脆性体并不是最终的聚合体，强度很低。

面团期是充填型盒的最佳时期。对于一般材料来说，室温下，按照常规粉/水比，开始调和至面团期的时间约15～20分钟，在面团期历时约5分钟。临床上必须掌握好以上两个时间，以便能从容地充填型盒。

3）影响面团期形成时间的因素：①牙托粉的粒度愈大，达到面团期所需时间愈长，反之亦然；②在一定范围内，粉液比大，则材料容易达到面团期，粉液比小，则需较长时间才能达到面团期，不能为了调整面团期形成的时间而人为地改变粉液比，否则将影响基托的质量；③室温高，面团期形成时间缩短；室温低，面团期形成时间延长。为了加快或延缓面团期形成时间，可以通过改变温度来进行适当调控。

（3）充填：应在面团期内完成。调和物经加压纳入型盒内，务必使其充满整个型腔。

（4）热处理：是对充填好的树脂进行加热聚合的过程，使其中的单体聚合，完成树脂基托的固化成形。热处理通常采用水浴加热法，常用的水浴热处理方法有两种：

1）将型盒置于70～75℃水浴中恒温90分钟，然后升温至煮沸并保持30～60分钟。

2）将型盒置于温水中，在90～120分钟内（视充填树脂的体积大小而定）缓慢匀速升温至沸点，保持30～60分钟。

上述方法中，第1种速度最快，第2种最简便。

热处理过程是单体的聚合过程。此过程中链引发阶段是吸热反应，因此需要将型盒中的树脂调和物加热到60℃以上，以便引发剂BPO分解产生自由基，引发MMA聚合。在链增长阶段，聚合反应在极短的时间内放出大量的热量，由于石膏导热差，石膏中树脂的温度会急剧上升。若此时型盒内外没有较大的温差，型盒内热量不能有效散发，树脂的温度会迅速超过甲基丙烯酸甲酯的沸点，高温会使未聚合的MMA大量蒸发，最终在树脂基托中形成许多气泡，严重影响基托的质量，因此，对热处理的加热速度应进行控制。

最合适的加热速度取决于树脂基托的尺寸。基托愈大、愈厚，在聚合时产热愈多，若加热速度快，则容易产生气泡，反之亦然。一般采用图11-1所示的加热程序，能使基托得到良好的固化，不会产生气泡，也较节省时间。在这种热处理中，当水温达到68～70℃时，引发剂BPO受热分解产生自由基，引发MMA聚合固化。聚合过程中放出大量的热量，使树脂内部温度迅速上升，但由于水浴温度较低，型盒内外温差大，可使部分热量向外传导散发，这样树脂的温度不至于超过MMA的沸点，因而不会在树脂内形成气泡。待聚合高峰过后，将水浴温度升至100℃，保持0.5～1小时，以使基托较彻底聚合。

ER11-10

视频：ER11-10
充填

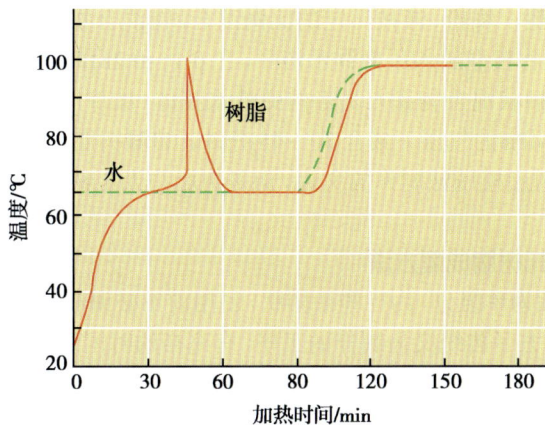

图 11-1　推荐的热处理程序

（5）开盒与打磨：热处理后要将型盒自然冷却至室温才能打开，因为丙烯酸树脂的热膨胀系数高于石膏，加热过程中不能自由膨胀，产生内应力。自然冷却至室温会使内应力得以释放，否则基托容易发生变形，适合性变差。打磨抛光时要注意防止局部产热过高导致基托变形。

（6）快速热聚合树脂（rapid heat-polymerized resin）：有些市售的热凝牙托水含有聚合促进剂（叔胺），与热凝牙托粉混合、充填型盒后，可直接放入沸水中进行热处理而不会在基托内形成气泡。因为这种树脂的固化既有化学固化机制，又有热引发聚合，以便快树脂速聚合而不产生气泡。

2．热凝树脂压注成型 粉和液混合后装入注射管内，通过专用的注射机将混合物加压（0.6MPa）注入型盒内义齿阴模腔中，然后放入100℃沸水中于压力下进行热处理（热聚合）。当材料聚合收缩时，可有材料补充进入型盒阴模腔，因此压注法的义齿基托的尺寸准确性高，适合性较好，咬合不增高，基托内部致密，强度高。

3．热凝树脂微波固化成型 微波是一种波长小于10cm的电磁波，具有一定的穿透性。极性分子的材料吸收微波后分子被激发，互相摩擦产生大量热量，使材料内部温度迅速升高。MMA分子结构上含有极性酯基，容易吸收微波而最终聚合。

微波热处理过程是将填好胶的型盒用特制的玻璃钢螺钉加压固定，然后放入微波炉内进行微波照射。照射时间取决于微波炉的功率及照射强度，一般先照射义齿组织面，然后反转型盒，照射另一面。以400W微波炉为例，每面照射2.5分钟。金属对微波具有屏蔽作用，需微波热处理的义齿树脂要用聚碳酸酯树脂型盒或玻璃钢型盒，而且义齿中不能含有金属结构。

由于型盒中石膏含有大量水分，而水的极性远大于基托中的单体，在微波热处理过程中，石膏的升温速度高于基托树脂，因此，与石膏接触的基托树脂先开始聚合，基托中心部位聚合较慢，义齿基托内容易产生应力，而采用微波聚合专用基托树脂则无此问题。微波聚合专用基托树脂中加有引发剂（BPO）和促进剂（叔胺），可以保证基托树脂整体聚合的均匀性。

采用微波热处理聚合一般的热凝基托树脂，其力学性能与常规水浴热处理法基本相同。微波热处理法具有处理时间短、速度快、所制基托组织面的适合性好、固化后基托与石膏分离效果好、表面光滑等优点。

（二）自凝树脂成型方法

1．自凝树脂模塑成型 应用时，一般先将牙托水加入调杯内，然后再加牙托粉于杯内，粉液比为2:1（重量比）或5:3（体积比），稍加调和后，加盖放置。待调和物呈稀糊期时，可用糊塑法直接在湿模型上塑形，此期流动性好，不黏丝、不黏器具，容易塑形。初步固化后连同模型一起置于60℃热水浸泡30分钟，以促进固化完全，冷却后适当调磨咬合、打磨、抛光。

自凝树脂在口腔内直接重衬或修补时，单体会使患者感到辛辣，而聚合时所放出的热甚至会灼伤黏膜，特别是大面积重衬时尤应注意。在接触自凝树脂的黏膜表面最好事先涂布液状石蜡或甘油，可起到一定的保护作用。此外，个别患者对自凝树脂有过敏现象，症状为接触处有蚁走感、发痒、灼热及刺痛等感觉，有些局部可见有丘疹、水肿等症状。

2．自凝树脂灌注成型 将粉、液按一定的比例混合，待混合物进入稀糊期后，将材料灌入义齿的石膏阴模腔中，然后将模型放入压力锅水浴中，在0.1～0.2MPa气压下加热至55～60℃聚合30～45分钟。也可将稀糊状混合物灌入义齿的弹性水胶体（如琼脂）阴模腔中，然后将型盒放入压力容器中，在0.1～0.2MPa的气压下聚合30～45分钟。自凝树脂灌注成型制作的义齿的尺寸准确性和适合性优于热凝树脂模压法制作的义齿，但是树脂与人工树脂牙的结合较差，需要对树脂牙盖嵴面进行预处理。

（三）光固化义齿基托树脂成型方法

光固化义齿基托树脂为单组分，为可塑面团状，使用前不必调和，通常直接在石膏模型上塑形或在已有义齿上重衬，省去了传统义齿制作的工序，有充裕的时间进行操作，经光照射固化，固化时间短，使用方便。该材料成型后经一定波长的光照射后固化，有充裕的操作时间。制作的义齿在色泽、尺寸稳定性、适合性方面显示有一定的优势。与合成树脂牙的结合较差，需要在树脂牙的盖嵴部磨出固位沟槽。聚合收缩为热凝的一半。

（四）热塑注射成型义齿基托树脂的成型方法

热塑性树脂颗粒料在空气中容易吸潮，吸潮后快速加热至熔融温度过程中树脂容易水解，降低注塑制品的力学性能。因此热塑性树脂颗粒料在注塑前需要在70～90℃温度下干燥3～6小时。一些产品的注塑颗粒料在工厂中事先已经干燥，密封保存于金属注射筒中，注塑前将其放入专用的加热器中加热，使树脂呈黏流态，然后将注射筒放入专用的压注机上，将材料压注入义齿的石膏模型阴模腔中，冷却后即制成义齿修复体。

四、性能

（一）物理、力学性能

1. **物理性能** 义齿基托树脂的密度显著小于金属，热凝树脂基托的密度为1.19g/cm³。义齿基托树脂的热导率低，为0.21W·m⁻¹·K⁻¹，会影响被覆盖黏膜的温度感觉功能。线胀系数为$81×10^{-6}·K^{-1}$，较天然牙、人工陶瓷牙大得多，在冷、热变化中，由于膨胀程度不同，容易造成与树脂基托相连的陶瓷牙或陶瓷牙周围的树脂产生裂纹，或基托与陶瓷牙及金属材料之间的结合发生松动，影响义齿的正常使用。

热凝树脂基托的热变形温度为81～91℃，若材料中加有交联剂，则随着交联剂含量的增加，热变形温度也不断提高。对于普通热凝PMMA基托，注意不要将其放入过热的液体中浸泡或清洗，以免基托变形，影响基托与口腔组织的密合性。

2. **力学性能** 义齿基托树脂的力学性能因不同的材料而不同，表11-3列出了一些常用义齿基托树脂的部分力学性能。我国标准规定，自凝树脂基托的弯曲强度应不低于60MPa，弯曲弹性模量应不低于1.5GPa，其他树脂基托的弯曲强度应不低于65MPa，弯曲弹性模量应不低于2.0GPa。高韧性义齿基托树脂的断裂韧度不低于1.9MPa·m^{1/2}。

表11-3 常用义齿基托树脂的力学性能

树脂	弯曲强度 （单位：MPa）	弯曲模量 （单位：GPa）	冲击强度 （单位：kJ·m⁻²）	断裂韧度 （单位：MPa·m^{1/2}）	布氏硬度 （单位：MPa）
普通热凝树脂（模压成型）	70～90	2.3～2.6	6～9	1.4～1.8	186～205
高韧性热凝树脂（模压成型）	90～110	1.6～1.8	8～10	2.3～2.6	150～170
热凝树脂（压注成型）	70～90	2.3～2.6	9～13	1.8～2.1	110～125
自凝树脂（模塑成型）	60～75	2.3～2.6	4～5	—	150～170
自凝树脂（灌注成型）	65～70	1.8～2.0	6～7	1.6～1.8	150～170
光固化基托树脂	65～80	2.3～2.5	4～5	0.9～1.1	200～230
聚酰胺（注射成型）	40～50	0.8～1.1	—	1.7～2.4	115～130

总体而言，普通热凝PMMA基托树脂综合性能较好，但它还存在着韧性不高、容易折裂问题，橡胶接枝改性的高韧性热凝树脂断裂韧性显著高于普通PMMA基托树脂。压注法成型的热凝基托树脂含有分子量较高的牙托粉，基托材料具有强度高、脆性小、韧性好、抗折断等特点，而且形态准确性、与组织面的适合性均较理想。

自凝树脂的力学性能整体上不如热凝树脂，韧性较差，脆性较大，刚性较好。采用MMA-EA-MA三元共聚粉可以改善自凝树脂的韧性，综合性能也有所改善。

光固化义齿基托树脂与热凝及自凝树脂相比较，其力学性能特点是硬度高、刚性大、受力不易变形，但脆性也较大。这是由于基托树脂聚合后为网状体型结构，交联度较大。

热塑注射成型义齿基托具有较高的韧性和弹性，但是弹性模量低，受力后容易发生弹性变形，可以制作部分义齿基托及其卡环。

（二）固化特性

1. **自凝树脂** 室温下自凝树脂达到可以操作（充填）的时间仅有3～5分钟，影响这一时间的因素与自凝牙托粉和牙托水的比例、树脂中BPO与叔胺的含量配比、阻聚剂的多少及环境温度有关。

　　自凝树脂在聚合反应过程中伴随有反应热的产生,产热量除与树脂体积大小有关外,还与促进剂或引发剂含量多少直接有关。促进剂含量高,则反应热也多,高反应热也加速聚合的进行。反应热的大小与聚合时的环境温度也有关系,环境温度高,反应热也大,固化也愈快。

　　2. 光固化义齿基托树脂　由于光线穿透材料的能力有限,光固化基托材料的光照固化深度一般在3～5mm范围。通常需要放入专用的箱式光固化器内,经特定波长的光线照射一定时间后才能固化。一般光固化基托树脂对波长为430～510nm的蓝色光最为敏感。

　　（三）树脂基托适合性

　　1. 概念　树脂基托适合性是指义齿与口腔组织间的密合性,通常通过测定腭部义齿基托与模型间空隙来确定相对适合性。基托适合性与各类基托固化及加工过程中的尺寸准确性和稳定性密切相关,直接影响着义齿的固位。

　　2. 影响因素

　　（1）基托树脂固化过程中的体积收缩:义齿基托树脂在成型固化过程中均存在体积收缩。以热凝基托树脂为例,MMA单体聚合过程中的体积收缩约为21%。当牙托粉与牙托水按容量比3:1混合,聚合后自由体积收缩约为7%,线收缩约为2%,这样的收缩率,临床上难以接受。临床上实际制得义齿的收缩率远没有这么大。因为基托树脂位于石膏型盒包埋之中,且形态复杂,聚合时温度较高,具有一定的可塑性,此时的聚合收缩可能多以表面的凹陷来补偿。在聚合后冷却至玻璃化转变温度（75℃）以下时,基托不再以塑性变形来补偿收缩,聚合收缩基本停止,义齿的收缩主要是冷却过程的冷缩。按照PMMA的线胀系数,可计算出冷却至室温时的线收缩:$(70-20) \times 81 \times 10^{-6} = 0.0044 = 0.44\%$,此值与实验测得的数值极为接近。一般义齿基托树脂的线性收缩为0.2%～0.5%。义齿基托在热处理过程中会产生体积收缩,树脂与石膏模型间的摩擦阻力抑制了部分体积收缩,冷却至室温时,基托内部就有潜伏的应力存在。在以后的长期使用中,应力就会慢慢释放出来,导致基托变形,基托树脂内部及表面产生微细裂纹或裂缝,甚至最终导致义齿断裂。

　　自凝树脂的线收缩约为0.43%,与热凝树脂相近,其尺寸准确性与形态稳定性近似于热凝树脂。但是自凝树脂灌注成型法制作的义齿的适合性优于热凝树脂模压法制作的义齿。

　　（2）树脂基托成型方法:压注成型的义齿基托的适合性优于模压成型,模压成型的适合性优于灌注成型。光固化成型的义齿基托的适合性也优于模压成型,自凝树脂压力聚合或用微波固化的义齿基托的适合性较好。

　　（四）化学性能

　　1. 吸水性　PMMA制作的义齿基托浸水后能吸收微量的水分,吸水后体积稍有膨胀,能部分补偿聚合造成的体积收缩,改善义齿基托与口腔组织间的密合性。吸水膨胀主要发生在戴入口腔后第1个月。但是,如果吸水性过大,基托的强度会下降。我国标准规定,所有类型的树脂基托浸于37℃水中,7天后的吸水值应不大于$32\mu g/mm^3$。

　　2. 溶解性　PMMA能溶解于MMA、氯仿、苯、乙酸乙酯、丙酮中。乙醇及一些消毒液,虽不溶解PMMA,但能使其表面产生微细的银纹,影响其性能及寿命,所以,临床上不能用乙醇擦洗义齿。

　　具有交联结构的基托树脂,有机溶剂不能溶解它,但可溶胀,抗银纹性较好。义齿基托在水中会溶解出微量的未聚合成分,我国标准规定,浸水7天后,自凝树脂基托的溶解值不应大于$6.0\mu g/mm^3$,其他类型树脂基托的溶解值不应大于$1.6\mu g/mm^3$。

　　3. 残留单体（residual monomer）　基托树脂固化后仍然有少量单体未固化,称为残留单体。残留单体在基托中起着增塑剂的作用,能降低强度,加剧了氧化变色,还可能导致基托扭曲变形,同时对口腔组织有潜在的刺激作用。

　　我国相关标准规定,自凝树脂基托的残留单体含量不能超过4.5%（质量分数）,其他类型树脂基托的残留单体含量不能超过2.2%。大多数经过规范热处理的热凝树脂基托的残留单体含量小于0.5%。自凝树脂的残留单体含量多于热凝树脂基托。

　　热凝树脂基托的残留单体含量与热处理方式有密切关系,热处理后期加热至100℃并保持一

图片:ER11-15
树脂基托适合性

学习笔记

定的时间（1.5～2 小时），可显著减少残留单体含量。自凝树脂聚合后期放入 60～70℃水浴中一段时间，可以提高聚合程度，减少残留单体含量。

热塑注射成型义齿基托树脂的残留单体含量极少，溶出物也非常少。

4. 老化性能　PMMA 具有良好的耐老化性能。PMMA 随着时间的增加，冲击强度略有上升，拉伸强度、透光率略有下降，抗银纹性及分子量明显降低，色泽逐渐泛黄。光固化基托和热塑注射成型基托质地均一，没有气孔，密度较高，抗老化性能良好。

（五）色泽稳定性

自凝树脂的颜色稳定性（color stability）不如热凝树脂好，原因是树脂中残留的促进剂叔胺和阻聚剂的继续氧化，变色的程度与促进剂和阻聚剂的种类及用量有关，以叔胺为促进剂的树脂的颜色稳定性低于以巴比妥酸盐为促进剂的树脂。光固化基托和热塑注射成型基托性能稳定，不易变色。

（六）生物学性能

完全聚合的树脂基托很少引起过敏反应，但是微量的残留单体或单体中的其他成分可引起过敏反应。自凝树脂残留单体含量高，对口腔黏膜的刺激性和致敏性大于其他类型的树脂，减少基托的残留单体可减小其刺激性和致敏性。随着在水中浸泡时间的延长，自凝树脂基托的残留单体含量因逐渐溶出而下降。

残留单体刺激口腔黏膜，可以造成义齿性口炎，也可造成一些人产生变态性接触性口炎。临床表现可以是局限性轻度红斑或黏膜表面白色改变，也可以是多发性大面积的疱疹、糜烂、溃疡。在操作时，医务人员应尽量避免用手直接接触未固化的调和物。

五、应用

（一）适用范围

1. 热凝树脂　制作全口义齿和可摘牙齿的基托及颌面赝复体、牙周夹板、𬌗垫、正畸活动矫治器、保持器。

2. 自凝树脂　主要用于制作正畸活动矫治器、腭护板、牙周夹板、个别托盘、暂时冠桥以及义齿重衬等，也可用于制作简单义齿的急件。

3. 光固化义齿基托树脂　主要用于简单义齿制作、矫治器的制作、基托重衬、义齿修补、临时冠桥的制作及个别托盘的制作等。

4. 热塑注射成型义齿基托树脂　适合制作黏膜支持的部分义齿的基托，较多用于前牙缺失的修复，也适用于具有附着体义齿的树脂基托。制作牙周夹板、𬌗垫、正畸活动保持器、食物嵌塞防止器。由于刚性不足，热塑注射成型树脂很少用于全口义齿。

（二）热凝树脂应用中应注意的问题

1. 基托中产生气孔的原因　基托的制作过程中，若不遵守操作规程，会导致基托的表面及内部产生许多细小气孔，气孔的存在会严重影响基托的力学性能，也利于微生物和菌斑附着。产生气孔的原因有以下几点：

（1）升温过快、过高：主要因为反应的单体蒸发所致，会在基托内部形成许多微小的球状气孔，多分布于基托较厚处，且基托体积越大，气孔越多（图 11-2）。

（2）粉、液比例失调

1）牙托水过多：聚合收缩大，且不均匀，可在基托表面形成不规则的凹陷。

2）牙托水过少：牙托粉末完全润湿、溶胀，可形成微小气孔，均匀分布于整个基托内。多见于牙托水量不足，或调和杯未加盖而使牙托水挥发，或模型因未浸水和未涂分离剂而吸收牙托水所致。

3）填塞过早或过迟：填塞过早容易因黏丝而人为带入气泡，而且调和物流动性过大，不易压实。填塞过迟时调

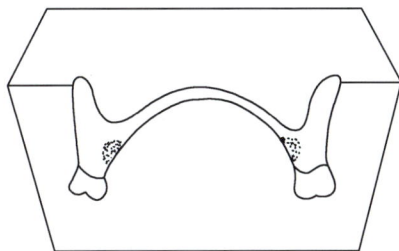

图 11-2　气泡分布示意图

图片：ER11-16 义齿性口炎

图片：ER11-17 正畸活动矫治器

图片：ER11-18 保持器

图片：ER11-19 微小气孔

学习笔记

133

和物变硬,塑性和流动性降低,可形成欠充性缺陷。

4）压力不足:在基托表里产生不规则的较大气孔或孔隙,尤其在基托细微部位形成欠充性孔隙。

2. 基托发生变形的原因

（1）装盒不妥,压力过大:若上下型盒仅石膏接触受力,加压过大时,易使石膏模型变形,导致基托变形。

（2）填胶过迟:调和物超过面团期,可塑性降低,若强迫压入型盒,常使模型变形或破损,导致义齿各部位移位,基托变形。

（3）升温过快:基托树脂是不良导热体,若升温过快,基托表层聚合速度较内部快,产生的聚合性体积收缩不均匀,也能使基托变形。

（4）基托厚薄差异过大:基托厚、薄处的聚合收缩大小不一,也会使基托外形改变。

（5）冷却过快,开盒过早:因基托内外温差过大,造成基托收缩不一致,而且会使基托内所潜伏的应力在出盒后释放,造成基托变形。开盒过早,会使尚未充分冷却和硬化的基托被拉伸变形。

3. 牙托粉与牙托水的储存性能较好,尤其是牙托粉,长期放置不会发生变质。牙托水应避光储存于低温、干燥、通风处,并远离火种。

第二节　义齿重衬材料

一、概述

重衬(relining)是在义齿基托组织面上加一层衬垫材料,以改善义齿的垂直距离,提高义齿基托与牙槽嵴的密合性,以便增加义齿的固位力。重衬材料应具备良好的生物学性能和理化性能,与基托结合牢固,抗老化、抗染色,吸水性和溶解性小,不易吸附微生物,而且操作简便。义齿重衬材料包括义齿软衬材料(soft denture lining materials)和义齿硬衬材料(hard denture lining materials)。

二、义齿软衬材料

义齿软衬材料是固化后具有一定柔软弹性的义齿重衬材料,带有软衬的义齿能够更好地分散传递咬合力,避免局部压疼。根据重衬后可使用的期限,将软衬材料分为永久性(permanent)或半永久性义齿软衬材料和暂时性义齿软衬材料(temporary soft denture liner)两大类型,后者又称为短期软衬材料、组织调整剂(tissue conditioner)或功能性印模材料。

根据材料组成,软衬材料可分为丙烯酸酯类软树脂、硅橡胶、聚氨酯、含氟弹性体等多种类型。目前市售的义齿软衬材料主要有丙烯酸酯类软树脂和硅橡胶两类。

（一）丙烯酸树脂基义齿软衬材料

1. 组成　丙烯酸树脂基义齿软衬材料(acrylate-based soft denture liner)由粉、液两部分组成。粉剂主要成分是聚甲基丙烯酸乙酯(PEMA)或甲基丙烯酸乙酯与甲基丙烯酸丙酯或丁酯的共聚粉,引发剂和颜料。液剂主要成分是增塑剂和乙醇,常用的增塑剂有水杨酸苄酯、邻苯二甲酸二丁酯、丁基酞酰甘油醇酸丁酯等。

粉、液调和后,增塑剂能缓慢渗入粉剂的颗粒内,使材料转变为面团状可塑物。当增塑剂完全渗入后,调和物最终转变为具有柔软黏弹性的凝胶物质。乙醇的作用主要是加快增塑剂向粉剂颗粒内渗透,缩短凝胶化时间。

2. 性能　该类软衬材料与基托树脂属同类聚合物,在粘接界面容易形成互溶,因此能与PMMA基托形成较良好的结合。由于此类材料含有大量的增塑剂,当材料浸入水或唾液中时,增塑剂就会缓慢地从材料中析出,导致材料短期内逐渐失去柔软弹性而变硬,另外,析出的增塑剂可能会对人体造成危害。大多数的丙烯酸酯类软衬材料作为暂时性软衬材料使用,在口腔环境中能保持一定的黏弹性数天至数周。使用一段时间后,软衬材料与基托的粘接强度逐渐下降,变硬变色而失去功效。

图片:ER11-20 带有软衬的义齿

134

3. 用途　用于牙槽骨严重吸收，黏膜过薄或弹性下降，有松软游离的软组织增生或组织倒凹，不适宜外科手术的病例。种植修复，如种植覆盖义齿。还可作为功能性印模材料及用于即刻义齿重衬、腭裂语音辅助器和即刻外科夹板的制作等。

4. 用法　大多数的丙烯酸酯类软衬材料采用口腔内直接衬垫法进行应用。衬垫前应将义齿基托组织面磨粗糙，清洁，注意打磨厚度为 1～2mm，并涂布粘接剂或底涂剂。衬垫时应注意保持垂直距离，衬垫后应修整软衬边缘，使边缘光滑。衬垫过程中，一旦出现过敏的症状，要立即停止使用，并嘱患者立刻就医。

（二）硅橡胶义齿软衬材料

根据固化（硫化）方式，可分为热固化型和室温固化型两种类型。

1. 组成

（1）热固化型由甲基乙烯基硅橡胶、增强填料（气相 SiO_2）、引发剂（BPO）、柔软剂、颜料组成，经混练成面团状可塑物。

（2）室温固化型可分为双组分和单组分两种。双组分又可分为缩合型和加成型两种，它们在组成上与硅橡胶印模材料很相似（参见第九章）。

单组分产品由基础胶料（端羟基聚二甲基硅氧烷）、交联剂（甲基三乙酰氧基硅烷）、催化剂（辛酸亚锡）和增强填料组成，混练成膏状物，装入隔离空气湿气的密封容器（如牙膏管），使用时从容器中挤中，接触大气中的湿气而进行交联固（硫）化，反应过程中有小分子醋酸释放。反应过程如下：

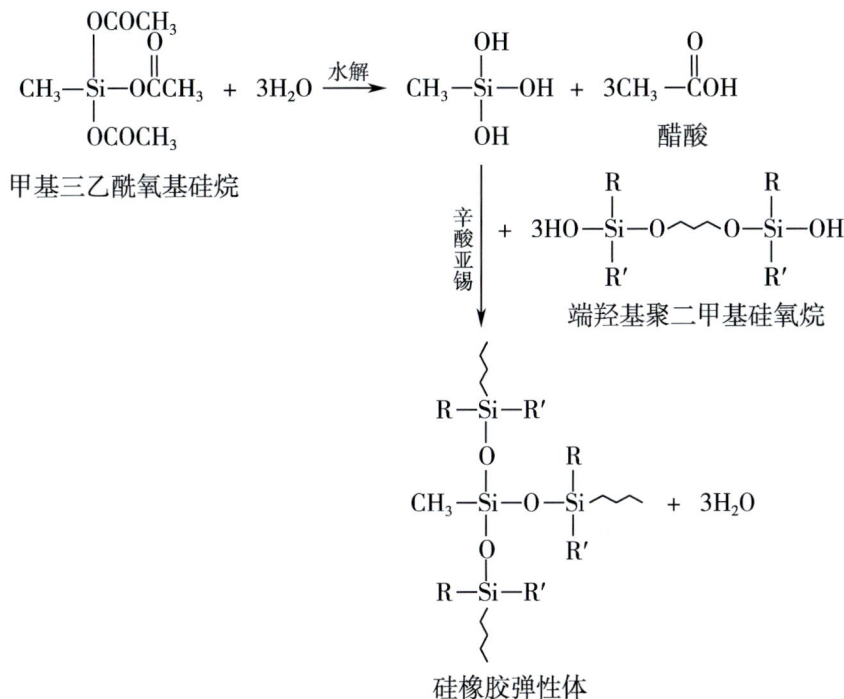

2. 性能　热固化型硅橡胶义齿软衬材料的强度、耐老化性能较好，但它与基托树脂的粘接较差，需要用专门的粘接剂或底涂剂（primer），而且表面不易打磨抛光，容易附着细菌，特别是白念珠菌。在基托粘接面预涂硅烷偶联剂（如 KH-570）可提高软衬材料与基托的结合强度。

缩合型硅橡胶义齿软衬材料使用方便，可在口腔内固化。这种材料机械强度低，耐老化性能差，很难与基托形成良好粘接，需用专门的粘接剂，而且在固化过程中有小分子析出，聚合物易出现孔隙和体积收缩，形态稳定性差。

加成型硅橡胶义齿软衬材料在固化过程中无小分子析出，形态稳定性好。这种材料也很难与基托形成良好粘接，需用专门的粘接剂。其力学性能较热固化型硅橡胶差。由于采用有机铂作催化剂，而有机铂容易受硫化物、含氮化合物，含磷化合物的影响，降低乃至失去其活性，使材料不能固（硫）化，这一点在应用中应特别注意。

单组分硅橡胶义齿衬垫材料使用时不需调和，在口腔内直接固化，与基托树脂能形成较牢固的粘接。但是，这种材料的固化主要依赖于空气中的水分向其中的渗透，固化速度较慢，一般表面先固化，然后逐渐向深处进行，衬垫较厚处固化更慢。

3. 用法　热固化型硅橡胶义齿软衬材料采用间接衬垫法衬垫，常规水浴热处理固(硫)化，温度及时间因不同产品而不同，应按照说明书推荐的方法进行。室温固化型材料一般采用口腔内直接衬垫法进行衬垫。

三、义齿硬衬材料

专用的义齿硬衬材料组成上类似于室温化学固化型基托树脂，由粉剂和液剂组成。粉剂主要是 PMMA 粉和聚合引发剂，液剂由长链单官能甲基丙烯酸酯单体、增塑剂和聚合促进剂组成。长链单官能甲基丙烯酸酯单体几乎没有任何刺激性气味，聚合过程中产热量小，口腔内直接衬垫时对黏膜刺激较小，无烧灼感。

临床使用时可以采用直接法或间接法加衬。新型的直接硬衬材料放在基托组织面，经患者口内初戴并进行肌功能修整，维持几分钟后形成橡胶状，再在口外溶有固化催化剂的温水中（50～60℃）浸泡几分钟，使其彻底固化，即可获得与基托树脂同等的硬度，且不易老化和变色。

第三节　颌面缺损修复材料

一、概述

颌面缺损修复材料又称颌面赝复材料（maxillofacial prosthetic materials），是采用义齿修复的原理和方法来修复颌面软硬组织缺损和畸形的材料。理想的颌面赝复材料应长期保持良好的生物学性能和力学性能，色泽稳定，易修改、磨改、表面上光及着色修饰。目前应用的颌面缺损修复材料有硬质和软质两类，前者主要是聚甲基丙烯酸甲酯，后者有热固(硫)化硅橡胶、双组分室温固(硫)化硅橡胶和丙烯酸酯类软树脂。

二、硅橡胶材料

硅橡胶类材料的组成及使用方法与相应的义齿软衬材料基本相同。热固化硅橡胶由橡胶基质、增强填料（气相 SiO_2）、引发剂（BPO）和颜料经机械混炼而成，橡胶基质应用最多的是甲基乙烯基硅氧烷。室温固化硅橡胶与加成型硅橡胶印模材料在组成上相似。硅橡胶类材料是目前综合性能较好的颌面缺损修复材料，也是制作颌面赝复体的最常用的材料。特别是室温固化型材料，操作简便，调色容易，而且可以复层上色，仿真性好。硅橡胶类材料也存在着长期日晒变色、难打磨、不能抛光、在口腔环境中易滋生真菌等问题。

三、其他

聚甲基丙烯酸甲酯材料在组成上与基托树脂相同，可以是加热固化型，也可以是室温化学固化型，主要用于制作义耳、义眼、义鼻等，或作为缺损修复体的基架材料。这种材料制作的修复体质硬，缺乏皮肤软组织所具有的柔软弹性，仿真性较差。丙烯酸酯类软树脂的组成与相应的义齿软衬材料基本相同，这类材料作为颌面缺损修复材料使用，也存在着增塑剂析出而变硬的问题。

第四节　合成树脂牙

一、概念及种类

合成树脂牙（resin teeth）是由聚合物制成的人工牙，主要用于制作各种义齿的牙冠部分。

（一）单个成品树脂牙

1. 聚甲基丙烯酸甲酯树脂牙　早期的 PMMA 树脂牙由 PMMA 均聚物制成,其耐磨性和硬度均较差,为了改善性能,采用丙烯酸酯类二元和多元共聚物并加入交联剂聚合制作,使产品的性能得以较大提高。

2. 复合树脂牙　在传统树脂牙中加入了一定量的无机填料。这种树脂牙的表面硬度明显提高,耐磨性有所改善。

目前的树脂牙大多采用分层模塑成型或分层注射成型方法制造,内层颜色近似于牙本质色,韧性好,外层近似于牙釉质色,具有半透明性,而且硬度高,耐磨性好。

单个成品树脂牙在大小、形态、颜色方面有不同的规格、型号,供临床选用。为了提高合成树脂牙与基托材料的结合,合成树脂牙的盖嵴面有固位凹。

（二）成品树脂牙列

制作树脂牙列的材料与成品树脂牙的材料和工艺基本相同。有各种规格和型号的牙列供临床选用。

（三）成品树脂牙面

制作成品树脂牙面的材料和工艺与制作树脂牙基本相同,目前还有超薄型、遮盖型的树脂牙面由工厂生产。

（四）造牙材料

造牙材料分热固化和室温化学固化型两种,供临床制作特殊形态的树脂牙。

1. 热固化型造牙材料　又称热凝造牙材料。由造牙粉和造牙水组成,成分与热凝基托材料基本相同,呈牙齿样白色。

2. 室温固化造牙材料　又称自凝造牙材料,组成上与自凝树脂基本相同,呈牙齿样白色。

二、性能

1. 良好的色泽　目前大多数树脂牙均具有多层色特点,色泽的层次感及半透明性与牙齿极为相近。有的树脂牙还加有荧光颜料,在日光灯照射下呈现出与自然牙相似的色泽。

2. 物理性能　树脂牙密度小,线胀系数大,弹性模量低,硬度低,韧性好,耐热。但耐磨性差,不适用于对𬌗为金属、陶瓷牙的义齿。

3. 与基托树脂的结合　树脂牙组成上与基托树脂相似,因此树脂牙与基托树脂的结合强度高于陶瓷牙,可形成化学结合。树脂牙与陶瓷牙的应用性能比较见表11-4。

表11-4　树脂牙与陶瓷牙临床应用性能比较

性能	树脂牙	陶瓷牙
质地	坚韧	较脆,易碎裂
硬度	低	高
耐磨性	较差	好
咀嚼效率	较低	高
磨改和抛光	容易	难
抗老化性	较差	好
抗变色能力	较差	较好
唾液中尺寸稳定性	略差	好
与基托的结合	化学结合	机械结合

三、应用

根据缺失的天然牙的牙位、颜色和大小选用不同型号、色调的树脂牙,用于可摘局部义齿和全口义齿修复,临时冠桥及天然牙贴面的制作,根据不同的缺牙间隙和咬合情况对树脂牙加以磨

图片:ER11-24
单个成品树脂牙

图片:ER11-25
成品树脂牙列

图片:ER11-26
成品树脂牙面

改即可使用。如果患者缺牙间隙正常，缺牙区牙槽嵴丰满，对颌牙牙周健康，也可以选择陶瓷牙修复。目前临床较常用的是树脂牙。

（朱　松）

参考文献

1. 林红. 口腔材料学. 第2版. 北京：北京大学医学出版社，2013
2. 赵铱民. 口腔修复学. 第7版. 北京：人民卫生出版社，2012
3. 中华人民共和国医药行业标准 YY 027—2011，牙科学，义齿基托聚合物
4. 中华人民共和国医药行业标准 YY 0714.1—2009，牙科学，活动义齿软衬材料，第1部分：短期使用材料
5. 中华人民共和国医药行业标准 YY 0714.2—2009，牙科学，活动义齿软衬材料，第2部分：长期使用材料
6. 中华人民共和国医药行业标准 YY 0300—2009，牙科学，修复用人工牙
7. 赵信义. 颌面赝复材料研究进展. 国际生物医学工程杂志，2006，29：178
8. SAKAGUCHI R L，POWERS J M. Craig's Restorative dental materials.13th ed.St. Louis：Mosby，2012
9. ANUSAVICE K J，SHEN C Y，RAWLS H R. Phillips'Science of dental materials.12th ed. St.Louis：Elsevier Saunders，2013
10. 赵信义，施长溪，陈萍，等. 4种义齿基托树脂力学性能比较. 实用口腔医学杂志，2003，19：550
11. 邓再喜，李石保，张春宝，等. 注塑基托树脂力学性能的检测. 中华老年口腔医学杂志，2010，8：31
12. UZUN G，HERSEK N. Comparison of the fracture resistance of six denture base acrylic resins. J Biomater Appl，2002，17（1）：19-29
13. VALITTU，P K，ALAKUIJALA P，LASSILA V P，et al. In vitro fatigue fracture of an acrylic resin-based partial denture：an exploratory study. J Prosthet Dent，1994，72：289
14. STAFFORD G D，BATES J F，HUGGETT R，et al. A review of the properties of some denture basc polymers. J Dent，1980，8：292

第十二章 口腔修复金属材料

>> **学习要点**

熟悉口腔金属材料的组成，掌握常用口腔金属材料的性能特点及其与临床应用的关系，为临床选择材料奠定基础。

口腔修复金属材料是一类制作口腔修复体、口腔正畸器材的金属材料。根据成型方式和用途，口腔修复金属材料可以分为锻制合金、铸造合金、瓷熔附合金、其他成型用金属和焊接合金。

第一节 锻 制 合 金

锻制合金（wrought alloys）是通过对固体合金进行塑性变形而获得所需形状的合金型材（如丝、片），临床应用时还需要在常温下对这些型材作进一步塑形加工（弯曲、锤压等）及必要的热处理，以制成义齿修复体或修复体和矫治器的附件。目前应用的锻制合金型材主要有合金丝、合金杆、合金片及精密附着体等。

一、锻制合金丝

锻制合金丝主要用于制作正畸弓丝和可摘局部义齿的卡环，其应用特点是利用合金丝的弹性。目前临床上使用的锻制合金丝有18-8不锈钢丝、镍-钛合金丝、β-钛合金丝、钴-铬-镍合金丝及贵金属合金丝。

（一）18-8不锈钢丝

1. 组成 18-8不锈钢含有约18%铬（Cr）、8%～10%镍（Ni）（表12-1），我国牌号为0Cr18Ni9，国外又称为304不锈钢。一般来说，当钢中Cr的含量超过13%时，则具有优良的耐腐蚀性能，可称为不锈钢（stainless steel）。因为铬能在合金表面形成一层致密而稳定的氧化保护膜，防止内部金属与周围环境进一步发生反应，进而提高钢的耐腐蚀性能，同时能增加钢的硬度和强度。

镍能提高钢的耐腐蚀性能，增加合金的强度、韧性和延展性。

碳在钢中的含量虽不多，但它的含量对钢的力学强度及硬度有很大影响。一般来说，含碳量高，强度和硬度增加，韧性降低，脆性增加。当含碳量低于1.7%时称为钢，高于1.7%时则为铸铁。

表 12-1 18-8不锈钢丝的组成 /wt%

种类	碳	铬	镍	硅	锰	钼	硫	磷	铁
修复用不锈钢丝	0.19～0.24	19～21	9～11	0.2～1.8	0.8～2.2	1.5～1.8	<0.02	<0.02	余量
正畸用不锈钢丝	<0.15	17～19	8～10	<1.0	<1.5	0.2～0.5	<0.03	<0.03	余量

注：wt%：质量分数

2. 性能 18-8不锈钢丝在口腔内具有良好的生物相容性，对黏膜组织无刺激、无细胞毒性。具有优良的耐腐蚀性能，在口腔内不易变色。不锈钢丝表面的清洁、光滑程度及应力状态与其耐

图片：ER12-1
18-8不锈钢丝

腐蚀性能密切相关，表面清洁、光滑、无应力的钢丝的耐腐蚀性能较高。

市售的 18-8 不锈钢丝通常为冷拉拔后的状态，具有良好的力学性能和较高的弹性。表 12-2 列出了 2 种规格 18-8 不锈钢正畸用钢丝的力学性能。

表 12-2　18-8 不锈钢丝的力学性能

性能	直径 0.36mm		直径 0.56mm	
	原品	热处理后*	原品	热处理后*
比例极限†/MPa	1 200	1 380	1 060	912
0.1% 屈服强度†/MPa	1 680	1 950	1 490	640
拉伸强度/MPa	2 240	2 180	2 040	2 160
努氏硬度/GPa	5.1	5.6	5.2	5.4
冷弯 90° 的次数	37	45	13	21

注：* 在 482℃加热 3 分钟，† 拉伸测试结果

18-8 不锈钢丝弹性模量较大，硬度高，作为正畸丝使用时，随着应变的释放，矫治力快速下降，需要经常加力和调换。但是该钢丝摩擦系数较低，在托槽上容易滑动，而且容易弯制成型（塑形变形），焊接性能好，价格便宜。18-8 不锈钢丝弯制后局部产生的应力会影响钢丝的弹性，可以通过热处理来消除应力。

3. 应用　直径较粗的 18-8 不锈钢丝（直径 >0.9mm）主要用于弯制可摘局部义齿的卡环，直径较细的（直径 <0.9mm）主要用于制作正畸矫治器的舌弓、唇弓、双曲舌簧、辅助弹簧及其附件。直径为 0.25mm 钢丝用作结扎丝。

用不锈钢丝弯制卡环或矫治器的过程是冷加工，会产生加工硬化现象。因此，在弯制过程中，应掌握材料的特点，缓慢弯曲，使变形程度尽可能小些，同时应注意用力均匀，切忌用暴力和反复多次弯制，以减少加工硬化的程度。弯制时注意避免弯制工具对钢丝表面的损伤。

弯制后应当对钢丝的弯制部位进行热处理，以消除内应力，减少应用时发生断裂的可能。临床上应根据不同的应用选择热处理工艺，一般热处理温度在 400～500℃，时间为 5～120 秒，而正畸弓丝的热处理温度平均为 450℃ 1 分钟。如果热处理温度高于 650℃，合金组织会发生再结晶现象，导致力学性能下降。

（二）镍 - 钛合金丝

镍 - 钛合金丝是目前口腔正畸广泛使用的正畸丝材料。

1. 组成及晶相结构　镍 - 钛合金一般含有 55% 的镍和 45% 的钛。镍 - 钛合金冷却时的相变顺序为奥氏体相→马氏体相。奥氏体是温度较高或者去除载荷时的晶体相，为体心立方晶格结构；马氏体是温度较低或者加载荷时的晶体相，为六方晶格结构。奥氏体合金丝弹性模量大（84～98GPa），刚性强，形状比较稳定。马氏体合金丝弹性模量小（31～35GPa），刚性弱，具有延展性、反复性、容易变形等特点。

2. 类型　目前临床使用的镍 - 钛合金丝有以下两种类型：

（1）形状记忆型：又称为热激活（heat-activated）弓丝，相变晶型转变温度为 32～37℃，具有形状记忆（shape memory）特性。其原理是对奥氏体镍钛合金（母相）（图 12-1A）进行加压预成型和加热处理，使其形成规则的牙弓形状。在其温度降至室温过程中，镍钛合金发生奥氏体相向马氏体相（不稳定）转变（图 12-1B）。转变后对马氏体相镍钛合金进行塑性变形，之后使变形马氏体（图 12-1C）镍钛合金升温，升温至相变温度时，变形马氏体相立即向奥氏体相转变，于是镍钛合金恢复至当初预成型的形状，此现象称为形状记忆合金的温度记忆效应（temperature memory effect）（图 12-1）。在镍 - 钛合金中加入微量的钴可降低相变温度。

通常，室温下形状记忆型镍 - 钛合金丝的结构为不稳定的马氏体相，合金的刚性低，柔软，回弹性好，同时具有超弹性，但加工性能和焊接性较差。

学习笔记

ER12-2
画廊：ER12-2
18-8 不锈钢丝的应用

ER12-3
视频：ER12-3
不锈钢丝的弯制及热处理

ER12-4
视频：ER12-4
面心立方晶格和体心立方晶格

ER12-5
图片：ER12-5
形状记忆型镍钛合金丝

ER12-6
视频：ER12-6
形状记忆合金的温度记忆效应

加压预成型+加热处理

降温 ← A → 升温

塑性变形

B → → C

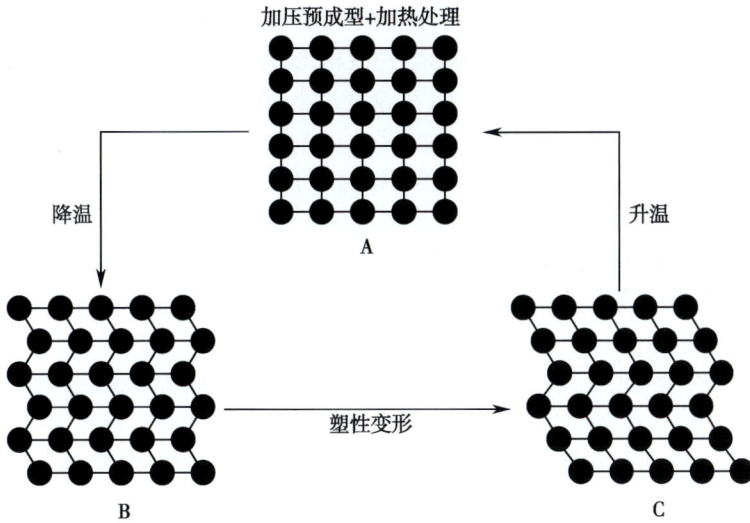

图 12-1 形状记忆型镍 - 钛合金丝的温度记忆效应示意图
A. 奥氏体相（母相） B. 马氏体相（不稳定） C. 变形马氏体相

（2）超弹性型：此型镍 - 钛合金丝的相变温度范围较广，但都低于 25℃，室温下组织结构为不稳定的奥氏体相，具有超弹性，在卸载过程中具有非线弹性（不符合胡克定律）。其原理是直接对奥氏体镍钛合金（图 12-2A）施加一定的载荷，奥氏体发生相变，直接形成变形的马氏体（图 12-2B），这一过程称为应力诱发马氏体相变；载荷去除后，变形马氏体又能够通过相变变回奥氏体，恢复奥氏体原来的形状。由于变形马氏体的弹性模量明显低于奥氏体，宏观表现为相变时应变大幅增加而应力不增加或增加很少（图 12-2 曲线上部狯部分）。在去除载荷过程中，因为变形马氏体向奥氏体的转变，弓丝形变在释放过程中能持续地释放较为恒定的应力（图 12-2 曲线下部狯部分），这种现象称为超弹性（superelasticity）或伪弹性。用超弹性型镍 - 钛弓丝正畸牙齿就是利用弓丝的卸载过程对牙齿施加持续的、较为恒定的作用力。

超弹性型镍 - 钛合金丝的弹性模量小于不锈钢，质脆而易折，不能弯制成型，可焊接性较差，没有温度记忆效应和形状记忆功能。

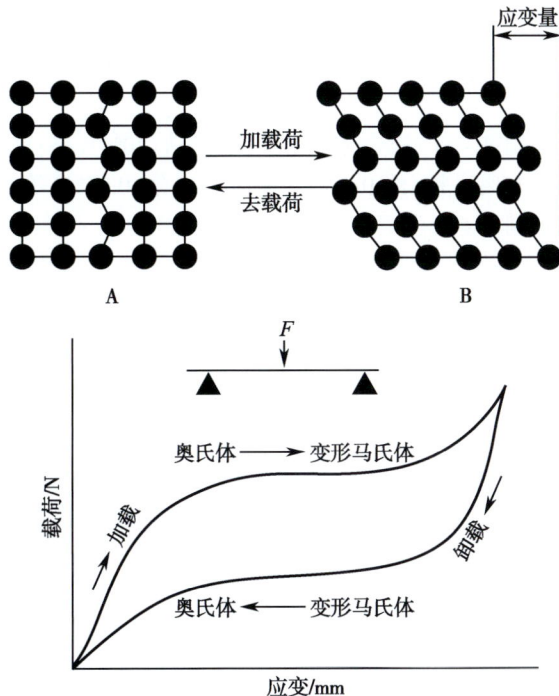

应变量

加载荷 →
A ← 去载荷 B

F

载荷/N

加载

奥氏体 → 变形马氏体

卸载

奥氏体 ← 变形马氏体

应变/mm

图 12-2 超弹性型镍 - 钛合金丝弯曲时应力诱发超弹性变化机制和加、卸载载荷 - 应变曲线示意图
A. 奥氏体相（不稳定） B. 变形马氏体相

3. 性能　镍-钛合金具有质轻、强度高、弹性好、耐腐蚀及良好的生物学性能等优点。力学性能见表12-3，与不锈钢丝和β-钛合金丝的力学性能相比，镍-钛合金丝通常具有较低的弹性模量和屈服强度，但其回弹性及弹性恢复能较大，残余变形小，因此临床上加力和换弓的次数较少，有利于减少复诊时间及缩短疗程。

4. 应用　镍-钛合金丝主要用作正畸弓丝，特别用于固定矫治器的弓丝。

（三）β-钛合金丝

1. 组成　β-钛合金丝的组成为：钛（70%～78%）、钼（11.5%～13%）、锆（6%～9%）及锡（4.5%～9%）。β-钛合金是钛合金的高温晶体结构合金，为体心立方晶格。在钛合金中再加入少量的钼，可将β-钛合金保持至室温下。

2. 性能　β-钛合金丝的强度、弹性模量、刚性及回弹性介于镍钛合金丝与18-8不锈钢丝之间（表12-3），残余变形率比镍钛合金丝大，但它具有较好的可弯制性和可焊接性。该合金丝无超弹性和形状记忆性。β-钛合金丝同样具有优良的耐腐蚀性能，其与金属托槽的摩擦系数大于18-8不锈钢丝及镍钛合金丝。

表12-3　常用正畸弓丝力学性能比较

性能	18-8不锈钢	镍钛合金	β-钛合金
拉伸性能			
0.1%屈服强度（单位：MPa）	1 200	343	960
弹性模量（单位：GPa）	134	28.4	68.6
回弹性（YS/E）*（×10^{-2}）	0.89	1.4	1.22
弯曲性能			
屈服强度（2.9°剩余变形）（单位：MPa）	1 590	490	1 080
弹性模量（单位：GPa）	122	32.3	59.8
刚性系数†（单位：mm·N·度$^{-1}$）	0.80	0.17	0.37
扭曲性能			
刚性系数†（单位：mm·N·度$^{-1}$）	0.078	0.020	0.035

注：* 屈服强度与弹性模量的比值；† 刚性系数是弓丝偏转1°产生的力矩

3. 应用　β-钛合金丝主要用作正畸弓丝，特别是需要力值大于镍钛弓丝，但小于18-8不锈钢丝的情况。该弓丝适用于矫治中期及后期对牙齿的精细调整。

（四）钴-铬-镍合金丝

1. 组成　以Elgiloy锻制钴-铬-镍合金丝为例，它由钴（40%）、铬（20%）、镍（15%）、钼（7%）、锰（2%）、铁（15.4%）、碳（0.15%）、铍（约0.4%）以及其他成分（0.05%）等组成，其中加入少量的铍可降低合金的熔点，有助于制造。

2. 性能　市售的钴-铬-镍合金丝以回火后的韧度为指标分为几种类型（表12-4），韧度不同，合金丝的应用性能也不同。钴-铬-镍合金丝的性能与18-8不锈钢丝的性能相似，弹性模量为196～206GPa，略大于18-8不锈钢丝。该合金丝焊接性能较好，可用银焊合金进行焊接。

表12-4为不同韧度钴-铬-镍合金丝（Elgiloy，直径0.46mm）的冷弯曲性能，可见合金丝回火后的韧度和热处理会影响合金丝的弯曲性能。

表12-4　直径0.46mm钴-铬-镍合金丝（Elgiloy）的冷弯曲性能

合金丝类型	断裂前可弯曲90°的次数	
	原品	热处理后*
软性的	15	12
可延展的	13	9
半弹簧韧度	12	9
弹簧韧度	5	<1

* 在482℃热处理7分钟

3. **应用**　钴-铬-镍合金丝主要用于正畸弓丝和可摘局部义齿的卡环。

（五）贵金属合金丝

1. **组成**　表12-5是一些具有代表性的锻制贵金属合金丝的组成。

表12-5　一些锻制贵金属合金丝的组成 /wt%

合金	银	金	铜	钯	铂	其他
铂-金-钯	—	27		27	45	—
金-铂-钯	—	60	—	15	24	铱，1.0
金-铂-铜-银	8.5	60	10	5.5	16	—
金-铂-银-铜	14	63	9		14	—
金-银-铜-钯	18.5	63	12	5	—	锌，1.5
钯-银-铜	39	—	16	43	1	

注：wt%：质量分数

由表12-5可见，除了金-银-铜-钯合金和钯-银-铜合金含银较多且不含铂元素以外，其他锻制合金与铸造合金的主要不同在于它们的铂含量较高，铂族元素的加入可以提高合金的熔化温度。

2. **性能**　锻制贵金属合金丝具有良好的力学性能，优异的生物学性能和耐腐蚀性能，见表12-6。一些合金可以形成有序固溶体结构（硬化热处理），可显著提高合金丝的强度和硬度，并降低延伸率。

如果要对合金丝进行焊接，固相线温度必须足够高，以保证在焊接过程中合金丝不会熔化或失去纤维状结构。

表12-6　一些锻制贵金属合金丝的性能

合金	固相线温度 /℃	颜色	0.2% 屈服强度（软化/硬化）/MPa	延伸率（软化/硬化）/%	维氏硬度（软化/硬化）/GPa
铂-金-钯	1 500	白	750	14	2.7
金-铂-钯	1 400	白	450	20	1.8
金-铂-铜-银	1 045	白	400	35	1.9
金-铂-银-铜	935	浅黄	450/700	30/10	1.9/2.8
金-银-铜-钯	875	黄	400/750	35/8	1.7/2.6
钯-银-铜	1 000	白	515/810	20/12	2.0/3.0

注：软化：经过软化热处理后的状态，为无序固溶体，硬化：经过硬化热处理后的状态，为有序固溶体

3. **应用**　锻制贵金属合金丝主要用于制作需要高弹性的卡环及正畸弓丝，其热处理的方法同铸造金合金。

二、锻制合金片

（一）镍铬合金片

口腔用锻制镍铬合金主要有合金片、预成冠及正畸用托槽等。

1. **组成**　镍铬合金片的主要成分为镍（80%～90%）和铬（5%～10%）。几种口腔用锻制合金片制品的组成成分见表12-7。

表12-7　几种口腔用锻制合金制品的成分 /wt%

种类	镍	铬	铜	锰	硅	碳	磷	硫
软质无缝冠	>80	6～7	1.5～2.5	≤0.30	≤0.45	≤0.05	≤0.01	≤0.01
硬质无缝冠	>80	>7.2	<6.0	0.3～1.2	≤0.45	≤0.25	<0.035	<0.035
矫正用锁槽	>80	>7.2	<6.0	0.3～1.2	≤0.45	≤0.25	<0.035	<0.035
镍铬合金片	>80	>5.0	<7.0	—	—	—	—	—

注：wt%：质量分数

视频：ER12-12
固溶体

图片：ER12-13
自锁托槽

镍和铬元素都具有良好的耐腐蚀性，镍能使合金变软，并具有韧性，铬能增加合金的强度和硬度。铜元素能使合金增加流动性，改善焊接性能。

2. 性能 镍铬合金片具有良好的冷加工性能、耐腐蚀性能、力学性能和生物学性能，其中力学性能见表 12-8。然而，镍作为已知的致敏原，容易引起个别患者出现过敏反应，特别是女性比男性的发生率高 5～10 倍。

表 12-8 几种口腔用镍铬合金制品的力学性能

种类	拉伸强度 /MPa	维氏硬度 /GPa	延伸率 /%
软质无缝冠	398～588	1.1～1.5	>35
硬质无缝冠	>398	<1.6	>30
锁槽	>490	>1.4	—
白合金片	390～590	—	>30

3. 应用 在制作锤造冠的过程中，由于产生加工硬化，致使进一步塑形加工变得困难，且容易破裂，因此，在冠的锤造过程中及完成后必须进行热处理。热处理的方法是在煤气灯上烧红（约900℃），然后在室温中冷却。这样可使硬度下降，但不能完全恢复到加工前状态。

（二）不锈钢片

18-8 铬镍不锈钢片常用作锻制金属牙冠、基托和正畸用带环制品等，与不锈钢丝相比，它的碳含量相对较低（小于 0.12%），其应用的制品应是经过退火处理的、没有弹性的柔性制品。

1. 锻制牙冠 18-8 不锈钢锻制牙冠制品有片状和帽状半制成品，在锻制过程中应反复退火，以保证锻制顺利进行，不致破裂，制成后的无缝冠应进行消除内应力和降低硬度的处理，由于 18-8 不锈钢锻制后强度高，因此锻制用片的厚度也较薄，约 0.25～0.27mm。

2. 锻制基托 基托的锻制与冠类相似，但片的厚度可比锻制冠更薄些，一般在 0.15～0.20mm，锻制后的基托，不宜进行退火热处理，但要进行消除应力的处理，以保持较高的力学强度。

3. 正畸用带环制品 正畸用带环制品的不锈钢片含碳很低，其成品需经退火处理，片的厚度在 0.10～0.20mm。

第二节 铸造合金

铸造合金（casting alloy）是指通过铸造成型方法制备口腔修复体的合金。口腔铸造合金应具备如下要求：较低的熔化温度和较窄的固相线 - 液相线温度范围，良好的力学性能、理化性能、耐腐蚀性能、生物学性能和优良的铸造性能，其中优良的铸造性能是指液体合金的流动性好、铸件的体积收缩率小和铸件容易打磨抛光。

铸造合金按其组成中贵金属元素的含量可分为贵金属（noble metal）铸造合金和非贵金属（base-metal）铸造合金（参见第二章）。根据熔化温度可将铸造合金分为高熔铸造合金（1 100℃以上）、中熔铸造合金（501～1 100℃）和低熔铸造合金（500℃以下），熔化温度影响铸造包埋材料的选择和熔化方式的选择。

按照 ISO 及我国有关标准，铸造合金根据力学性能分为 1～5 型，每种类型合金的性能要求见表 12-9，这里的力学性能主要指屈服强度和延伸率，均为铸态（即铸造后的状态）下的性能。

表 12-9 对铸造合金力学性能的要求

类型	屈服强度 /MPa 不低于	断裂延伸率 /% 不低于	弹性模量 /GPa 不低于
1	80	18	—
2	180	10	—
3	270	5	—
4	360	2	—
5	500	2	150

上述各型合金的预期用途如下：

1 型合金用于承受低应力的单个牙齿的固定修复体，如单面嵌体和带有瓷饰面的单个冠。

2 型合金用于所有单个牙齿的固定修复体，如涉及多个牙面的嵌体和无饰面的冠。

3 型合金用于多个单位的固定修复体，例如固定桥。

4 型合金用于承受极高应力的、断面较薄的修复体，例如可摘局部义齿、卡环、较薄的饰面冠、跨度大的或横截面小的桥体、杆、附着体以及种植体的上部结构。

5 型合金用于需要高刚性和高强度的修复体，例如薄的可摘局部义齿、薄的卡环等。

一、贵金属铸造合金

我国有关标准规定，口腔用贵金属合金是指合金中贵金属元素总含量不小于 25 质量 % 的合金（参见第二章第二节）。

（一）分类与组成

根据贵金属的含量，贵金属合金可分为高贵金属合金和贵金属合金两大类。

1. 高贵金属（high-noble metal）铸造合金 指贵金属元素含量不低于 60%（质量分数），其中金含量不低于 40% 的铸造合金。高贵金属铸造合金主要有以下 3 种：

（1）金 - 银 - 铂合金：合金中金含量为 78%，银和铂的含量大致相等；

（2）金 - 铜 - 银 - 钯 1 型合金：合金中金含量为 75%，银和铜各占 10%，钯约 2%～3%；

（3）金 - 铜 - 银 - 钯 2 型合金：合金中金含量为 50%～65%，银含量相应增加。

2. 贵金属铸造合金 指贵金属元素含量不小于 25%、除了上述高贵金属合金以外的合金，主要有以下 4 种：

（1）金 - 铜 - 银 - 钯 3 型合金：合金中金含量为 40%，相应银的含量增加，铜和钯的含量基本与金 - 铜 - 银 - 钯 2 型合金相同；

（2）金 - 银 - 钯 - 铟合金：合金中金含量只有 20%，钯 20%，银约 40%，铟 15%；

（3）钯 - 铜 - 镓合金：合金几乎不含金，但含钯 75%，铜和镓的含量大致相等；

（4）银 - 钯合金：合金不含金，仅含钯 25%，银 70%。

口腔用典型贵金属合金的组成见表 12-10。

表 12-10 口腔用贵金属合金的典型组成（质量 %/ 原子数 %）

合金种类	金	银	铜	钯	铂	锌	其他
高贵金属合金							
金 - 银 - 铂	78.1/71.4	11.5/19.3	—	—	9.9/9.2	—	铱（微量）
金 - 铜 - 银 - 钯 1 型	76.0/56.5	10.0/13.6	10.5/24.2	2.4/3.4	0.1/0.1	1.0/2.0	钌（微量）
金 - 铜 - 银 - 钯 2 型	56.0/36.6	25.0/30.0	11.8/23.9	5.0/6.1	0.4/0.3	1.7/3.4	铱（微量）
贵金属合金							
金 - 铜 - 银 - 钯 3 型	40.0/24.8	47.0/53.3	7.5/14.4	4.0/4.7	—	1.5/2.8	铱（微量）
金 - 银 - 钯 - 铟	20.0/10.3	38.7/36.1	—	21.0/33.3	—	3.8/5.8	铟（16.5）
钯 - 铜 - 镓	2.0/1.0	—	10.0/15.8	77.0/73.1	—	—	镓（7.0/10.1）
银 - 钯		70.0/69.0	—	25.0/25.0	—	2.0/3.3	铟（3/2.3）

贵金属合金的组成决定了合金的颜色。

3. 合金中主要元素的作用 大多数的口腔铸造贵金属合金以金或钯作为基体元素，另再添加些其他元素，这类合金具有相对低的熔点和优良的耐腐蚀性能，能与其他元素形成固溶体。就合金组成体系而言，固溶体系最理想，因为它们容易制造和操作，与多相体系相比具有较低的腐蚀倾向，并且通过固溶化或有序固溶化可提高合金的强度和硬度。

（1）金（Au）：是金基合金的基体元素。呈黄色，优异的延展性和耐腐蚀性能，但强度低，质地软。通常在金中加入铜、银、铂等其他金属元素组成固溶体合金，能显著提高合金的强度、硬度和弹性。

（2）银（Ag）：呈白色，延展性好，硬度介于金和铜之间，熔点低于金或铜（961.9℃）。银可以与金或钯组成一系列固溶体以增强合金的强度，提高熔化合金的流动性。在金基合金中银可以中和铜的红色，在钯合金中银可以使合金变为白色。

（3）铜（Au）：是口腔铸造贵金属合金中的重要成分之一，能与金或钯形成一系列固溶体，提高合金的强度。铜与金按一定比例形成的合金可以形成有序固溶体，可显著提高合金的强度。当铜在钯基合金中的含量达到15%～55%时，不仅可降低合金的熔点，而且还可形成有序固溶体并提高合金的强度。

（4）钯（Pd）：呈白色，能与金、银、铜、钴、锡、铟或镓等元素组成合金加入少量钯能使合金变成白色，当钯的含量超过10%时，合金则完全呈白色。钯基合金的力学性能有时优于金基合金。

（5）铂（Pt）：呈白色，质硬，延展性好，熔点高，具有优异的耐腐蚀性能，即使在高温下也不易氧化，所以铂箔可用作烤瓷的衬底。将铂加入金合金中可以提高合金的硬度和弹性，加强合金的稳定性，但会使合金的黄色变浅。

（6）锌（Zn）：呈蓝白色，质软、脆，强度较低。在空气中加热时，锌很容易被氧化。加入少量锌的合金在熔化及铸造过程中，锌氧化成氧化物，覆盖熔液表面，能防止合金熔液继续被氧化。另外，锌还能改善金合金的流动性。

（7）铱（Ir）和钌（Ru）：铱的熔点为2 410℃，钌的熔点为2 310℃。含有铱或钌的合金熔化时，铱或钌本身不熔化，它们成为结晶的晶核。因此，加入极少量的铱或钌，可显著细化合金的晶粒，提高力学强度，使合金的组织结构更加均匀。

（二）性能

1. 熔化温度范围 固相线 - 液相线间的熔化范围应当较窄（见图2-11），以避免合金在铸造过程中过长时间处于熔化状态，减少合金氧化及污染的机会。大多数贵金属合金的熔化温度范围在70℃以内或更小。金 - 银 - 铂，钯 - 铜 - 镓和银 - 钯合金的熔化范围较大，这就更难于铸造出没有问题的铸件。

合金的液相线温度决定了铸型的加热温度、包埋材料的类型及铸造过程中必须使用的热源。铸型加热温度一般必须低于液相线温度约500℃。对于金 - 铜 - 银 - 钯1型合金，铸型加热温度应当为450～475℃，由此可以使用石膏结合剂包埋材料。如果铸型加热温度需要接近700℃，就不能使用石膏结合剂包埋材料，因为硫酸钙高温下将发生分解并使合金变脆（参见第十四章）。铸型加热温度接近或大于700℃时，需要使用高温包埋材料。因此，石膏结合剂包埋材料可用于金 - 铜 - 银 - 钯1型、2型、3型及金 - 银 - 钯 - 铟合金，其他合金应使用高温包埋材料。

汽油喷枪足以用于液相温度低于1 100℃的合金的加热，例如金 - 铜 - 银 - 钯1型、2型、3型及金 - 银 - 钯 - 铟。高于这一温度，必须使用汽油 - 氧气喷枪或电流感应加热方法。

钯和铂的熔点高，含有这两种元素较多的合金的液相线温度亦较高，这类合金包括钯 - 铜 - 镓、银 - 钯合金及金 - 银 - 铂合金。

2. 铸造温度 合金的铸造温度通常高于其液相线温度50～150℃，目的是使合金完全熔化，降低黏滞性，提高流动性，确保铸造质量。如果铸造温度过高，会造成低熔点元素被烧损，合金吸收气体量增加，铸件收缩率增加，并容易造成铸造缺陷。

3. 密度 合金的密度对其熔化后充分流入铸模腔有显著影响。通常密度大的合金更容易铸造成型。贵金属合金通常具有较大的密度，容易形成完好的铸件，适合于铸造成型。

4. 强度 贵金属合金种类多，屈服强度变化范围大，一般在260～1 100MPa，伸长率在8%～30%，基本上满足了表12-9所列的要求（表12-11），因此贵金属合金可以用来制作所有的修复体。金 - 铜 - 银 - 钯1型、2型、3型及金 - 银 - 钯 - 铟合金通过热处理可形成有序固溶体，显著提高屈服强度。钯 - 铜 - 镓合金不支持有序固溶体的形成，但其具有非常高的屈服强度和硬度。

5. 硬度 硬度与屈服强度密切相关，它关系到合金抛光的难易程度，通常硬度越高越难打磨、抛光。大多数贵金属合金的硬度低于牙釉质，也低于非贵金属合金。如果合金的硬度超过牙釉质的硬度，会造成对牙釉质的磨损。

图片：ER12-18
汽油喷枪

6. 延伸率 延伸率反映了合金的延展性，影响合金的可抛光性。需要抛光的合金应当有一定的延伸率，延伸率高的合金不会在抛光过程中折断。但在冠桥修复中，通常要求合金的延伸率不能太大，以确保桥体的刚性。

表 12-11 贵金属铸造合金的物理和力学性能

合金	固相线温度/℃	液相线温度/℃	颜色	密度/g·cm⁻³	0.2%屈服强度（软化/硬化）/MPa	延伸率（软化/硬化）/%	维氏硬度（软化/硬化）/GPa
高贵金属合金							
金-银-铂	1 045	1 140	黄	18.4	420/470	15/9	1.7/1.9
金-铜-银-钯1型	910	965	黄	15.6	270/400	30/12	1.3/1.9
金-铜-银-钯2型	870	920	黄	13.8	350/600	30/10	1.7/2.6
贵金属合金							
金-铜-银-钯3型	865	925	黄	12.4	325/520	27.5/10	1.2/2.1
金-银-钯-铟	875	1 035	淡黄	11.4	300/370	12/8	1.3/1.9
钯-铜-镓	1 100	1 190	白	10.6	1 145	8	4.2
银-钯	1 020	1 100	白	10.6	260/320	10/8	1.4/1.5

软化：经过软化热处理后的状态，为无序固溶体

硬化：经过硬化热处理后的状态，为有序固溶体

7. 生物相容性 一般认为在口腔应用条件下贵金属合金对人体具有良好的生物相容性，无明显的毒性和刺激性，可以长期在口腔环境中使用。

合金在口腔环境中释放元素主要是通过腐蚀过程。合金对生物体产生的毒性、过敏性和其他的不良生物学反应与释放到口腔中金属元素的性质、浓度以及作用时间密切相关，不同的元素对人体会产生不同的生物学效应。

对于贵金属合金的生物相容性，通常可以从以下五个方面来考虑：①从贵金属合金中释放的元素种类与含量与合金微结构中相的数量、类型和组成有关；多相合金通常比单相合金能释放更多的物质。②一些元素，如铜、锌、银、铬及镍，本质上比金、钯、铂及铟等元素更容易从合金中释放出来。③含贵金属元素多的合金一般比含贵金属元素少的或不含贵金属元素的合金释放的物质少。④在某些情况下，单一金属元素的毒性可能大于合金化后的该元素毒性，如银是一种细胞毒性较强的元素，但合金化后其毒性明显减小。⑤在口腔中合金元素的不同组合可能会改变合金的腐蚀性和生物相容性。

8. 化学性能 在口腔环境中贵金属合金的化学性能比较稳定，具有优良的耐腐蚀性，特别是高贵金属合金的化学稳定性更好。含铜、银较多的合金的耐腐蚀性相对较差。

9. 铸造性能 金属和合金的铸造性能是指其在铸造生产过程中表现出来的工艺性能，主要包括流动性和收缩特性。合金的流动性指熔融的液态金属充满铸型的能力。使用流动性好的金属容易铸造出薄而复杂的铸件，而使用流动性差的合金其铸件上易出现气孔、缩孔、夹杂杂质和裂纹等缺陷。合金从熔化的液体经冷却、凝固、再冷却至室温的过程中伴有体积的收缩。合金的收缩可分为三个阶段：第一阶段是液相线以上的液体合金的冷却收缩；第二阶段是液相线与固相线之间合金的结晶收缩；第三阶段是固相线开始至室温的固体合金的冷却收缩。第一阶段的收缩对铸件的尺寸准确性关系不大，因为合金尚未凝固。后两个阶段的收缩通常会导致最终铸件外形尺寸的缩小，影响铸件的就位。通常金基合金铸造后的线收缩率为1.24%，是所有铸造合金中最小的。合金的铸造收缩可通过铸型（包埋材料）的加热膨胀来补偿。合金的固相线温度越高，收缩就越大。

（三）热处理

铸造合金的力学性能不但与其组成相关，而且还与其组织结构（例如原子的排列、晶粒的大小、晶格的扭曲等）密切相关。热处理能改变铸造合金的组织结构，因而能改变其力学性能。铸造

贵金属合金常采用的热处理方法有软化热处理和硬化热处理,可根据临床需要来选择。以金铜基合金为例,当合金加热温度超过 400℃,但低于固相线温度时,例如约 700℃,保持 10～15 分钟,原子的热运动使合金成为无序固溶体,此时快速降温(例如放入冷水中)能阻止金和铜原子有序排列而保持无序固溶体结构至室温,得到的合金的强度和硬度会降低,延展性增加,这种处理称为软化热处理(softening heat treatment)。如果将合金加热到 450℃附近(金铜基合金有序转变温度)并保持 15～30 分钟,让原子充分有序排列,然后将合金放入水中,使有序固溶体结构保持至室温,其强度和硬度提高,延展性下降,这种处理称为硬化热处理(hardening heat treatment)。由此可见,金铜基合金铸造后的冷却工艺对合金的力学性能有显著影响。硬化热处理前通常需要进行软化热处理,以消除合金内的加工硬化。软化热处理适用于即将要打磨、成型或冷变形的合金。硬化热处理适用于义齿支架、连接杆、卡环、桥体等需要较大刚性结构的合金。

(四)应用

贵金属铸造合金种类多,力学性能变化范围广,可以用来制作所有的修复体。但不同型号合金的力学性能不同,其用途见前述。

二、非贵金属铸造合金

(一)钴-铬合金和镍-铬合金

钴-铬合金和镍-铬合金是临床常用的非贵金属铸造合金。我国使用钴-铬合金和镍-铬合金制作可摘局部义齿的历史始于 20 世纪 60 年代。

1. 组成　相关标准要求钴-铬和镍-铬铸造合金中铬含量不得低于 20%,钴、镍、铬的总含量不得低于 85%。这两种合金中的钴和镍是可以互换的,如果钴含量较多,称为钴-铬合金;如果镍含量较多,称为镍-铬合金。合金中的铬可降低合金的熔化温度,提高合金的耐腐蚀性能,但是铬含量过多会使合金脆性明显增加。

钴比镍更能提高合金的弹性模量、强度及硬度,因此钴-铬合金的强度、硬度、弹性模量大于镍-铬合金。在钴-铬合金中增加镍的含量,可以降低合金的硬度,形成不同硬度的合金。表 12-12 是钴-铬和镍-铬铸造合金典型的组成。

表 12-12　钴-铬和镍-铬铸造合金的典型组成 /wt%

种类	钴	镍	铬	钼	铝	铁	碳	其他
钴-铬合金	63.4	—	28.0	6.2	—	1.0	0.5	余量
镍-铬合金	—	68.5	16.0	5.0	2.9	—	0.1	余量

注:wt%:质量分数

合金中加入钼元素可以形成明显的固溶强化作用,并使合金延展性的降低程度减少。碳的含量虽然不高,但对合金的性能影响极大,碳含量的增加可有效提高钴基合金的硬度,但碳含量如果比规定值高或低 0.2% 左右,就会影响合金的性能,甚至使之不能用于口腔临床。例如,碳含量较规定值高出 0.2%,合金将变得太硬和太脆;相反,碳含量较规定值低 0.2%,合金的屈服强度和极限拉伸强度就变小,这两种情况都不能应用于口腔修复体。

目前的镍-铬合金基本上不含铍,因为铍是一种对人体有害的元素。

非贵金属合金高温下容易氧化,熔化时产生的黏稠氧化膜导致熔体黏滞,不利于铸造,硅、铁、铝可作为脱氧剂加入以减少氧化膜。此外,合金中加入硅、镁等元素可以改善合金熔化后的流动性和可铸造性。

2. 性能

(1)物理特性:钴-铬和镍-铬铸造合金的物理性能与其所含的微量元素(如碳、钼、镁和铝等)密切相关。

1)熔化温度:钴-铬和镍-铬铸造合金的熔化温度一般在 1 300～1 400℃范围内明显高于贵金属铸造合金,通常需要用电流感应或氧-乙炔火焰加热熔化,采用高温包埋材料进行包埋。

2）密度：钴 - 铬和镍 - 铬铸造合金的密度为 7.0～8.5g/cm³，是多数贵金属合金的一半左右，因此，钴 - 铬和镍 - 铬合金的铸造性能不如贵金属合金。然而钴 - 铬和镍 - 铬合金可摘局部义齿重量较轻，对体积庞大的上颌义齿的固位影响较小。

（2）力学性能：表 12-13 中列出了铸造钴 - 铬合金、镍 - 铬合金和有代表性的 4 型贵金属合金（硬化热处理后）的力学性能。

1）强度：一般认为，合金用来制作局部义齿卡环时其屈服强度至少应达到 415MPa，以承受永久形变。从表 12-13 中可见，钴 - 铬合金和镍 - 铬合金的屈服强度都超过 600MPa，拉伸强度大于 4 型贵金属合金。

表 12-13　应用于局部义齿的钴 - 铬及镍 - 铬合金的力学性能

	0.2% 屈服强度 /MPa	拉伸强度 /MPa	延伸率 /%	弹性模量 /GPa	维氏硬度 /GPa
钴 - 铬合金	550～680	750～960	3～9	200～220	3.9
镍 - 铬合金	710	807	7.0	186	3.4
4 型贵金属合金（硬化）	480～510	700～760	5～7	90～100	2.2～2.5

2）延伸率：合金的延伸率是判断合金脆性或延展性的一个重要指标。而延伸率和最大拉伸强度两者结合作用又是判断材料韧性的一个指标，因为具有高延伸率和拉伸强度的铸造局部义齿卡环表现其韧性较好，在应用时相比低延伸率的卡环更不容易折断。一般在钴 - 镍 - 铬合金中，增加镍含量、降低钴含量，相应就提高合金的延展性和延伸率。如果铸造温度控制在正常的熔化范围内，且不超过正常熔化温度 100℃，可获得高延伸率的铸件。

3）弹性模量：当铸造条件相同时，合金的弹性模量越高，修复体的刚性就越强。一般情况下，弹性模量高，可将金属支架部分做得比较薄一些。钴 - 铬合金和镍 - 铬合金的弹性模量大约是 4 型贵金属合金的 2 倍（见表 3-6）。

4）硬度：硬度是判断铸件是否容易磨光和抗划痕能力的一个指标。钴 - 铬合金和镍 - 铬合金的硬度明显大于 4 型贵金属合金。但合金硬度过高不利于抛光。

5）疲劳强度：用于局部可摘义齿的合金，其抗疲劳性能很重要，因为义齿每天都需要摘下、戴上，此时在固位牙一侧的卡环会因应变而使合金产生疲劳。有报道比较了钴 - 铬合金、钛合金和金合金这三者的抗疲劳性能，结果表明钴 - 铬合金的抗疲劳性能最佳。

（3）耐腐蚀性能：有关口腔非贵金属铸造合金的耐腐蚀性能问题主要涉及金属离子的释放特性。金属的表面状态是影响腐蚀的最重要因素，因为合金的表面成分与合金的组成往往并不相同。另一个重要的方面是腐蚀往往伴随着磨损现象，镍 - 铬合金在伴有咀嚼磨耗下的腐蚀与单纯的腐蚀比较，其金属离子的释放可高达 3 倍。

（4）生物性能：铍有明显的细胞毒性，因此目前规定合金中铍的含量不能超过 0.02%。镍是一种公认的致敏元素，女性对镍过敏的发生率比男性高 5～10 倍，人群中约有 5%～8% 的女性会出现过敏。鉴于此，镍 - 铬合金在局部义齿中的应用已越来越少，特别是不能用于有镍过敏史的患者。

3. 应用　钴 - 铬合金和镍 - 铬合金均属于 5 型铸造合金，临床上主要用于制作可摘局部义齿的支架、基板、卡环、连接杆、桥体等。鉴于镍 - 铬合金的致敏性较大，目前大多数局部义齿都使用不含镍的钴 - 铬合金。

（二）铸造钛及钛合金

1. 组成

（1）纯钛：市售纯钛除了含 99% 以上的钛元素以外，还含有微量的氧、氮、碳、氢、铁等其他杂质元素，这些元素的微量变化能明显影响材料的物理和力学性能。我国国家标准根据组成中杂质元素含量的不同将铸造纯钛分为 3 个等级（牌号）（表 12-14）。

画廊：ER12-20
钴 - 铬合金和
镍 - 铬合金的
临床应用

图片：ER12-21
铸造钛及钛合金

表 12-14　市售铸造纯钛的杂质含量 /wt%

牌号	杂质上限						
	O	N	C	H	Fe	Si	其他
ZTA1	0.25	0.03	0.10	0.015	0.25	0.10	0.40
ZTA2	0.35	0.05	0.10	0.015	0.30	0.15	0.40
ZTA3	0.40	0.05	0.10	0.015	0.40	0.15	0.40

注：wt%：质量分数

钛有两种同素异晶体，882℃以下为密排六方晶格结构的 α 钛，882℃以上为体心立方晶格结构的 β 钛。

（2）钛合金：与钛形成合金的元素有铝、钒、铌、铁、锆、钼等。在钛中添加少量的 Al，可使 β 钛结构保持至室温下，形成 β 钛合金。室温下有三种组织结构的钛合金：α 合金、α+β 合金和 β 合金，分别以 TA、TC、TB 表示。α 钛合金高温热稳定性较好，耐磨性高于纯钛，可切削性能好，可焊接，但不能进行热处理强化，室温强度不高。口腔常用的 α 钛合金有：钛 -12 锆 -3 钼合金（俗称钛 - 锆合金）和钛 -3 铝 -2.5 钼 -2 锆合金（俗称钛 -75）。β 钛合金弹性模量较低，强度较高，具有延展性，淬火、时效处理后强度进一步提高，但热稳定性和可切削性能较差。α+β 钛合金具有良好的综合性能，组织稳定性好，有良好的韧性和塑性，可以进行热塑成型、淬火、时效热处理以提高强度，但可切削性能一般，且难于焊接。口腔常用的 α+β 铸造钛合金有钛 -6 铝 -4 钒（ZTC4）合金、钛 -6 铝 -7 铌合金等。

2. 性能

（1）物理与力学性能：纯钛的密度为 4.5g/cm³，远小于其他金属，熔点高（1 668℃），热导率较一般金属低，线胀系数也较低（参见第三章）。

铸造钛的力学性能受其所含杂质元素的含量影响很大，杂质元素含量越多，钛的强度及弹性模量越大（表 12-15）。

表 12-15　常用铸造钛及钛合金的力学性能

材料	屈服强度 /MPa	拉伸强度 /MPa	弹性模量 /GPa	延伸率 /%
ZTA1	≥275	≥343	≥106	≥20
ZTA2	≥373	≥441	≥106	≥15
ZTA3	≥471	≥539	≥106	≥12
ZTC4	≥824	≥892	≥110	≥6
钛 -6 铝 -7 铌	≥933	≥1 024	≥116	≥11～14
钛 -12 锆 -3 钼	≥657	≥780	≥103	≥20
钛 -75	≥775	≥850	≥115	≥13～15

钛合金的强度显著高于纯钛，但弹性模量差别不大，延伸率小于纯钛。与其他合金相比，钛及钛合金力学性能的突出特点是比强度高（表 12-15）。

钛及钛合金铸造后的力学性能有所提高，特别是强度和硬度，主要是因为在高温铸造过程中合金吸收了型腔中的氧、氮等元素，并且与包埋材料发生反应，表面形成质地坚硬的氧化层所致。

（2）化学性能：钛及钛合金的化学性质活泼。常温下钛和氧有很大的亲和力，在空气中或含氧的介质中，钛表面生成一层致密的、附着力强的、化学稳定性极高的氧化膜，保护了钛基体不被腐蚀，315℃以下钛的氧化膜始终保持这一特性。即使由于机械磨损也会很快自愈或重新再生。因此，钛制品在常温下具有非常好的耐腐蚀性能。但是，在高温下（>600℃）钛及钛合金能与氧、氢、氮等气体及包埋材料发生化学反应，影响其组织结构和性能。

（3）铸造性能：钛及钛合金的熔点高、化学性质活泼，不能使用传统的口腔科金属熔化、铸造方法及设备。目前大多采用在真空或惰性气体保护下通过电弧加热的方法来熔化钛及钛合金，而

图片：ER12-22
钛合金表面氧化层

且不能使用传统坩埚和包埋材料。高温下钛容易与传统高温包埋材料中的一些元素发生反应，产生的气体容易在铸件内形成气孔，并且在铸件表面形成一层厚达100μm、质地硬而脆的氧化层，影响铸件的力学性能和精度，给切削和抛光带来困难。因此，一般铸钛需要用专用的包埋材料，这些包埋材料通常含有一些比钛氧化物更稳定的氧化物如CaO、MgO和ZrO作为耐火填料，在一定程度上能减少钛及钛合金表面的反应层。为了进一步降低熔化合金与包埋材料的反应，通常钛及钛合金铸造时铸型的焙烧温度不超过800℃，但是温度过低会影响包埋材料的热膨胀。

由于密度小，钛及钛合金熔化后熔金的流动性低于其他金属或合金，流铸性差，容易产生铸件铸造不全、铸件不致密、有气孔等现象。因此钛铸造时需要增加铸造压力，以提高铸件质量。

（4）生物相容性：钛及钛合金的耐腐蚀性与其生物相容性关系密切，由于腐蚀会造成金属离子的释放而导致局部组织的不良反应，这种反应与释放的金属离子的种类和量有密切关系。钛、锆、铌离子对人体的影响较小，钒离子有一定的细胞毒性作用，可以刺激呼吸系统产生黏液并对造血系统有损害，铝离子对生物体的危害是通过铝盐在体内的蓄积而导致器官的损伤，也有文献报道铝可以引起骨软化、贫血、神经系统紊乱等症状。

3. 应用 铸造钛及钛合金可用于铸造可摘局部义齿的支架、基托、冠、桥等，也可用于铸造嵌体。

（三）其他铸造合金

1. 18-8不锈钢 铸造18-8不锈钢的组成与锻制18-8不锈钢基本相同，只是碳（0.2%～0.3%）和硅（2.2%～2.8%）元素的含量略高些。

18-8不锈钢的熔化温度为1 385～1 415℃。热导率约为188W/(m·K)，密度为7.75～8.0g/cm³，拉伸强度为525MPa，屈服强度为395MPa，延伸率为29.75%，弹性模量为196GPa，布氏硬度为1.3～1.5GPa。铸造后的线收缩率为1.95%。因此，18-8不锈钢铸造时需要使用高温包埋材料。

18-8不锈钢在口腔环境中通常具有良好的耐腐蚀性能，但长时间应用后因镍元素释放可致局部牙龈发黑。

2. 铸造铜合金 主要由铜（38%～58%）和锌（30%～45%）组成，其熔化温度在700～950℃，力学性能与金基合金类似，但因化学稳定性较差，在口腔环境中容易腐蚀、变色，从应用安全性角度考虑，该合金目前临床上已很少应用。

第三节 瓷熔附合金

一、概述

瓷熔附合金（porcelain bonding alloy）是用于制作瓷熔附金属修复体冠、桥基底的合金，其表面熔附一层烤瓷。瓷熔附金属修复体兼有金属材料的强度和韧性以及陶瓷材料的耐磨和美观性能，在口腔冠桥修复中应用广泛。

（一）瓷熔附合金应具备的要求

1. 合金的熔化温度必须高于瓷的烧结温度以及用于连接桥体的焊料的焊接温度（>100℃），以免金属基底在烤瓷过程中发生塌陷（sagging）变形，因此，瓷熔附合金通常具有较高的熔化温度。

2. 合金表面应当具有较高的表面能，以利于瓷的熔附，形成均匀无缺陷的界面。

3. 合金与瓷之间必须具有良好的结合，特别是在结合界面能够形成牢固的化学性结合和机械嵌合。

4. 合金与瓷的热膨胀系数应相近，以保证在温度变化过程中不会在结合界面产生较大的热应力，以免瓷层碎裂。通常合金的热膨胀系数应略高于瓷的热膨胀系数。

5. 合金基底应有充分的刚性和强度，以保证修复体受力后变形小，减少瓷层的应力。

6. 合金及其表面的氧化物不会降低瓷的强度，或导致瓷体热膨胀系数改变，以免在金瓷间产生破坏性应力。

图片：ER12-23 钛合金铸造不全

图片：ER12-24 可摘局部义齿的支架

画廊：ER12-25 瓷熔附金属修复体

学习笔记

7. 铸造合金应当具有良好的铸造性能，以便制得精确的铸件，且高温蠕变小。

（二）合金与瓷的结合

合金与瓷之间的牢固结合是瓷熔附金属修复成功的关键，一般认为金瓷之间存在四种结合方式：化学性结合、机械嵌合、物理结合和界面压缩应力结合（参见第十三章），其中化学性结合在合金与瓷的结合中起着最大的作用，该结合是通过金属表面氧化物和瓷里的氧化物间扩散形成的化学吸附所致，金属氧化物一方面与瓷的氧化物呈离子键、共价键或混合键的结合，另一方面又与金属直接相连，从而形成牢固的化学结合，其中合金表面合适的氧化膜是其必要条件。

1. 贵金属合金表面氧化膜　由于贵金属表面不易氧化，因此贵金属烤瓷合金中必须含有其他更易被氧化的元素，如铁、铟和锡，以形成表面氧化物。加入这些容易被氧化的元素后，在上瓷前对金属基底进行常规"除气"及预氧化过程中，这些元素会析出金属表面，生成 Fe_2O_3、In_2O_3、SnO_2 等氧化膜，能显著提高金瓷结合。

2. 非贵金属表面氧化膜　非贵金属烤瓷合金，如镍铬合金，所含的镍、铬和铍元素在除气过程中易于形成氧化物，但必须小心以避免形成太厚的氧化物膜，过厚氧化膜的热膨胀系数与金属或瓷有差异，温度变化时会在界面产生应力，破坏界面结合。合金表面的氧化膜一般在 $0.2\sim2\mu m$ 范围内可获得最大的金瓷结合。

不同合金形成的氧化膜的厚度不同。贵金属合金形成的氧化膜较薄，钛合金则极易形成过厚的氧化膜，镍铬合金等非贵金属合金表面如果操作不当也容易形成过厚的氧化膜。通过控制合金预氧化时间和温度、真空下烤瓷、金属表面涂布粘接剂，可以控制氧化膜的厚度。

（三）瓷熔附合金的种类

铸造瓷熔附合金可分为两大类，即贵金属合金和非贵金属合金。目前用于瓷熔附的合金基底冠、桥体除了通过铸造成型外，还可以通过粉末冶金成型、电铸成型、CAD/CAM 可切削成型和选择性激光熔化成型等。

二、铸造贵金属合金

（一）种类和组成

常用的铸造贵金属瓷熔附合金有五种，可分为金基合金和钯基合金两大类，其组成见表 12-16，它们通常含有微量的铟、锡元素，这些元素在高温时析出至合金表面，形成氧化膜以促进金瓷结合。

表 12-16　用于瓷熔附金属修复的各类贵金属合金的组成 /wt%

种类	金	铂	钯	银	铜	其他	贵金属总含量	色泽
金-铂-钯	84～86	4～10	5～7	0～2	—	Fe, In, Re, Sn 2～5	96～98	黄
金-钯	45～52	—	38～45	0	—	Ru, Re, In 8.5, Ga 1.5	89～90	白
金-钯-银	51～52	—	26～31	14～16	—	Ru, Re, In 1.5, Sn 3～7	78～83	白
钯-银	—	—	53～88	30～37	—	Ru, In 1～5, Sn 4～8	49～62	白
钯-铜	0～2	—	74～79	—	10～15	In, Ga 9	76～81	白

注：wt%：质量分数

1. 金-铂-钯合金　该合金贵金属含量高，以金为主，含有少量铂和钯。铂和钯可以提高合金的熔化温度。

2. 金-钯合金　该合金中的金元素含量减少，钯元素的含量相应增加，导致合金呈白色。合金中少量的镓可降低熔化温度，铼可作为晶粒的细化剂，钌可改善合金的铸造性能。

3. 金-钯-银合金　合金的钯含量比金-钯合金低，但相应地加入了银。

4. 钯-银合金　合金的贵金属含量最少，它不含金而含有一定量的银。

5. 钯-铜合金　该合金中钯含量很高，铜含量为10%～15%。

（二）性能

常用五种铸造贵金属瓷熔附合金的性能和铸造温度见表 12-17。

表 12-17　常用五种铸造贵金属瓷熔附合金的性能和铸造温度

类型	拉伸强度（单位：MPa）	0.2%屈服强度（单位：MPa）	弹性模量（单位：GPa）	延伸率（单位：%）	维氏硬度（单位：GPa）	密度（单位：g·cm⁻³）	铸造温度（单位：℃）
金-铂-钯	480~500	400~420	81~96	3~10	1.7~1.8	17.4~18.6	1 150
金-钯	700~730	550~575	100~117	8~16	2.1~2.3	13.5~13.7	1 320~1 330
金-钯-银	650~680	475~525	100~113	8~18	2.1~2.3	13.6~13.8	1 320~1 350
钯-银	550~730	400~525	95~117	10~14	1.8~2.3	10.7~11.1	1 310~1 350
钯-铜	690~1 300	550~1 100	94~97	8~15	3.5~4.0	10.6~10.7	1 170~1 190

1. **金-铂-钯合金**　该合金熔化温度高，具有优异的耐腐蚀性，较高的弹性模量、强度、硬度以及适度的延伸率，但是其抗挠曲性较低。尽管加入了一定量的铂和钯，这种合金仍然呈黄色，与牙本质颜色相近，在其上制作烤瓷修复体更容易获得让人满意的美观效果。

2. **金-钯合金**　该合金具有良好的耐腐蚀性能，比金-铂-钯合金具有更高的强度、刚性、硬度以及延伸率和铸造温度，但其密度却较低。

3. **金-钯-银合金**　该合金尽管含有银元素，但仍具有良好的耐腐蚀性能。该合金的性能与金-钯合金相近。

4. **钯-银合金**　除了密度相对比较低以外，钯-银合金的其他性能与金-钯-银合金相近。应注意的是，有些烤瓷在这种合金表面烧烤后出现颜色"泛绿"现象，这实际上是颜色向黄色漂移的结果，可能是制作过程中污染或操作技术不当所致。

5. **钯-铜合金**　该合金具有很高的强度和硬度，中等程度的刚性和延伸率，密度较低。该合金容易形成黑色氧化物。

三、铸造非贵金属合金

（一）种类及组成

常用铸造非贵金属瓷熔附合金有镍-铬合金、钴-铬合金和钛及钛合金，它们的组成见表12-18。

1. **镍-铬合金**　主要由镍、铬、钼及极少（微）量的铝、锰、铁、镓等元素组成。其中铬赋予合金耐腐蚀性能，铝和钛可通过形成 Ni_3Al 或 Ti_3Al 的沉淀物使合金强度提高，钼能降低合金的热膨胀系数，锰可提高合金的强度。

2. **钴-铬合金**　主要由钴、铬及少量的钼、钨、铝、镓、钌等元素组成。铬溶于钴的晶格结构中形成固溶体，强化合金。铬的氧化膜赋予合金优秀的耐腐蚀性能，钼能降低热膨胀系数，钌能改善合金的铸造性能。

3. **钛及钛合金**　钛合金主要是钛-6铝-4钒。

表 12-18　用于瓷熔附金属修复的非贵金属合金组成 /wt%

类型	Ni	Cr	Co	Ti	Mo	Al	V	Fe	Ga	Mn	Bb	W	B	Ru
镍-铬合金	69~77	13~16	—	—	4~14	0~4	—	0~1	0~2	0~1	—	—	—	
钴-铬合金	—	15~25	55~61	—	0~7	0~2	—	0~1	0~7	—	0~3	0~5	0~1	0~6
钛合金	—	—	—	90~100	—	0~6	0~4	0~0.3	—	—	—	—	—	—

注：wt%：质量分数

（二）性能

常用铸造非贵金属瓷熔附合金的性能和铸造温度见表12-19。

1. **镍-铬合金**　该合金比贵金属合金的硬度高，屈服强度较低，弹性模量较高，制作的金属基底可以薄一些。另外，由于该类合金密度非常低（7~8g/cm³），而一般铸造温度又比较高，所以，应特别注意铸造收缩的补偿问题。镍-铬合金的线胀系数为 $14.0 \times 10^{-6} \cdot K^{-1}$，与普通瓷的线胀系数相近，两者能形成良好的结合。

表 12-19　用于瓷熔附金属修复的非贵金属合金的性能和铸造温度

合金类型	拉伸强度（单位：MPa）	0.2% 屈服强度（单位：MPa）	弹性模量（单位：GPa）	延伸率（单位：%）	维氏硬度（单位：GPa）	密度（单位：$g \cdot cm^{-3}$）	铸造温度（单位：℃）
镍-铬合金	400～1 000	255～730	150～190	8～20	2.1～3.8	7.5～8.2	1 300～1 450
钴-铬合金	520～880	460～640	155～220	6～15	3.3～4.6	7.8～8.6	1 350～1 450
钛合金	240～890	170～830	103～114	10～20	1.2～3.5	4.4～4.5	1 760～1 860

图片 ER12-30 龈缘黑线

镍-铬合金烤瓷义齿，特别是烤瓷冠的边缘，因为 Ni 离子的释放容易造成相邻牙龈组织颜色"染灰"，形成龈缘"黑线"，影响美观。含铍的 Ni-Cr 合金对牙龈组织有一定的刺激性。

2. 钴-铬合金　该合金的强度和硬度均比贵金属合金和镍-铬合金高，而密度和铸造温度与镍-铬合金相似。钴-铬合金的线胀系数为 $14.5 \times 10^{-6} \cdot K^{-1}$，与普通烤瓷的线胀系数相近。

钴-铬合金的生物相容性优于 Ni-Cr 合金，由其制作的烤瓷义齿不易出现牙龈"染灰"现象。

3. 钛及钛合金　该合金具有优异的强度、耐腐蚀性能和生物相容性。但是钛及钛合金高温下不稳定，表面可形成多孔的、较厚的、缺乏黏附力的氧化膜，由此影响与瓷的结合。此外，纯钛的线胀系数为 $9.6 \times 10^{-6} \cdot K^{-1}$，钛合金（Ti-6Al-4V）的线胀系数为 $10.3 \times 10^{-6} \cdot K^{-1}$，显著低于普通瓷的线胀系数，不能在金-瓷界面形成压缩应力结合。因此，用于钛及钛合金的瓷材料应当是专用的瓷粉，其线胀系数为 $(8.0 \sim 9.0) \times 10^{-6} \cdot K^{-1}$，烧烤温度低于 800℃，低于普通瓷粉，而且烧烤环境中的氧必须非常少。

钛及钛合金具有优异的生物相容性，由其制作的瓷义齿不会出现牙龈"染灰"现象。

动画 ER12-31 Captek 金属冠的复合结构

四、金属复合物

金属复合物制作烤瓷基底冠的原理类似于粉末冶金（powder metallurgy）技术，目前临床应用的主要商品名为 Captek 的材料。

（一）组成

金属复合物制作烤瓷基底冠的材料由高熔点基层金属材料和低熔点渗透金属材料两部分构成，以 Captek 为例，高熔点基层金属材料的主要成分是高熔点的铂、钯粉末（粒径 50μm），另含有少量的低熔点的金粉。低熔点渗透金属材料主要是纯金粉末（97.5%），以及少量的银（2.5%）。这些粉末与低分子量的聚乙烯蜡混合后制成柔软可塑的薄片。

动画 ER12-32 边缘性能

（二）性能

金属复合物制成的牙冠结构致密，具有一定的力学性能，金黄颜色，与深部牙本质颜色接近，烤瓷后的修复体颜色与天然牙齿极为相似，美观性能好。该复合物牙冠与烤瓷的结合力强，而且因金属铸造收缩可使冠的边缘密合性较好。由于主要成分是高贵金属，因此冠边缘暴露的金属具有良好的抛光性能和耐腐蚀性能，在口腔内几乎不对牙周组织产生刺激作用，也不会造成牙龈变色。金属复合物制作的修复体，其强度低于 4 型和 5 型铸造合金。

（三）应用

金属复合物制作的修复体适用于制作单个冠的烤瓷修复体，通过焊接可以制作三单位烤瓷固定桥。一般不适用于悬臂桥体。临床制作烤瓷基底冠时，首先将高熔点基层金属材料片（例如 Captek P）用器械压贴到耐火代型上，形成贴合紧密的牙冠形状，然后放入烧结炉内进行烧结，烧结温度（1 000～1 150℃）低于铂、钯的熔化温度。在此温度下，铂、钯粉末的接触点处发生熔结，最终形成多孔状的基冠。然后将低熔点渗透金属材料片（例如 Captek G）用器械压贴到多孔状的基冠上，覆盖整个基冠，之后放入烧结炉内进行二次烧结，烧结温度高于金的熔化温度，但远低于基冠的熔化温度。渗透金属材料片中的金在烧结过程中熔化，渗入基冠的孔隙内，最终形成以铂、钯烧结颗粒为骨架，金渗入其中的复合结构的烤瓷基底冠。

动画 ER12-33 Captek 冠表面的机械固位形

由于制作冠的金属都是难于氧化的金属，传统的金 - 瓷间化学性结合难于形成。为了提高冠与烤瓷的结合，可在二次烧结好的冠的表面黏附一些铂、金粉末，然后放入烧结炉内于较低温度下进行烧结，以便铂、金颗粒熔结到冠的表面，在牙冠表面形成具有固位作用的颗粒突起，增强机械固位作用。

第四节　其他成型用金属

一、CAD/CAM 切削成型金属

CAD/CAM 切削成型金属是指利用 CAD/CAM 技术通过机械切削工艺制作修复体的金属材料。目前用于 CAD/CAM 切削成型的金属材料主要有钴 - 铬合金、钛合金及纯钛。

（一）组成

1. 钴 - 铬合金　临床用于 CAD/CAM 可切削成型的钴 - 铬合金均不含铍和镉元素，与钴 - 铬铸造合金的主要组成基本相同（表 12-20）。

表 12-20　CAD/CAM 可切削成型的钴 - 铬合金的主要组成 /wt%

钴（Co）	铬（Cr）	钨（W）	钼（Mo）	硅（Si）	铁（Fe）	碳（C）
59～63.00	28	3.00～9.00	2.5	0.7～1.5	<0.5	<0.10

注：wt%：质量分数

2. 纯钛　CAD/CAM 切削成型的纯钛通常选用 TA2 和 TA4，其主要组成参见表 12-14。

3. 钛合金　CAD/CAM 切削成型的钛合金主要有钛 -6 铝 -4 钒和钛 -6 铝 -7 铌合金，其主要组成参见表 12-21。

表 12-21　CAD/CAM 可切削成型的钛合金的主要组成 /wt%

	Ti	Al	V	Nb	Fe	Si	C	N	H	O	其他
Ti-6Al-4V	余量	5.5～6.75	3.5～4.5	0	0.4	0.15	0.1	0.05	0.015	0.25	0.4
Ti-6 Al-7 Nb	余量	6.2	0	7.4	0.1	0.000 2	0.001 5	0	0	0.000 1	0.46

注：wt%：质量分数

（二）性能

1. 钴 - 铬合金　与铸造钴 - 铬合金相比，CAD/CAM 切削成型钴 - 铬合金的屈服强度和硬度略有下降，弹性模量基本一致，这可能与切削成型的钴 - 铬合金晶粒尺寸较大有关。其主要性能和铸造温度见表 12-22。

表 12-22　CAD/CAM 切削成型的钴 - 铬合金的主要性能

拉伸强度 （单位：MPa）	0.2% 屈服强度 （单位：MPa）	弹性模量 （单位：GPa）	延伸率 （单位：%）	维氏硬度 （单位：GPa）	密度 （单位：$g \cdot cm^{-3}$）
965	324～480	190～220	10～15	2.85～3.2	8.6

2. 纯钛及钛合金　纯钛质地较软，易于切割，是一种比较适用 CAD/CAM 切削成型的金属；钛 -6 铝 -4 钒（ZTC4）合金比纯钛具有更好的力学性能，而钛 -6 铝 -7 铌合金（Ti-6 Al-7 Nb）中 V 被 Nb 取代，因此具有更好的生物相容性，烤瓷后也有良好的美学性能。

（三）应用

切削成型的金属修复体使用的金属块是经过锻压的铸块，锻压过程可大大降低因金属铸造引起的气孔、缩孔、夹杂杂质、成分偏析等缺陷，因此切削成型修复体质地致密，力学性能更好。此外，由于切削成型技术替代了传统的铸造过程，可避免铸件冷却过程中由于应力作用而发生的铸

件变形，使修复体的尺寸准确性大为提高。然而，切削成型存在浪费材料的缺点，因此，目前临床上切削成型技术主要用于价格相对便宜的金属材料。

采用 CAD/CAM 切削成型技术，可以选择上述合金制作前、后牙的冠、桥修复体以及烤瓷基底冠、桥等。

二、激光选区熔化成型金属

激光选区熔化（selective laser melting，SLM）成型技术，是利用高能激光束根据 CAD 数据逐层选择性地熔化金属粉末，通过逐层铺粉，逐层熔化凝固堆积的方式，实现三维实体金属修复体制造的技术。激光选区熔化成型金属即指利用该技术制作修复体的金属材料。

（一）组成

目前激光选区熔化成型金属技术可使用一些非反应性金属或合金，主要有不锈钢、钴 - 铬合金和钛合金，它们均以预制粉末形式提供，粉末为直径 15～50μm 的球形颗粒，要求颗粒的球形度不低于 0.8。表 12-23 给出了不锈钢和钴 - 铬合金粉末的组成。

表 12-23　激光选区熔化成型金属的不锈钢和钴 - 铬合金的组成 /wt%

	钴	铬	钼	钨	镍	铜	硅	铁	其他
不锈钢	—	15～17	—	—	3～5	3～5	1	余量	—
钴 - 铬合金	60.5	24	5.1	5.0	—	—	1.5		余量

注：wt%：质量分数

（二）性能

在激光逐层熔化过程中，金属粉末被高能激光扫描照射时经历快速熔化、快速凝固过程，形成的晶粒细小，因此具有比铸造合金更高的强度。表 12-24 给出了 SLM 钴 - 铬合金的主要性能。

表 12-24　SLM 钴 - 铬合金的主要性能

0.2% 屈服强度 （单位：MPa）	拉伸强度 （单位：MPa）	弹性模量 （单位：GPa）	延伸率 （单位：%）	维氏硬度 （单位：GPa）	密度 （单位：g·cm⁻³）	熔化温度范围 （单位：℃）
600～850	1 100	200～240	3～10	3.2～4.2	8.5	1 410～1 450

激光选区熔化成型金属的钛合金修复体避免了铸造钛合金在铸造过程中与包埋材料的反应，修复体表面没有包埋材料反应层。

（三）应用

激光选区熔化成型金属方法特别适合用于口腔科金属修复体的制作，与切削成型金属相比，材料浪费少，修复体尺寸准确性高，边缘适合性好，因此适合用于基托、支架、前、后牙的冠、桥修复体以及烤瓷基底冠、桥等。

三、电铸成型金属

电铸是依据阴极电沉积原理来制造金属修复体的工艺技术。目前用于口腔临床的电铸成型金属主要是纯金，电铸在临床上又称为金沉积。电铸成型的金属晶粒细小，组织结构致密，强度和硬度显著大于铸造的纯金，维氏硬度可达 1.2GPa。电铸成型的金冠具有优异的边缘密合性和生物相容性，黄色的金冠在颜色上接近牙本质的颜色，因此在其上瓷后美学效果能与全瓷冠媲美。

电铸成型的金冠的强度和刚性低于传统铸造贵金属及非贵金属合金制成的冠桥，因此，电铸成型的金冠主要用于瓷熔附的基底冠和可摘局部义齿附着体的套筒冠。当用于瓷熔附金属修复体时，电铸成型的金冠主要用于单个冠修复体。由于缺乏铟、铜、镓等非贵金属元素，其表面不易形成氧化膜，不利于金瓷间形成牢固的化学性结合，所以它与烤瓷的结合强度低于传统的烤瓷用合金。

第五节　焊接合金与其他合金

焊接（welding）是通过加热或加压，或两者并用，或用填充材料（钎料），使金属修复体结合在一起的方法。通常有熔焊、压焊和钎焊三种。熔焊（fuse welding）是在焊接过程中将工件接口加热至熔化状态，不加压力完成焊接的方法。熔焊时，热源将待焊两材料接口处迅速加热熔化，形成熔池。熔池随热源向前移动，冷却后形成连续焊缝而将两材料连接成为一体。目前临床使用的熔焊主要是激光焊（laser beam welding）。压焊（press welding）是在加压条件下，使两被焊材料在固态下实现原子间结合。常用的压焊工艺是点焊（spot welding），当电流通过两被焊材料的连接端时，该处因电阻很大而温度上升，当加热至塑性状态时，在轴向压力作用下连接成为一体。钎焊（soldering/braze welding）是指用比被焊接金属熔点低的钎料和焊件一同加热，使钎料熔化（被焊接金属不熔化）后润湿并填满被焊接金属连接的间隙，钎料与母材通过相互扩散形成牢固连接的方法。

视频：ER12-40
激光焊

画廊：ER12-41
点焊和钎焊

一、焊接合金

焊接合金是指用于钎焊的钎料。理想的焊接合金必须具备以下性能：

1. 焊接合金的成分、强度、色泽等应尽量与被焊接的金属相接近。
2. 焊接合金的熔化温度（固相线）必须低于被焊接的合金，至少低50℃，以低100℃为宜。
3. 焊接合金熔化后流动性大、扩散性高，能均匀到达焊接界面，且与被焊接合金牢固结合。
4. 焊接合金在加热和应用过程中应有良好的抗腐蚀和抗玷污性。

口腔临床上应用的焊接合金有金焊合金、银焊合金和锡焊合金等，现分别叙述如下：

（一）金焊合金

1. **组成**　金焊合金的主要成分是金、银和铜。为降低熔点，金焊合金还加有少量的锌和锡。多数金焊合金的金、铜比例支持有序固溶体的形成。若降低合金中金的含量，也同时降低了合金的熔化温度。

2. **性能**

（1）熔化温度：大多数金焊合金的熔化温度在750～860℃，低于贵金属合金的固相线温度。

（2）力学性能：大多数金焊合金可经过硬化热处理形成有序固溶体，提高强度和硬度。

（3）耐腐蚀性能和生物学性能：金焊合金在口腔内具有良好的耐腐蚀性能。应当注意的是，单纯测试金焊合金本身所得的生物学性能可能完全不同于将其与基底合金结合后的生物相容性。当焊接到合适的基底合金上后，大多数的金焊合金似乎释放更少的物质且在离体下具有更好的生物相容性。因此评价金焊合金的生物学性能应该是针对焊金 - 被焊体的结合体。

（4）颜色：因为金含量的不同，金焊合金的色泽有深黄色、浅黄色和白色三种，临床上可根据被焊接合金的颜色进行配色，但是最终的修复体上还是能明显地看出焊接部位的颜色与被焊接合金的颜色有差异，在一定程度上影响修复体的美观。

3. **应用**　金焊合金主要用于各种贵金属合金的焊接，也可用于18-8型不锈钢、钴 - 铬合金及镍 - 铬合金的焊接。金焊合金以硼砂为焊媒。

（二）银焊合金

1. **组成**　银焊合金又称白合金焊，其主要成分为银（57%）、铜（15%～27%）和锌（4%～3.5%）。铜可以提高熔点和强度，锌可增加对铁系金属的润湿性。

2. **性能**　银焊合金的熔点为620～700℃，稍低于金焊合金。高银的银焊合金对铁系金属的润湿性较差，因而铁系金属多用低银（45%左右）的银焊合金。

3. **应用**　银焊合金除焊接银基合金外，还可用于不锈钢或其他非贵金属修复体以及矫治器等的焊接。含金和钯的银焊合金还可用于焊接金 - 银 - 钯合金。银焊合金以硼砂为焊媒。

（三）锡焊合金

锡焊合金的主要成分是锡（66%）和铅（33%），熔点为183℃。也可用纯锡，熔点为232℃。由

图片：ER12-42
银焊合金

图片：ER12-43
锡焊合金

于熔化温度低,一般可用简单工具如热焊铁来熔化焊接。

锡焊合金主要用在制作和修理义齿及矫治器过程中,防止卡环、支托、支架及附件等的移位。锡焊合金以松香为焊媒。

二、其他合金

(一)硬铅

1. **组成** 铋45%～55%,铅22%～30%,锡20%～30%。

2. **性能** 硬铅的熔点为95℃,属低熔合金。硬度较高,可抵抗锤造时的应力。

3. **应用** 作为锤造冠、金属基托或固定修复时的阴阳模材料,但硬铅可引起铅中毒。

(二)锡锑合金

1. **组成** 锡70%～75%,锑25%～30%,铜5%。

2. **性能** 锡锑合金的熔点为250℃。布氏硬度为394MPa,合金铸造冷却时,有结晶膨胀的特点,故铸造后收缩小,但化学稳定性较差。

3. **应用** 可做简单的嵌体及模型。

(孙 皎)

图片:ER12-44
锤造冠

参考文献

1. 孙皎. 口腔生物材料学. 第2版. 北京:人民卫生出版社,2016

2. ROBERT G C,JOHN M P. 牙科修复材料学. 赵信义,易超,译. 西安:世界图书出版公司,2006

3. 陈治清. 口腔材料学. 第4版. 北京:人民卫生出版社,2008

4. 中华人民共和国国家标准GB/T 3620.1—2016,钛及钛合金牌号和化学成分

5. 中华人民共和国医药行业标准YY0620—2008,牙科学铸造金合金

6. 中华人民共和国医药行业标准YY0626—2008,贵金属含量25%～75%的牙科铸造合金

7. 中华人民共和国医药行业标准YY0621—2008,牙科金属烤瓷修复体系

8. ISO 22674—2007,Dentistry-Metallic materials for fixed and removable restorations and appliances

9. 刘贤,孙皎. 采用一种新型动态力加载装置研究力对镍铬烤瓷合金中镍离子释放的影响. 医用生物力学,2011,26(3):247-251

10. ANUSAVICE K J. Phillips' Science of Dental Materials. 12th ed. USA:Elsevier Saunders,2013

11. POWERS J M,WATAHA J C. Dental materials:Properties and Manipulation. 10th ed. USA:Elsevier Saunders,2012

12. YU Y Q,DING T T,XUE Y,et al.Osteoinduction and long-term osseointegration promoted by combined effects of nitrogen and manganese elements in high nitrogen nickel-free stainless steel. Journal of Materials Chemistry B,2016,4(4):801-812

13. WATAHA J C.Alloys for prosthodontic restorations.J Prosthet Dent,2002,87:351

14. THOMPSON S A.An overview of nickel-titanium alloys used in dentistry.Inter Endo J,2000,33:297

第十三章

口腔修复陶瓷材料

>> **学习要点**

掌握口腔常用修复陶瓷材料的种类、性能特点及主要用途,了解它们的组成,为临床选择和应用陶瓷材料奠定基础。

口腔修复陶瓷(dental ceramics)材料是指通过口腔技工室制作的用于牙齿缺损或缺失修复的瓷质材料。

根据瓷修复体的构成可将口腔修复陶瓷材料分为制作全瓷(all-ceramic)修复体的材料、制作瓷熔附金属修复体的烤瓷材料和用于义齿的瓷牙。它们的制作工艺有多种,烧结后的主晶相也不同(表 13-1)。

表 13-1 口腔修复陶瓷材料的分类

	制作工艺	主要晶相
金属烤瓷	烧结	白榴石($KAlSi_2O_6$)
全瓷	烧结	氧化铝(Al_2O_3)
		白榴石($KAlSi_2O_6$)
	热压铸	白榴石($KAlSi_2O_6$)
		二硅酸锂($Li_2Si_2O_5$)
	粉浆浇铸	氧化铝(Al_2O_3)
		尖晶石($MgAl_2O_4$)
	切削	长石($KAlSi_3O_8$)
		云母($KM_{2.5}Si_4O_{10}F_2$)
		氧化铝(Al_2O_3)
		氧化锆(ZrO_2)
义齿瓷牙	模压	长石($KAlSi_3O_8$)

第一节 金属烤瓷材料

一、概述

金属烤瓷(porcelain)材料是指用于瓷熔附金属(porcelain-fused-to-metal)修复体的陶瓷材料,其烧结后的结构以玻璃相为主。瓷熔附金属修复体由金属基底(冠)和熔附于其表面的瓷构成(图 13-1),结构上与搪瓷制品相似,它将陶瓷材料的美观性与金属的强韧性结合起来,形成既具有

图片:ER13-1
金属烤瓷冠平面图

159

自然牙齿样外观，又具有良好力学性能的修复体。

金属烤瓷材料必须满足以下要求：①能模拟自然牙的外观；②在相对较低的温度下熔结，通常要低于基底金属熔化温度至少100℃左右；③能与金属基底形成牢固的结合；④具有与基底金属相匹配的线胀系数；⑤对金属基底表面有良好的润湿性；⑥耐受口腔环境；⑦具有与牙釉质相似的硬度，不能过度磨耗对𬌗牙。

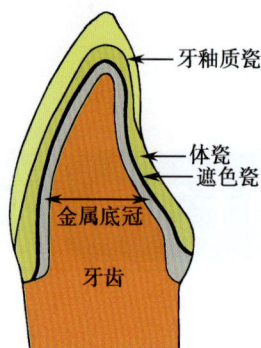
图 13-1 瓷熔附金属冠结构示意图

二、组成和性能

临床使用的金属烤瓷材料是以瓷粉的形式提供，使用时与水或专用调和液混合成粉浆，涂布于金属基底表面，然后在烧结炉内进行烧制。市售的瓷粉由遮色瓷、牙本质（体）瓷和牙釉质瓷三部分构成，遮色瓷的作用是遮住金属基底的颜色，以获得深层牙本质的颜色，同时它必须能够与金属基底形成良好结合。牙本质瓷和牙釉质瓷用于形成烤瓷主体，以便形成牙齿样的美观效果。

（一）组成

金属烤瓷材料是以长石（feldspar）为主要原料，添加有石英和助熔剂，它们的化学组成见表 13-2。长石主要是天然钠长石（$Na_2O \cdot Al_2O_3 \cdot 6SiO_2$）或钾长石（$K_2O \cdot Al_2O_3 \cdot 6SiO_2$）。制造商在工厂中将上述原料放入坩埚中在高温下（1 200℃以上）烧至熔融，此时大部分的长石熔融后形成玻璃质，少部分与金属氧化物一起生成白榴石（$KAlSi_2O_6$）晶体，约占15%～25%（体积分数）。然后将熔融物倒入冷水中冷淬，使其碎裂成小颗粒，再经过粉碎后加入颜料，混匀后就是口腔临床使用的瓷粉。

表 13-2 一些金属烤瓷的化学组成 /wt%

成分	Biodent 遮色瓷 BG 2	Ceramco 遮色瓷 60	Biodent 牙本质瓷 BD 27	Ceramco 牙本质瓷 T 69
SiO_2	52.0	55.0	56.9	62.2
Al_2O_3	13.55	11.65	11.80	13.40
CaO	—	—	0.61	0.98
K_2O	11.05	9.6	10.0	11.3
Na_2O	5.28	4.75	5.42	5.37
TiO_2	3.01	—	0.61	—
ZrO_2	3.22	0.16	1.46	0.34
SnO_2	6.4	15.0	—	0.5
Rb_2O	0.09	0.04	0.10	0.06
BaO	1.09	—	3.52	—
B_2O_3, CO_2 和 H_2O	4.31	3.54	9.58	5.85

注：wt%：质量分数

瓷粉中的玻璃质赋予烤瓷良好的半透明性。白榴石晶体具有高线胀系数（大于 $20 \times 10^{-6} \cdot K^{-1}$），可以提高瓷的线胀系数，缩小瓷与金属基底在线胀系数上的差异，进而改善金-瓷结合。白榴石晶体也能提高烤瓷的强度，高白榴石瓷的强度约为低白榴石瓷的2倍。

烤瓷粉所用的颜料包括产生黄-棕色的氧化钛、产生淡紫色的氧化镁、产生棕色的氧化铁、产生蓝色的氧化钴、产生绿色的氧化铜或氧化铬以及产生荧光的镧系元素氧化物（如氧化铈）。

遮色瓷（opaque）含有遮色能力强的锡、钛和锆的氧化物，遮色瓷中的 SnO_2、In_2O_3 等能促进瓷与金属的结合。牙本质瓷和牙釉质瓷组成上的差异主要是玻璃质的含量不同。

（二）瓷粉的烧结

临床上（技工室）使用时将烤瓷粉与水或调和液混合成粉浆，堆塑于金属基底表面，然后用干净的棉纸吸除水分并压紧瓷粉。金属基底上涂布的第一层瓷粉是遮色瓷，遮色瓷涂布后需要进行

左栏图注：
图片：ER13-2 天然长石晶体

图片：ER13-3 天然白榴石晶体

学习笔记

干燥，然后进行烧结。之后再堆塑牙本质瓷（体瓷）、牙釉质瓷，再进行烧结，最后在烤瓷修复体表面上釉，完成最后的烧结。由于口腔烤瓷粉的烧结时间不长，很像食物烧烤，人们形象地将如此烧结的瓷称为烤瓷。

烧结（sintering）是指高温条件下，瓷坯体孔隙率降低、力学性能提高的致密化过程。在此过程中，随着温度的升高，瓷粉表面发生熔融，瓷粉颗粒间互相熔结，并排出气体，最终形成较为致密的烧结体（见图 2-17）。但是常压下烧结后烧结体内含有较多的气孔，在真空下进行烧结，可以获得气孔很少的烧结体。烧结后的烤瓷结构上由玻璃基质和分散其中的白榴石晶体构成，还有少量的气孔。显然，瓷粉在烧结过程中体积会发生明显的收缩，因此在用瓷粉堆塑时，通常要将线性尺寸放大一些（约 14%）。

（三）性能

烧结后的金属烤瓷材料的主要性能见表 13-3。我国有关标准规定，金属烤瓷烧结后的弯曲强度不低于 50MPa。金属烤瓷含玻璃基质较多，因此其自身强度较低，但是当瓷与基底金属形成牢固的结合后，烤瓷的抗压、抗拉能力大为提高，而且强度与其和金属基底的结合好坏密切相关。

表 13-3　金属烤瓷材料的主要性能及参数

材料的主要性能	参数
压缩强度（单位：MPa）	175
拉伸强度（单位：MPa）	23～35
弯曲强度（单位：MPa）	60～70
弹性模量（单位：GPa）	69
线胀系数（单位：$\times 10^{-6} \cdot K^{-1}$）	13～14
体积收缩率（单位：%）	33～40
密度（单位：$g \cdot cm^{-3}$）	2.4
努氏硬度（单位：MPa）	4 600～6 500

三、瓷与金属的结合

瓷与基底金属间的牢固结合是瓷熔附金属修复体成功的关键，良好的结合可以提高烤瓷的抗压碎性能。

（一）烤瓷与金属基底的结合形式

烤瓷与金属基底的结合方式有四种，即化学性结合、机械性嵌合、物理性结合和界面压缩应力结合。

1. **化学性结合（chemical bond）**　贵金属基底合金所含的元素 Fe、In、Sn 在涂瓷前的常规"除气（degassing）"或预氧化过程中，这些元素会在金属表面析出，在金属表面形成 Fe_2O_3、In_2O_3、SnO_2 等氧化膜。非贵金属表面氧化形成 Cr_2O_3、$NiCr_2O_4$ 等氧化膜。这些氧化膜在随后的遮色瓷烧烤过程中，熔化的遮色瓷能部分溶解这些氧化膜，氧化膜的这些氧化物与瓷内相同的氧化物相互扩散，形成化学性吸附，产生牢固的结合。

金属表面的氧化膜的成分必须与瓷的氧化物成分相同或相似，而且与金属基底结合牢固，其厚度不能太厚或太薄，太厚或太薄都会影响金-瓷结合。同时瓷粉在金属表面接触紧密，熔化后能在金属表面充分润湿并流动，以便形成均匀无孔的界面。

2. **机械性嵌合（mechanical interlocking）**　瓷粉熔化后流入粗糙的金属表面的小凹坑内，凝固后形成机械嵌合力，提高金瓷结合。然而，如果熔化的瓷在金属表面润湿性低，不能充分流入表面的凹坑内，就会在金-瓷界面形成气孔等缺陷，反而会降低金瓷结合。未充分烧结的瓷或瓷在金属表面润湿不良均会发生这种情况。

3. **物理性结合**　是指瓷分子与金属表面氧化物分子间的作用力，即范德瓦耳斯力（参见第二章）。要形成较强的物理性结合，要求瓷粉熔化后能在金属表面充分润湿。

4. **界面压缩应力结合**　当烤瓷的线胀系数略小于基底金属时，冷却过程中基底金属的收缩略大于烤瓷，对界面处的烤瓷形成轻度的压缩力，能够增强界面的机械嵌合作用，进而提高金-瓷结合力。

图片：ER13-4
烤瓷与金属基底的结合方式

图片：ER13-5
金-瓷界面机械性嵌合

上述四种结合方式中化学性结合对金-瓷结合贡献最大，其次是机械嵌合和界面压缩应力结合，物理性结合贡献最小。

（二）提高金瓷结合的途径

1. 基底金属与烤瓷的线胀系数的匹配 如前所述，当烤瓷的线胀系数略小于基底金属时，两者界面能形成压缩应力结合。通常要求两者线胀系数之差在 $(0\sim0.5)\times10^{-6}\cdot K^{-1}$ 的范围内。如果基底金属与烤瓷的线胀系数差异太大，在瓷烧结冷却过程中，烤瓷很容易产生龟裂和剥脱。当烤瓷的线胀系数大于金属的线胀系数时，在烧结冷却过程中，金属收缩小于烤瓷，烤瓷受到金属基底的制约而产生拉应力，由于烤瓷拉伸强度很低，因此烤瓷在拉应力作用下容易产生裂纹（图 13-2A）。如果烤瓷的线胀系数明显小于金属，在烧结冷却过程中，金属收缩远大于烤瓷，烤瓷受到较大的压力，界面处的烤瓷可能被压碎（图 13-2B）。理想的情况是两者的线胀系数完全相同（图 13-2C），但是这种情况很难达到。所以通常采用烤瓷的线胀系数稍小于金属的线胀系数的策略，这时界面处的烤瓷形成轻度的压缩应力，而瓷的压缩强度远高于拉伸强度，瓷不会被压碎（图 13-2D）。

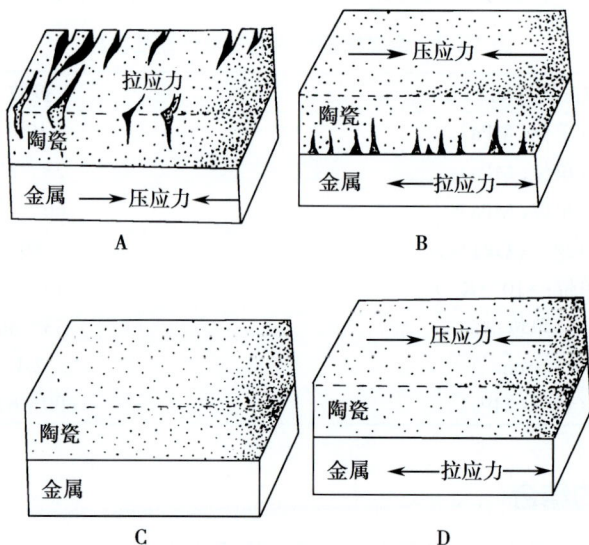

图 13-2 基底金属与烤瓷热膨胀系数的关系示意图
A. 烤瓷热胀系数大于金属　B. 烤瓷热胀系数小于金属　C. 烤瓷热胀系数等于金属
D. 烤瓷热胀系数稍小于金属 $(0\sim0.5)\times10^{-6}\cdot K^{-1}$

2. 适当增加金属的表面粗糙度 粗糙的金属表面具有更大的表面积，有利于形成更多的化学性结合，而且熔融的瓷流入表面的凹坑内，能够形成牢固的机械嵌合力。临床上通常采用氧化铝喷砂方法来粗糙金属表面。

3. 改善瓷粉熔融后在金属表面的润湿性 瓷粉熔融后在金属表面的良好润湿是确保两者化学性结合、物理性结合和机械嵌合的基础。这就要求金属基底表面具有较大的表面能，遮色瓷熔融后流动性要好。使金属基底表面形成清洁的表面，不被污染（例如来自手指的污染、包埋料及研磨材料的残留物等），能提高金属的表面能。通常喷砂后将金属基底冠桥置入乙醇中进行超声清洗可形成清洁的表面。

四、工艺步骤简介

（一）金属基底冠的预备

可以采用铸造、粉末冶金、电镀、机械切削等方法制作金属基底冠。金属基底冠上所有尖锐的棱角需要磨圆钝，以避免造成烤瓷应力集中。然后采用氧化铝喷砂方法粗糙化金属表面，之后对金属基底进行超声清洗。

在涂布遮色瓷之前要对金属表面进行排气和预氧化，通常将金属基底冠放入 800℃ 真空烤瓷炉内排除金属表面铸造缺陷内的残存气体，然后升温至 980℃ 后放气（贵金属合金），以便贵金属在空气中预氧化，使金属基底冠表面形成致密的氧化膜，以提高烤瓷与金属的结合力。不同合金的预氧化温度不同，需严格按照合金制造商的说明书进行。

（二）瓷粉的堆塑和焙烧

将瓷粉与蒸馏水或专用调和液混合成糊状，用特制的毛笔蘸取糊状物均匀堆塑于金属基底表面。为了制作出收缩率小且致密的烤瓷，对已经堆塑的瓷粉进行充分的压紧是非常重要的。压紧且干燥后将瓷修复体放入真空烤瓷炉中进行烧结。烧结后取出在室温中冷却，然后涂布体瓷和釉瓷，干燥后，放入真空烤瓷炉进行烧结。烧结后将金属烤瓷修复体戴到模型上检查修复体的形态、大小及邻面接触情况，进行必要的磨改，最后对修复体进行上釉。将涂布釉料后的修复体放入烤瓷炉内，当达到上釉温度时，瓷釉在烤瓷表面发生黏稠流动，形成一薄层玻璃膜（釉）。最后取出冷却后即完成具有天然色泽的金属烤瓷修复体。

在瓷 - 金属修复体制作中，冷却过程应避免极端的冷却速度（太快或太慢）。瓷外层太快的冷却可导致表面出现裂纹或碎裂，因为瓷不耐热震。非常缓慢的冷却（如随炉冷却）以及多次烧制，可诱导过多白榴石晶体的形成，从而使瓷的线膨胀系数过大，影响瓷 - 金属的结合，容易造成表面出现裂纹或碎裂。烧制完成后应尽快地将烧制的修复体移出并置于玻璃罩之下，以防止冷空气吹拂瓷表面或可能脏物的污染。

图片：ER13-10
瓷粉的堆筑

图片：ER13-11
金属烤瓷修复体

第二节　烧结全瓷材料

一、概念和分类

全瓷修复体是指修复体全部由瓷制作而成。烧结全瓷材料是采用瓷粉烧结方法制作全瓷修复体的材料。由于修复体全部由瓷制作而成，消除了金属基底对修复体透明性的影响，使得制作的修复体美观性更好。当然，全瓷修复体要求全瓷材料具有足够的强度和韧性，特别是弯曲强度和断裂韧性方面。烧结全瓷材料通常使用各种晶相作为增强剂，晶相的体积含量较高，可达90%。此外，晶相与玻璃相折射率的匹配是影响瓷透明性的重要因素。

烧结全瓷材料按照晶相种类分为白榴石增强（leucite-reinforced）长石质烤瓷、氧化铝增强（alumina-reinforced）烤瓷和烧结全氧化铝瓷。

二、白榴石增强长石质烤瓷

1. 组成　白榴石增强长石质烤瓷组成上与金属烤瓷材料相似，只是烤瓷材料含有更多的白榴石增强晶相（体），体积含量为35%～45%，且要均匀分散于玻璃相中（图13-3）。白榴石晶相强度较高，可阻止玻璃相中裂纹的扩展或者使裂纹方向偏转（图13-4），增强瓷的强度。

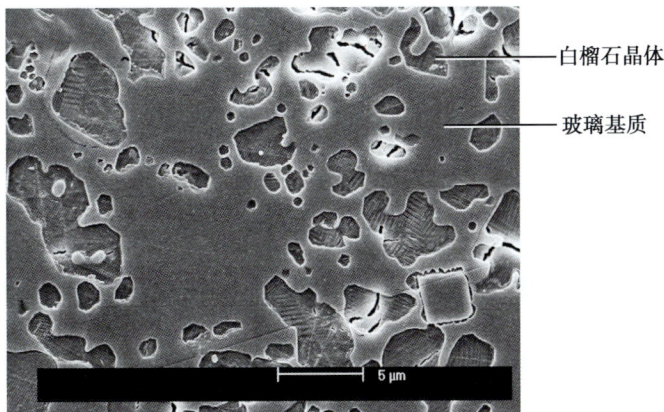

白榴石晶体
玻璃基质

图13-3　烧结后烤瓷的微观结构

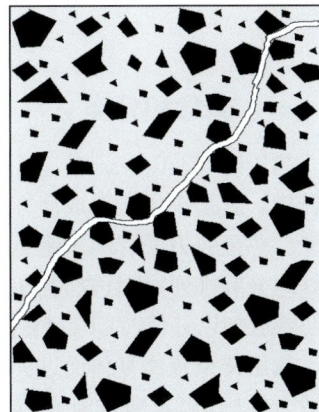

图13-4　白榴石晶相可阻止玻璃相中裂纹的扩展

2. 性能　白榴石增强长石质烤瓷的弯曲强度可达 104MPa，断裂韧度为 1.5MPa·m$^{1/2}$，压缩强度也明显较高。此外，由于白榴石的线胀系数大，为 $(20\sim25)\times10^{-6}$·K^{-1}，而玻璃基质的线胀系数为 8×10^{-6}·K^{-1}，这种差异造成瓷在冷却时白榴石晶体周围的玻璃基质中产生切向压缩应力，这些应力起到了裂纹挡板的作用，可提高脆弱的玻璃相抗裂纹扩展的能力。

白榴石晶体的折射率与玻璃基质相近，所以白榴石增强长石质烤瓷具有很好的透明性。

3. 应用　适用于制作通过粘接性粘固的单个前牙冠、贴面、嵌体、高嵌体等修复体。

三、氧化铝增强烤瓷

1. 组成　氧化铝增强烤瓷是在具有相近线胀系数的玻璃基质中的分散许多高熔点氧化铝晶体微粒（30μm）而形成。氧化铝具有高弹性模量（350GPa）和高断裂韧度（3.5~4.0MPa·m$^{1/2}$），氧化铝晶体均匀分散于长石形成的玻璃相中，可阻止烤瓷中裂纹的扩展，显著提高瓷的强度（图 13-4）。

2. 性能　氧化铝增强烤瓷的强度与氧化铝晶体的含量密切相关，增加氧化铝晶体的含量可显著提高瓷的强度。但是，随着氧化铝晶体含量的增加，瓷的透明性则降低，因为氧化铝晶体的折射率与玻璃基质差别较大。因此氧化铝晶体含量较高的瓷用于制作全瓷修复体的基核（例如冠核），其弯曲强度可达 135MPa，弹性模量为 123GPa。

氧化铝晶体的线胀系数与瓷的玻璃基质相近，因此氧化铝晶体相与玻璃相的结合非常好，这也有助于增强瓷的强度。

3. 应用　适用于制作通过粘接性粘固的单个前牙及后牙的基底冠。

四、致密烧结全氧化铝瓷

由纯度高达 99.9% 以上的氧化铝粉末组成。应用工业技术以极高的压力将氧化铝细粉压在机制代型上，形成修复体坯体，这种成型技术称为干法模压成型。巨大的压力赋予材料高堆积密度，明显降低气孔率，减少烧结时间，减缓晶体长大。然后将底层冠坯体从机制代型上取下，在 1550℃ 以上温度下烧结，烧结后为致密的氧化铝多晶瓷，有一定的半透明性，弯曲强度可达 700MPa，断裂韧度 4.5MPa·m$^{1/2}$，烧结收缩率为 15%~20%（体积分数）。由于强度高，氧化铝基底冠可以做到很薄（0.4~0.6mm），而且有很好的边缘适合性，可用于制作后牙冠桥基底。典型产品为 Procera。

五、烧结全瓷修复体制作过程简介

早期主要是将烧结全瓷材料焙烧（backed）在铂箔上，其上再烧结线胀系数匹配的饰瓷，该方法称为铂箔核烤瓷技术（bonded platinum-foil coping）。目前通常将瓷粉堆塑到耐火代型上，干燥后连同代型一起进行烧结，烧结过程中代型的收缩会自动与修复体分离。该方法克服了在铂箔上烧烤时的困难，提高了瓷冠的强度和边缘适合性。

第三节　热压铸瓷材料

一、概念和分类

热压铸（heat-pressed）全瓷材料又称为注射成型玻璃陶瓷（injection-molded glass-ceramic），简称铸瓷。它是采用注射成型方法将玻璃陶瓷在高温、高压下注入型腔并烧结、制作全瓷修复体的陶瓷。热压铸方法有助于避免瓷体中形成大孔隙，提高致密度和强度，并可促使玻璃基质中晶相很好地分散排列，而且瓷的密度高，晶体粒子小，故强度较高。由于瓷修复体的收缩可通过包埋料的热膨胀加以补偿，故其边缘适合性好。

热压铸全瓷修复体通过失蜡法铸造成型，形态准确，玻璃成分较多，具有半透明性，美观，边缘适合性好，氢氟酸可蚀刻，粘接性能好。主要缺点是设备的初次投资大，以及与其他全瓷材料比，强度相对较低，与饰瓷的结合不够强，不适用于桥体。

根据热压铸全瓷材料中增强晶相的种类可分为白榴石增强热压铸全瓷和二硅酸锂（lithium

disilicate)增强热压铸全瓷。

二、白榴石增强热压铸瓷

1. **组成** 组成特点是在玻璃基质中分散有 35%～55% 体积分数的白榴石晶体,晶体大小为 1～5μm(图 13-5)。市售的瓷块为圆柱状或块状预瓷化的玻璃块。使用时于特殊的真空液压系统下将预瓷化的玻璃块在高温下(1 150～1 180℃)软化并在高压下注射入型腔中成型。最后在铸瓷修复体表面烧结上饰面釉瓷,或者通过着色技术进行饰色。

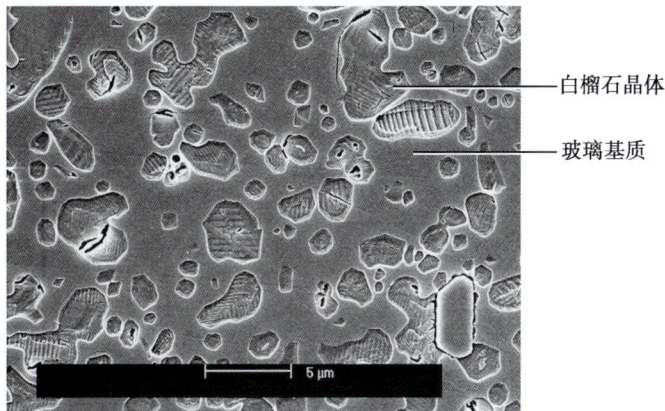
—— 白榴石晶体
—— 玻璃基质

图 13-5 白榴石增强热压铸瓷的微观结构

2. **性能** 压铸成型的瓷组织内气孔极少,致密度高于传统烧结成型的白榴石增强烤瓷。修复体可以多次反复加热,以便上色、上釉,并且加热能够提高瓷的强度。白榴石基热压铸全瓷的透明度与牙齿接近,制作的修复体颜色与牙齿极为相近,弯曲强度为 112MPa,断裂韧度为 1.5MPa·m$^{1/2}$,维氏硬度为 5.6GPa,与牙釉质接近,对对殆牙磨损小。

3. **应用** 适用于制作通过粘接性粘固的单个前牙及后牙冠、贴面、嵌体及高嵌体等修复体。

三、二硅酸锂增强热压铸瓷

1. **组成** 市售的二硅酸锂增强热压铸瓷块化学组成上主要由 SiO_2(60%～80%)、Li_2O(11%～19%)、K_2O(5%～13%)、P_2O_5(3%～11%)、ZrO_2(2%～8%)组成,其中 P_2O_5 为成核剂。结构上由玻璃基质和分散其中的二硅酸锂(Li_2SiO_5)长棒状晶体构成,晶体长 1～5μm,含量可达 70%(体积分数),大量的针状二硅酸锂晶体相互交叉,形成互锁微结构(图 13-6),能显著提高瓷的强度和断裂韧性。

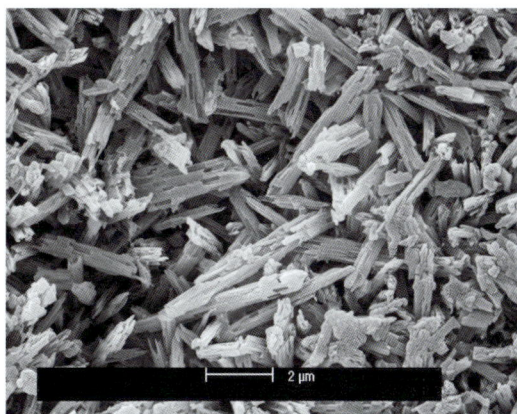

图 13-6 二硅酸锂晶体微观结构(经氢氟酸蚀刻)

2. **性能** 二硅酸锂晶体的线胀系数和光折射率与玻璃基质接近,使得二硅酸锂增强铸瓷在具备较高力学性能的同时,仍能保持较为良好的半透明性,但是该铸瓷的透明度不如白榴石增强铸瓷好。

ER13-17

图片:ER13-17
二硅酸锂增强
热压铸瓷块

学习笔记

二硅酸锂增强热压铸全瓷的压铸温度为890～920℃，压铸铸全率高，能形成准确的修复体外形。压铸后瓷的强度高于白榴石增强热压铸全瓷，弯曲强度为380～420MPa，断裂韧度为2.7MPa·m$^{1/2}$，弹性模量为95GPa，维氏硬度为5.5GPa，线胀系数为10.5×10^{-6}·K^{-1}。

3. 应用 能够用于制作通过非粘接性粘固的单个前牙及后牙修复体、前牙（包括前磨牙）三单位桥，以及贴面、嵌体及高嵌体。

四、制作过程简介

先制作修复体蜡型，然后用特殊包埋材料包埋蜡型。失蜡后，将预瓷化的瓷块在特殊铸瓷机中压铸成型。之后烧结上牙本质瓷及切端瓷。再根据患牙色泽采用上色上釉技术或涂层技术进行调色，使着色的饰瓷熔附于其上。最后完成修复体的粘接。

第四节 粉浆堆涂玻璃渗透全瓷材料

一、概念及种类

粉浆堆涂玻璃渗透（slip-casting glass-infiltrated）全瓷材料简称为玻璃渗透全瓷，是通过粉浆堆涂成型方法将耐高温微晶体颗粒在耐火模型上成型，耐火模型吸收堆涂的粉浆中的水分，干燥后进行高温半烧结，烧制成由微粒骨架组成的、具有多孔结构的瓷修复体，随后将镧系玻璃粉熔融后通过毛细管作用渗透入瓷的孔隙内，最后用线胀系数匹配的饰面瓷对修复体进行饰面。玻璃渗透全瓷材料的骨架是相互烧结在一起的晶体（相）微粒，约占75%，通常具有较高的强度。渗透玻璃位于晶体（相）微粒的间隙中，两者形成一种相互贯穿、互渗的结构，极大地提高了瓷的力学性能，能代替金属基底冠核，制作无金属基底的全瓷修复体，修复体美观性能好。

根据玻璃渗透全瓷中的晶体骨架的种类可将此类材料分为氧化铝基、尖晶石基及氧化锆增韧氧化铝玻璃渗透瓷。

二、组成和性能

1. 氧化铝基（alumina-based）玻璃渗透瓷 其基体瓷粉为纯氧化铝粉末，粒度2～5μm。渗透玻璃粉为含有着色剂的镧-硼-硅系玻璃，熔融后黏度较低。

氧化铝基基底冠核瓷烧结温度为1120℃，烧结过程中氧化铝微粒间仅发生表面熔结，微粒间间隙仍然存在，形成多孔状结构，因此瓷烧结的收缩率很小，可被代型的膨胀所补偿。玻璃渗透后形成氧化铝晶体（相）微粒和玻璃相的相互贯穿的结构（图13-7）。

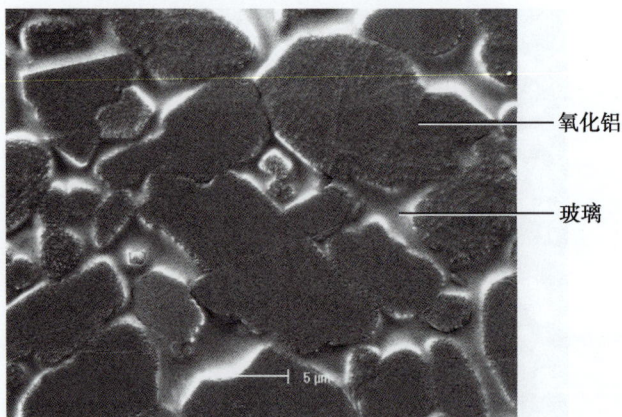

氧化铝

玻璃

5 μm

图13-7 氧化铝基玻璃渗透全瓷的微观结构

氧化铝基体具有较高的强度，此外其线胀系数为7.2×10^{-6}·K^{-1}，稍大于渗透玻璃（7.0×10^{-6}·K^{-1}），在玻璃渗透后的冷却过程中，由于氧化铝收缩量大于玻璃，从而在玻璃中产生压应力，而裂纹扩展必须克服此压应力，因此氧化铝基玻璃渗透全瓷具有较高的强度。玻璃渗透后其弯曲强度可达 450MPa，断裂韧度达 4.49MPa•m$^{1/2}$，弹性模量 95GPa，维氏硬度 9.4GPa。

玻璃渗透氧化铝瓷的透明性较差，约只有牙本质的一半，因此通常用它制作单个前、后牙冠及前牙三单位固定桥的基底核，临床使用的代表性产品为 In-Ceram。

2. **尖晶石基（spinel-based）玻璃渗透瓷**　该瓷材料以镁铝尖晶石（$MgAl_2O_4$）作为主晶相。铝尖晶石晶体与玻璃基质的光线折射率接近，再加上在真空环境中进行玻璃渗透，因此尖晶石基玻璃渗透瓷的半透明性是玻璃渗透氧化铝瓷的两倍多，但其弯曲强度低于玻璃渗透氧化铝瓷（表 13-4），因此适合于前牙全瓷冠的内冠。

3. **氧化锆增韧氧化铝玻璃渗透（glass-infiltrated zirconia-toughened alumina）全瓷**　该瓷材料是在氧化铝基玻璃渗透全瓷粉末中加入 33% 氧化铈稳定的四方晶型氧化锆而形成。烧结后的材料中除了含有氧化铝晶粒外还含有均匀分散的四方晶型氧化锆（图 13-8）。四方晶型的氧化锆具有应力诱导相变增韧效应，弯曲强度可高达 650MPa，是玻璃渗透瓷中强度最高的（表 13-4）。但是这种瓷的透明度较差，一般用于对美观性要求不高的后牙修复体的制作。

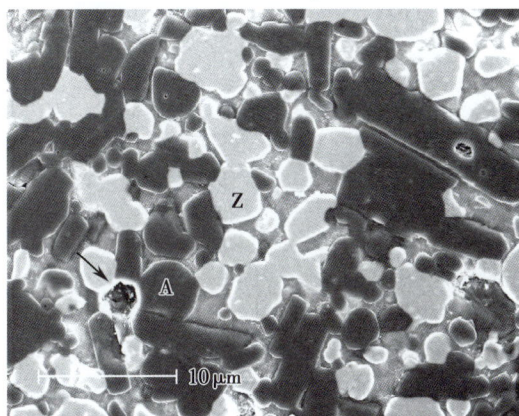

图 13-8　氧化锆增韧氧化铝玻璃渗透瓷的微观结构
Z：氧化锆　A：氧化铝　箭头示气孔

表 13-4　常用玻璃渗透瓷材料的性能特点及适用范围

材料	弯曲强度/MPa	半透明性	适用范围
氧化铝基玻璃渗透瓷	450	中	前后牙冠、前牙三单位桥
尖晶石基玻璃渗透瓷	300	高	前牙冠
氧化锆增韧氧化铝玻璃渗透瓷	650	低	前后牙三单位桥、后牙冠

三、制作过程简介

将具有较高熔点的骨架瓷粉与蒸馏水调和成粉浆，堆涂到耐火代型上，耐火代型上的孔隙能够经毛细管虹吸作用吸收粉浆中的水分，使堆涂体致密。之后将其与耐火代型一起于高温下烧结，烧结时骨架瓷粉微粒仅发生表面熔结，微粒间间隙仍然存在，形成具有多孔的刚性网状骨架结构。由于耐火代型高温收缩较骨架瓷粉堆涂体大，烧结后骨架瓷粉形成的冠核可容易从代型上取下。随后在此多孔冠核表面涂布渗透玻璃粉浆，然后放入炉内加热，在高温下（1 200℃）玻璃粉熔化，在毛细作用下玻璃渗入多孔的冠核内部，充满其间，形成高熔点的微粒骨架与玻璃的致密互穿网络结构，使修复体具有一定的半透明性。

玻璃渗透全瓷材料的主体是高熔点、高强度的微粒烧结骨架，其玻璃质含量较少，因此具有优异的力学性能。微粒骨架在烧结过程中体积收缩很小，因此具有优异的边缘适合性。

第五节　切削成型全瓷材料

切削成型陶瓷（machined ceramic）是指通过机械切削工艺（数控铣床或靠模铣）制作口腔科修复体的整块（monolithic）陶瓷材料。目前主要有：长石基切削瓷、二硅酸锂基切削瓷、玻璃渗透切削瓷和预烧结切削瓷。

一、长石基切削瓷

1. 组成　长石基切削瓷（millable feldspar-based porcelain）是以长石为增强晶相的全烧结瓷，长石晶粒约占体积30%，晶粒较传统烤瓷小得多，为2～6μm，均匀分散于玻璃基质中，细小的晶粒及致密的结构赋予瓷良好的切削性能、半透明性和抛光性能（图13-9），代表产品为Vitablocs Mark II。这种瓷切削后可直接上饰面瓷，不需要进一步烧结。

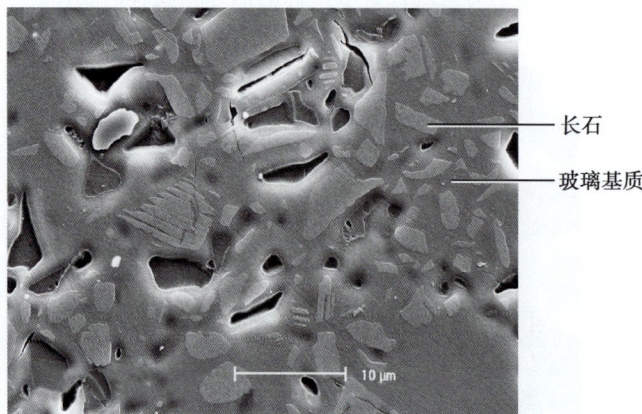

长石

玻璃基质

10 μm

图13-9　长石基切削瓷微观结构（经过蚀刻）

2. 性能　长石基切削瓷块是在工厂中加工制作而成，结构均匀，质地致密，缺陷很少，其物理性能及力学性能与牙釉质相近，压缩强度为345MPa，弯曲强度为120～150MPa，断裂韧度为1.7～2.0MPa·m$^{1/2}$，弹性模量为45～55GPa，维氏硬度6 400MPa，线胀系数为9.4×10^{-6}·K^{-1}。这种瓷的强度及韧性相对较差，但是对天然牙的磨损很小，因此一般用于制作前牙贴面、嵌体、高嵌体及前牙冠等修复体，不能用于制作全瓷桥体。

市售的长石基切削瓷块有单色（monochromatic）整块材料和多层色（multichromatic）整块材料，切削成型后可以通过表面上饰瓷（veneering porcelain）后可制作出半透明性和美观性极佳的牙修复体。

二、二硅酸锂基切削瓷

二硅酸锂基切削瓷是在其压铸瓷的基础上发展起来的。切削前的瓷块是通过压铸方法制成，含有40%（体积分数）的粒径在0.1～0.2μm的层片状偏硅酸锂（Li$_2$SiO$_3$）微晶，这种微晶赋予瓷块良好的切削性能，由于瓷块中的着色剂未经历充分的高温反应，使瓷块呈不透明淡蓝紫色，弯曲强度为100～130MPa。切削成型后对修复体进行晶化热处理（840～850℃），热处理过程中Li$_2$SiO$_3$微晶与周围的玻璃基质反应，生成相互交错的高强度棒状二硅酸锂（Li$_2$Si$_2$O$_5$）微晶，晶体含量可达70%，使瓷的力学性能显著提高，弯曲强度为330～380MPa，断裂韧度为2～2.5MPa·m$^{1/2}$，维氏硬度为5.8GPa，弹性模量为95GPa，晶化热处理后瓷的透明度显著提高，颜色也变成牙齿样颜色。

二硅酸锂基切削瓷制成的修复体的强度略低于相应的铸瓷，可能是切削过程中在瓷的表面形成的微裂纹所致。这种瓷的主要用于制作贴面、嵌体、部分冠、前后牙的冠和前牙三单位桥体。

三、玻璃渗透切削瓷

玻璃渗透切削瓷组成上与粉浆堆涂玻璃渗透瓷相似，不同的是临床上用于切削加工的瓷块是将原料粉末通过热等静压方法压制成的具有微小孔隙的坯块，并进行过预烧结。预烧结的温度低，仅仅将粉粒通过接触点烧结在一起，因此瓷坯块强度较低，易于切削加工。切削加工后在表面涂覆镧系玻璃粉，加热至高温进行玻璃渗透，最终形成玻璃渗透瓷。玻璃渗透切削瓷的瓷块致密度高于粉浆堆涂玻璃渗透瓷，因此力学性能优于后者。

根据原料粉末的种类分为尖晶石基玻璃渗透切削瓷、氧化铝基玻璃渗透切削瓷和氧化锆基玻璃渗透切削瓷，它们的组成与相应的粉浆堆涂玻璃渗透瓷相似。

1. 尖晶石基玻璃渗透切削瓷　切削的坯块由尖晶石粉末压制而成，并经过预烧结。切削成型后进行玻璃渗透，玻璃渗透后的弯曲强度为330MPa，断裂韧度为2.48MPa•m$^{1/2}$，修复体的半透明性较大，接近牙本质。适用于前牙牙冠修复。在玻璃渗透烧结，切削支架获得最终强度和个性化颜色之后，可以用饰瓷制作饰面。

2. 氧化铝基玻璃渗透切削瓷　切削的坯块由氧化铝粉末压制而成，并经过预烧结。切削成型后进行玻璃渗透，玻璃渗透后的弯曲强度可达530MPa，断裂韧度为3.5MPa•m$^{1/2}$。氧化铝基玻璃渗透切削陶瓷可用于制作前牙和后牙冠、前牙三单位桥。

3. 氧化锆基玻璃渗透切削瓷　切削的坯块由氧化锆粉末压制而成，并经过预烧结。该全瓷材料是在氧化铝基玻璃渗透全瓷粉末中加入33%氧化铈稳定的四方晶型氧化锆而形成。烧结后的材料中含有均匀分散的四方晶型氧化锆，四方晶型的氧化锆具有应力诱导相变增韧效应，因此弯曲强度可高达650MPa，是玻璃渗透全瓷中强度最高的。但是这种瓷的半透明性较差，一般用于对美观性要求不高的后牙修复体的制作。

四、预烧结切削瓷

预烧结（pre-sintered）切削瓷在切削成型时，瓷坯块只是部分烧结，因而具有良好的可切削性，切削成型后进行终烧结，获得最终的修复体。

（一）氧化钇稳定的四方晶型氧化锆多晶瓷

1. 组成　氧化钇稳定的四方晶型氧化锆多晶（yttria-stabilized tetragonal zirconia polycrystals，Y-TZP）瓷的主要成分是氧化锆，含量达94%，氧化钇含量为3%～5%，还添加有少量的氧化铝。添加氧化铝能提高瓷的强度，增强耐久性。

通过热等静压方法将氧化锆等粉末压制成颗粒间具有微小孔隙的坯块，并进行预烧结。预烧结的温度（1000℃）远低于氧化锆的致密烧结温度，预烧结后的瓷坯块氧化锆颗粒轻度烧结在一起，强度较低，容易进行切削加工。切削成型后进行最终的致密化烧结，终烧结温度为1480～1500℃，烧结后成为致密的氧化锆四方晶型多晶体结构（图13-10），晶粒直径平均为0.3～0.8μm，基本上没有玻璃相。最后可以在表面涂布饰面瓷并进行烧结，完成修复体的制作。致密化烧结过程中伴随较大的体积收缩，通常通过切削时对修复体进行尺寸放大，例如放大20%～25%，以补偿烧结过程中的体积收缩。代表性的产品有Cercon、Lava、Cerec。

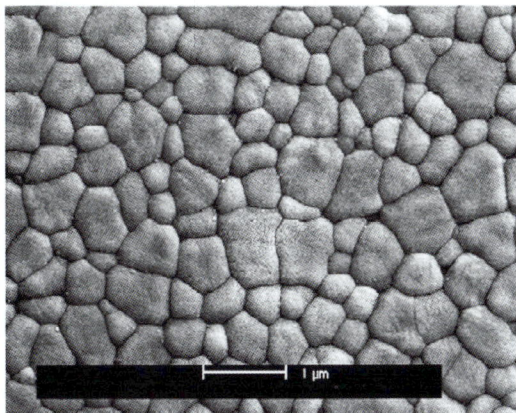

图13-10　终烧结后的氧化锆瓷的晶粒

2. 性能

（1）力学性能：Y-TZP 瓷具有很高的强度和良好的韧性，其弯曲强度在 600～1 100MPa 范围内，断裂韧度 5～9MPa·m$^{1/2}$，维氏硬度 12～13GPa，弹性模量为 200～210GPa，是陶瓷中力学性能最大的材料。

Y-TZP 瓷之所以具有较高的断裂韧度，是因为添加的氧化钇能够将氧化锆的高温晶型——四方晶型保持至室温，四方晶型的氧化锆强度较高，而且室温下处于亚稳态的四方晶型氧化锆在受到一定的应力作用下能迅速转变为单斜晶型，转变过程中伴随着 3%～5% 的体积膨胀，体积膨胀可以弥合裂纹，从而增韧陶瓷（图 13-11），这一现象称为相变增韧（transformation toughening）效应。

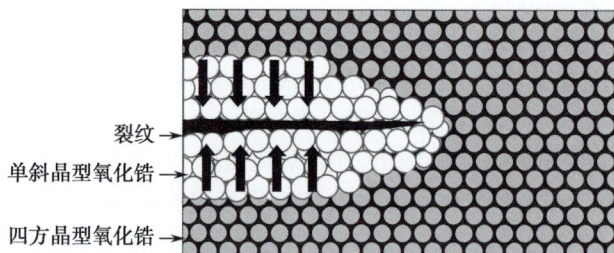

裂纹 →
单斜晶型氧化锆 →
四方晶型氧化锆 →

图 13-11　氧化锆应力诱导晶型转变增韧原理示意图

Y-TZP 瓷的高硬度、高断裂韧度赋予其优良的耐磨耗性能，其致密的结构使其研磨抛光后表面粗糙度很小，而且磨耗后的表面也很光滑，因此表面抛光的 Y-TZP 瓷修复体对对𬌗牙/修复体的磨损很小。

Y-TZP 瓷存在低温退化（low temperature degradation）现象，即长期在 100～400℃湿热环境中，其强度、断裂韧度下降的现象，原因主要是水分子与 Y-TZP 中的四方晶型稳定剂 Y_2O_3 反应生成了 $Y(OH)_3$ 微晶，使稳定剂含量降低，导致部分亚稳定的四方晶型氧化锆失控地转变成单斜晶型氧化锆，转变过程中的局部体积膨胀会在晶界产生应力使相变层与未相变层之间形成微裂纹，使瓷的强度、韧性下降。但是，关于口腔环境引起 Y-TZP 瓷退化的程度及时间，目前还不明确。

（2）美观性：氧化锆本身折射率高，Y-TZP 瓷中存在的杂质及气孔等缺陷能吸收光线，并使光产生散射，使瓷的透明度很低，所以早期的 Y-TZP 瓷呈不透明的白色。主要用于制作全瓷冠桥修复体的基底冠和桥体支架，表面需要饰瓷修饰，以满足美观要求。这样的全瓷修复体存在两点不足，一是表面饰瓷的强度低（100～200MPa），二是饰瓷与 Y-TZP 瓷基底结合不好，在口腔咀嚼过程中饰瓷容易压碎。

Y-TZP 瓷的透明度与其原料的纯度、烧结后瓷的结构均匀性和致密度密切相关。采用高纯度氧化锆粉体，通过热等静压成型和低温预烧结技术制备致密的切削用瓷坯块，最后通过精准控制终烧结的升温速度及烧结温度，可以制备出结构致密，晶粒大小适宜且均匀，晶界薄且杂质、气孔含量少的瓷，这样获得的瓷修复体的透明度较好，可以满足临床要求。

目前临床使用的 Y-TZP 瓷坯块有未着色的和预着色（pre-shaded）的两种。未着色瓷坯块在切削成型后可以通过着色液浸泡或者局部涂布的方式对修复体进行着色，然后进行终烧结。预着色瓷坯块是在瓷坯块制作过程中添加无机着色剂而成，有单一颜色的坯块和多层渐变色坯块两种类型，前者整个坯块是一种颜色，后者坯块从底面到顶面的颜色变化模拟天然牙齿的变化，切削时冠桥修复体的龈端位于颜色较深的区域，而修复体的𬌗端在颜色浅且半透明性高的区域，这样切削出来的修复体直接具有基本的天然牙齿样颜色层次感。

3. 应用　透明性差的 Y-TZP 瓷主要用于制作单个基底冠、多单位桥的基底、嵌体桥、前牙粘接桥及种植体基台等。外着色的及内着色的 Y-TZP 瓷可用于后牙全外形冠桥修复体（full-contour crowns and bridges restorations）的制作，所谓全外形冠桥修复体又称为全锆冠桥修复体，是指用整块 Y-TZP 瓷坯块通过切削成型及终烧结制备的具有最终使用外形的冠桥修复体，不需要上饰瓷，从而免除了饰瓷带来的问题。

学习笔记

（二）氧化铝预烧结切削瓷

将平均粒径为 2～4μm 的纯氧化铝粉末通过等静压成型方法制备坯块，之后在较低温度下进行预烧结，预烧结仅将颗粒轻度烧结在一起，形成具有多孔结构的瓷坯块。切削成型后进行进一步高温（1550℃）致密化烧结，烧结后成为致密的氧化铝结构陶瓷（图 13-12），最后在其表面上饰瓷并进行烧结，完成修复体制作。氧化铝烧结切削陶瓷弯曲强度为 600～700MPa，断裂韧度为 5.0MPa•m$^{1/2}$，弹性模量为 380GPa，远大于牙釉质，弹性形变率很小，不能缓冲应力。致密化烧结过程中的线收缩率为 15%～20%，切削时需要对修复体进行尺寸放大，以补偿烧结过程中的体积收缩。氧化铝烧结切削陶瓷可用于前牙单个基底冠和多单位桥的基底。

ER13-27

图片：ER13-27
氧化铝瓷桥体

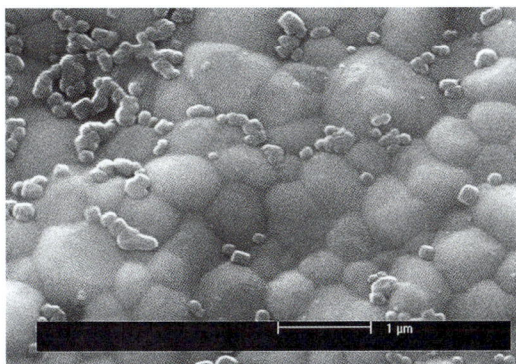

图 13-12　氧化铝陶瓷微观结构

第六节　成品义齿瓷牙

成品义齿瓷牙（ceramic denture teeth）是由陶瓷材料制成的成品牙冠，用于制作可摘义齿的牙冠部分。一般是用高熔陶瓷粉在工厂中真空烧结制成。

一、组成及种类

成品义齿瓷牙的原料的主要成分是长石、石英、高岭土和助熔剂（例如硼砂），将这些原料粉碎后与少量水调和，充填入钢制模具内加压成型，之后进行真空烧结，最后表面上釉。

成品义齿瓷牙按固位形式分为无孔瓷牙、有孔瓷牙（diatoric teeth）、有钉瓷牙（pin teeth）。有孔瓷牙的盖嵴部位有固位凹槽或孔洞，以便与牙齿基托材料形成机械嵌合固位。有钉瓷牙的盖嵴部位有金属固位钉。

二、性能

成品陶瓷牙的优点：①美观性好，颜色与自然牙接近，而且颜色稳定性好；②硬度高，强度好，耐磨耗；③化学性能稳定，在口腔内耐老化，吸水性小；④生物惰性强，生物安全性好。

成品陶瓷牙的缺点：①因为硬度高，面磨改后难于抛光，而且容易造成对天然牙磨损；②与丙烯酸树脂义齿基托结合差，需借助固位钉和固位孔来固位；③与丙烯酸树脂义齿基托的线胀系数差异较大，温度变化容易在结合界面产生应力，导致裂纹形成；④密度大，在口腔内咬合时有"咔嗒"声音；⑤质脆不耐冲击。

（李石保　赵信义）

参考文献

1. ROBERT G C，JOHN M P. 牙科修复材料学. 赵信义，易超，译. 西安：世界图书出版公司，2006
2. 林红. 口腔材料学. 第 2 版. 北京：北京大学医学出版社，2013
3. 国家标准 GB 30367—2013，牙科学，陶瓷材料

学习笔记

4. 赵信义. 全锆冠桥修复热点问题浅析. 口腔材料器械杂志，2018，27（1）：1-4

5. ANUSAVICE K J，SHEN C，RAWLS H R. Phillips' Science of dental materials.12th ed.Elsevier Saunders，2013

6. POWERS J M，WATAHA J C. Dental materials-properties and manipulation. 10th ed.Elsevier Mosby，Printed in USA，2013

7. GUAZZATO M，ALBAKRY M，RINGER S P，et al.Strength，fracture toughness and microstructure of a selection of all-ceramic materials.Part Ⅰ.Pressable and alumina glass-infiltrated ceramics.Dent Mater，2004，20：441

8. AMER R，KÜRKLÜ D，JOHNSTON W. Effect of simulated mastication on the surface roughness of three ceramic systems. J Prosthet Dent，2015，114：260

9. FASBINDER D J. Materials for chairside CAD/CAM restorations.Compend Contin Edu Dent，2010，31：702

10. OLAND W H，RHEINBERGER V，APEL E，et al.Principles and phenomena of glass-ceramics for dental restoration.J Europ Ceram Soc，2007，27：1521

11. FATHY S M，EL-FALLAL A A，EL-NEGOLY S A，et al. Translucency of monolithic and core zirconia after hydrothermal aging. Acta Biomater Odontol Scand，2015，1：86

12. JANYAVULA S，LAWSON N，CAKIR D，et al. The wear of polished and glazed zirconia against enamel. J Prosthet Dent，2013，109：22

13. GUESS P C，BONFANTE E A，COELHO P，et al. All ceramic systems: laboratory and clinical performance. Dent Clin North Am，2011，55：333

14. KLIMKE J，TRUNEC M，KRELL A. Transparent tetragonal yttria-stabilized zirconia ceramics: influence of scattering caused by birefringence.J Am Cera Soci，2011，94：1850

15. CONRAD H J，SEONG W J，PESUN I J.Current ceramic materials and systems with clinical recommendations: A systematic review.J Prosthet Dent，2007，98：389

学习笔记

　铸造包埋材料

第一节　概　　述

一、概念

　　口腔铸造修复体一般采用失蜡铸造法制作，修复体制作过程中包埋蜡型所用的材料称铸造包埋材料（casting investment materials）。图 14-1 所示为采用失蜡铸造法制作口腔金属修复体过程，图中的蜡型是由粉剂和液剂调和而成的稀糊状包埋材料包埋的，待材料凝固、干燥后，对铸型加热，使铸型内的蜡型材料熔化并挥发，形成具有一定强度的铸造阴模空腔，灌入熔融状态的金属，使金属成型，从而获得所需形状的金属修复体。

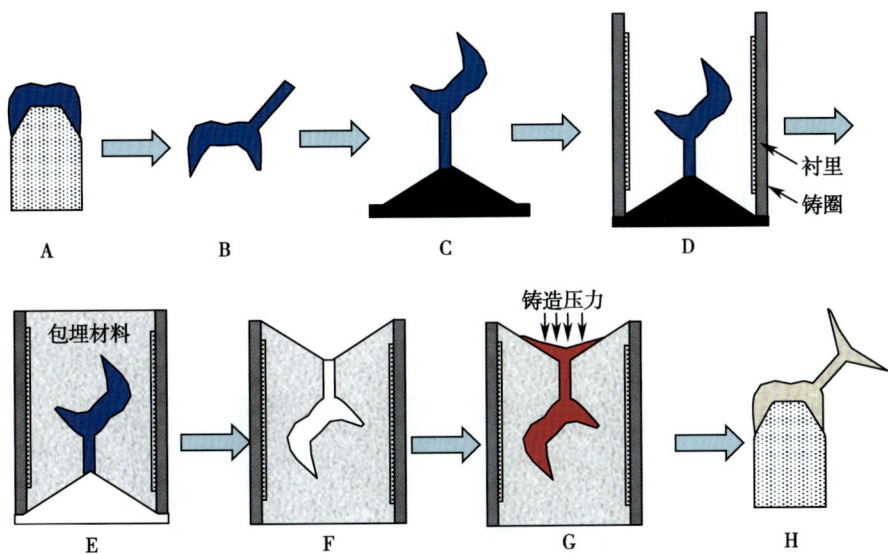

图 14-1　失蜡铸造法制作口腔金属修复体过程示意图
A. 模型上制备蜡型　B. 安插铸道　C. 固定在锥形台　D. 安放铸圈、衬里
E. 用包埋材料包埋蜡型　F. 烧除蜡型　G. 铸造金属　H. 取出金属铸造体

二、性能要求

理想的铸造包埋材料应符合以下要求：

1. 有合适的凝固时间，以满足包埋的操作时间。

2. 调和时呈均匀的糊状，并具有良好的流动性，以便完全、均一的包埋蜡型，即能够准确复制蜡型表面。

3. 加热时包埋材料整体或铸腔表面要保持完整。

4. 具有合适的线胀系数，因为金属从熔融状态冷却到室温时会产生体积收缩，所以需要包埋材料的膨胀来补偿蜡型及铸造过程中金属的收缩量，以保证修复体的精密度。

5. 凝固后具有适当的强度，能承受铸造压力及冲击力，不会因铸造压力及冲击力而产生微裂纹，造成铸造体的缺陷。但是强度过高，又会给铸造后包埋材料的清除造成困难，导致铸造体的变形。

6. 耐热性（heat resistance）好，高温下不易被分解，不与铸造液态金属发生化学反应，不产生有毒气体，并对铸入的金属材料无破坏作用（如腐蚀）。

7. 适当的粒度与透气性（gas permeability），粉末粒度可影响铸件表面的光洁度，一般包埋材料的粉末粒度越小，铸件表面就越光滑。另一方面，在离心铸造时，包埋材料应当有良好的透气性（图 14-2），以利于铸模内的气体逸出，否则，会造成铸造缺陷。

8. 铸造完成后，包埋材料易于被破碎，方便取出铸件，不至于使铸件变形，并且不黏附在铸造修复体表面。

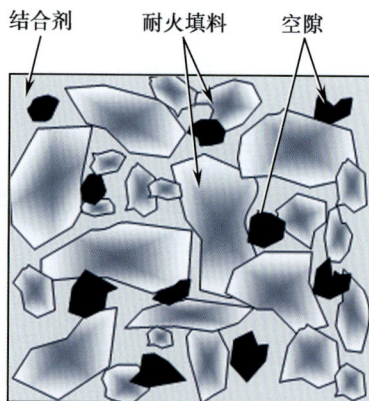

图 14-2　包埋材料透气性示意图

三、分类

（一）按照包埋材料中的结合剂种类分类

1. 石膏结合剂包埋材料（gypsum-bonded investments）

2. 磷酸盐结合剂包埋材料（phosphate-bonded investments）

3. 硅胶结合剂包埋材料（colloidal silica-bonded investments）

4. 其他如氧化铝水泥（alumina cement）

（二）按照包埋材料适用的对象分类

1. 中、低熔合金铸造包埋材料（investments for medium and low fusion alloys）

2. 高熔合金铸造包埋材料（investments for high fusion alloys）

3. 钛铸造包埋材料（investments for titanium cast）

4. 陶瓷铸造包埋材料（investments for ceramic cast）

四、组成特点

口腔科包埋材料主要由耐火填料（refractories）和结合剂（binders）组成（图 14-3）。

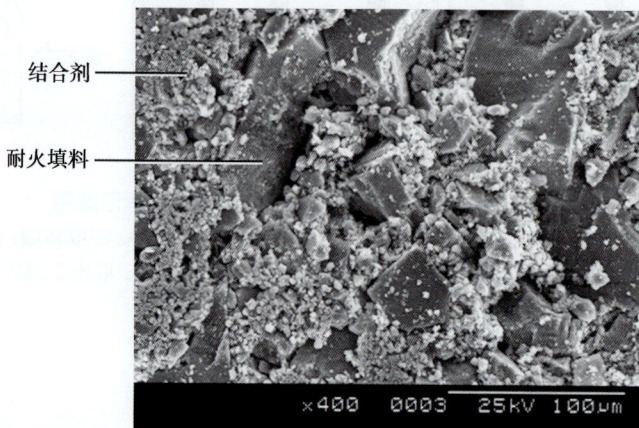

图 14-3　包埋材料凝固后的显微结构（电镜照片）

常用的耐火填料有二氧化硅、氧化锆、氧化铝以及氧化镁等。耐火填料的作用主要是提高包埋材料的耐高温性能，并赋予其凝固膨胀、加热膨胀等性能。常用的结合剂有石膏、磷酸盐和氧化镁、硅酸乙酯、氧化铝水泥及氧化镁水泥等，其作用主要是将耐火填料结合在一起，赋予可凝固性，使铸模具有一定的强度，并且使包埋材料产生凝固膨胀，以便补偿铸造金属的收缩。另外还有凝固时间调整剂、膨胀剂、着色剂以及专用调和液等。

第二节 中、低熔合金铸造包埋材料

一、组成

中、低熔合金铸造包埋材料主要以石膏作为结合剂。市售的材料为粉剂，使用时与水调和。粉剂主要由二氧化硅（耐火填料）、石膏（结合剂）、石墨和硼酸以及着色剂等组成。二氧化硅主要是石英和方石英，石膏主要是 α- 半水硫酸钙，石墨和硼酸用于调整凝固时间。

我国相关标准将中、低熔合金铸造包埋材料分为以下两型：

Ⅰ型：用于嵌体及冠的铸造，凝固前的流动性较大，便于包埋复制蜡型的微细结构。

Ⅱ型：用于全口和局部义齿金属基托的铸造，凝固后的压缩强度较大。

二、性能

（一）凝固时间

凝固时间主要由结合剂石膏所决定，因此其凝固时间与水粉比、水温、调和速度及时间等有关，其中水粉比是影响材料凝固特性的重要因素（参见第十章）。包埋材料的水粉比一般为 0.30～0.40，若水粉比太大，凝固时间将延长。

（二）凝固膨胀

包埋材料的凝固膨胀（setting expansion）主要是由石膏的凝固膨胀所引起（参见第十章）。包埋材料的凝固膨胀率比石膏的凝固膨胀率大，因为包埋材料中二氧化硅粒子的存在有利于二水石膏形成针状结晶及相互挤压，有利于包埋材料的体积膨胀（图 14-4）。

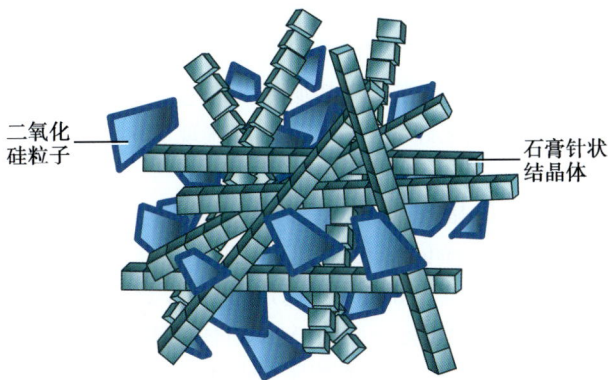

图 14-4 石膏结合剂包埋材料的凝固膨胀示意图

相反，如果水粉比增加，针状结晶体之间的距离加大、交替增长互相挤压作用减弱，包埋材料的膨胀率会降低，图 14-5 展示了不同水 / 粉比对包埋材料的凝固膨胀率的影响。

（三）吸水膨胀

由于正在凝固的石膏有吸水膨胀特性，因此向正在凝固的包埋材料里加水或把正在凝固的包埋材料浸入水中，包埋材料的凝固膨胀将比在空气中大很多。将包埋材料的这种特性应用在金属铸造过程中，使铸造收缩得到进一步补偿的方法称为吸水膨胀（hydroscopic expansion）法。吸水膨胀率与包埋材料的成分及粉末粒度有关，石英砂含量与吸水膨胀率成正比。石英砂粉末粒度越小，吸水膨胀率越大。另外，吸水膨胀的大小也可以通过操作方法予以调节，水粉比小、长时间接触水、水量多及水温高等，均会使吸水膨胀增加。图 14-6 显示了包埋材料的凝固膨胀与吸水膨胀率随时间的变化。

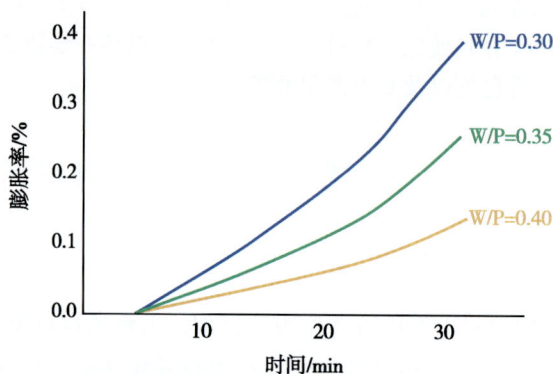

图 14-5　水粉比对石膏结合剂包埋材料凝固膨胀率的影响

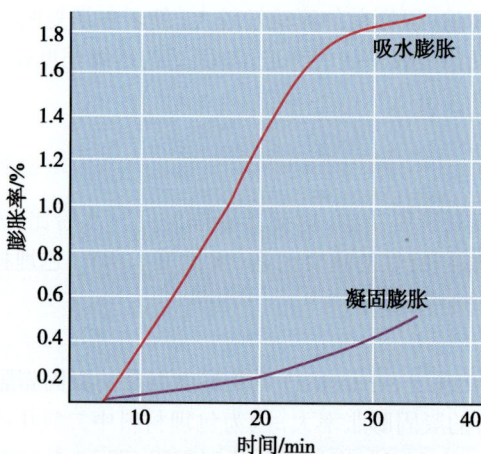

图 14-6　石膏结合剂包埋材料凝固膨胀率与吸水膨胀率

（四）热膨胀

包埋材料凝固、晾干后，在铸造前需要对其加热以熔化、气化蜡型，形成金属铸造的模型腔。在加热过程中，包埋材料中的二氧化硅和石膏都有热膨胀现象，其中二氧化硅的热膨胀还包括其晶型转变形成的体积膨胀。

1. 二氧化硅在加热过程中的晶型转变　室温下二氧化硅主要有三个变体：α 石英（quartz）、α 鳞石英（tridymite）和 α 方石英（cristobalite）。随着温度的升高，α 型的石英、鳞石英和方石英会产生同素异构转变（晶型转变），转变为高温下更稳定的 β 型，这种转变是可逆的。转变过程中伴随着体积的膨胀，它们各自的转化温度是不同的，转变时体积膨胀率也是不同的，其中 α 方石英在220℃发生的晶型转变伴随着高达 2.8% 的体积膨胀（图 14-7）。

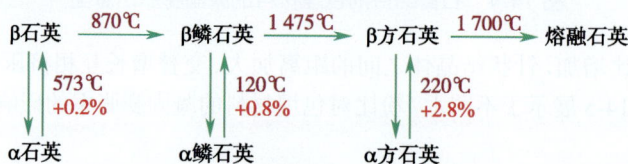

图 14-7　二氧化硅同素异构体的转变

各种石英从室温加热到 700℃ 过程中均发生明显的体积膨胀，但是最终的膨胀率不同，方石英的热膨胀率明显大于石英和鳞石英，而且没有一个是均匀膨胀的（图 14-8）。α 石英、α 鳞石英和 α 方石英在各自的晶型转变温度阶段均表现出体积的急剧膨胀。铸造包埋材料正是利用二氧化硅的这种热膨胀特性,特别是 α 方石英在较低温度下晶型转变所致的较大的体积膨胀使包埋材料产生较大的热膨胀,使蜡型形成的阴模腔体积膨胀,以补偿金属铸造凝固过程中的体积收缩。

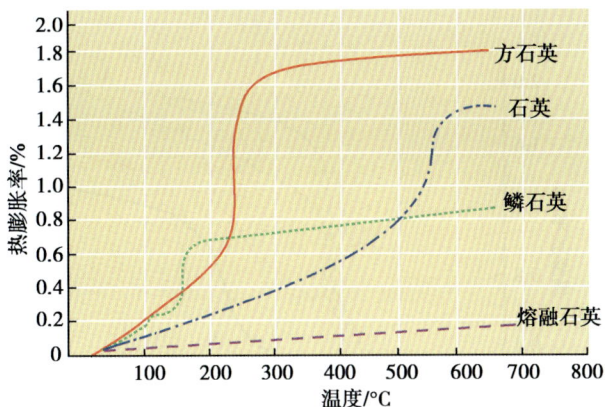

图 14-8　二氧化硅同素异构体的加热膨胀曲线

2. 石膏在加热过程中的体积变化　结合剂二水石膏在加热过程中发生如下化学反应:

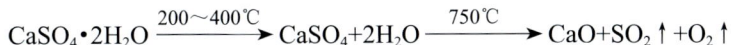

$$CaSO_4 \cdot 2H_2O \xrightarrow{200\sim400℃} CaSO_4 + 2H_2O \xrightarrow{750℃} CaO + SO_2\uparrow + O_2\uparrow$$

随着温度的升高,二水石膏开始脱水,当温度超过 200℃时,石膏因脱水开始收缩,至 400℃左右脱水完毕。随着温度的继续升高,石膏又开始膨胀(物体的热胀冷缩特性)。但当温度超过 750℃时,石膏开始分解,导致石膏体积开始收缩,当温度达到 800℃左右,体积急剧地收缩(图 14-9)。

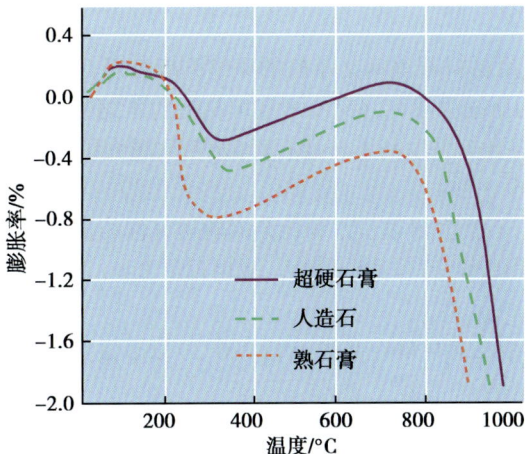

图 14-9　三种石膏加热时的体积变化

3. 包埋材料在加热和冷却过程中的体积变化　将包埋材料从室温加热至 105℃左右时,包埋材料会发生常规的热膨胀。在升至 200℃左右过程中,包埋材料略有收缩或保持不变,因为二水硫酸钙转变为无水硫酸钙造成收缩。在 200~700℃,根据包埋材料中二氧化硅的构成,出现不同的膨胀程度。鳞石英的 α 晶型(它可以杂质形式存在)会膨胀并足以补偿石膏的脱水收缩,以防止包埋材料严重的收缩。进一步升温时,包埋材料中二氧化硅的 α 晶型转变为 β 晶型,会产生较大的膨胀。

如图 14-10 所示,包埋材料 A 的耐火填料主要是方石英,在 200~400℃产生急剧膨胀,而 B 主要是石英,约在 573℃附近产生急剧膨胀。包埋材料 C 中同时含有方石英和石英,其膨胀为方石英和石英的叠加,热膨胀上升比较温和,这有利于避免包埋材料的龟裂。同时,石英、鳞石英和方石英由 α 型向 β 型转化是可逆的,加热后的二氧化硅经冷却仍可由 β 型转化为 α 型,冷却时会产生明显的收缩。同时也可以看出,包埋材料冷却至室温时,表现为收缩状态(图 14-10 中的曲线 a),

即短于原始长度或小于原始体积。这种现象不是由二氧化硅的性质决定的，而是因为加热生成的无水石膏，冷却时不再发生转化，仍以小于二水石膏的体积产生冷却收缩，所以冷却至室温时，膨胀率为负值即收缩。

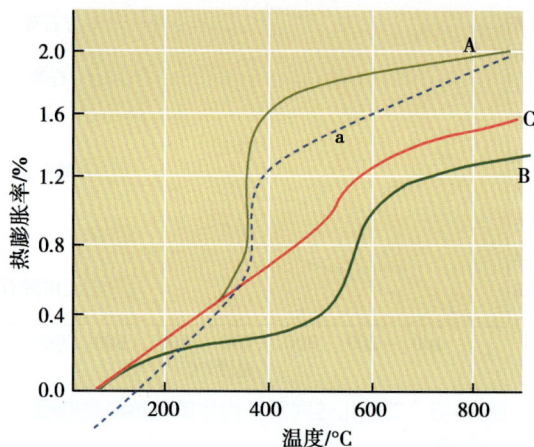

图 14-10　含不同二氧化硅同素异构体石膏结合剂包埋材料的热膨胀曲线
A. 方石英　B. 石英　C. 方石英+石英　a. A 的冷却曲线

如果对包埋材料进行第二次加热，虽然会发生与第一次几乎相同的膨胀，但很可能会使凝固的包埋材料内部产生微裂。因此，对已经加热除去蜡型的铸型不宜中途冷却，而应继续加热至铸造温度后，立即铸造，铸造时的铸型最佳温度是 600～700℃，以保证包埋材料铸造温度下有足够的热膨胀。此外，加热膨胀亦与水粉比有关，水粉比小，则膨胀量大，石英量越多，膨胀量也越大。

（五）压缩强度

包埋材料的强度一般用材料凝固后 2 小时的压缩强度表示。我国医药行业标准规定：Ⅰ型的压缩强度≥2.3MPa，Ⅱ型的压缩强度≥2.6MPa。包埋材料的压缩强度，与石膏的种类、石膏的含量及水粉比有关，加入硬质石膏的强度高于普通石膏，水粉比越大压缩强度越低。

（六）透气性

包埋材料的粒度分布、石膏含量以及水粉比是影响透气性的重要因素。粒子尺寸均一，粒度越大，可提高包埋材料内的空隙率，改善其透气性。减少石膏含量，增加水粉比，也可使透气性增加。

（七）耐热性

石膏结合剂包埋材料中二氧化硅在其熔点（1 700℃）以下保持稳定，但无水石膏在 750℃左右便开始分解。

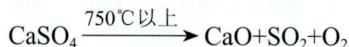

$$CaSO_4 \xrightarrow{750℃以上} CaO+SO_2+O_2$$

蜡型被熔除后，有些碳元素残留在铸型中，可有以下反应发生

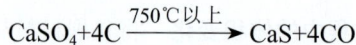

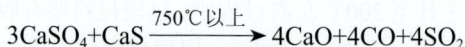

$$CaSO_4+4C \xrightarrow{750℃以上} CaS+4CO$$

$$3CaSO_4+CaS \xrightarrow{750℃以上} 4CaO+4CO+4SO_2$$

当无水石膏在 750℃以上时，可通过碳元素迅速还原，生成对金属铸造修复体产生污染的二氧化硫。且石膏在 750℃时，可出现显著的收缩倾向，所以，铸造时石膏类铸造包埋材料的加热温度必须在 700℃以下。

三、应用

1. 适用范围　石膏结合剂包埋材料的铸型加热温度不超过 700℃，适用于金属铸造温度不超过 1 200℃（熔化温度不超过 1 100℃）的中、低熔合金，如一些贵金属金合金、银合金、非贵金属铜基合金等的铸造。

2. 应用注意事项　虽然高水粉比可以提高包埋材料的流动性,有利于包埋,但是水粉比是影响包埋材料的凝固时间、凝固膨胀、热膨胀以及透气性等特性的重要因素,所以调和包埋材料时严格按照既定的水粉比。

包埋材料的加热过程不宜间断,应按程序完成操作。

包埋材料中的石膏吸潮后,会导致凝固时间等特性的变化,所以包埋材料应保存在密封防潮的容器中。

四、快速加热型石膏结合剂包埋材料

传统的包埋材料在使用方法特别是加热程序上比较复杂,如包埋后5~6小时才可以开始加热,需要2~3小时升温到700℃,保持30分钟左右才可以铸造,否则就会出现尺寸变化不均一、铸型龟裂等现象。这样既浪费时间也不节能环保。

近年来出现了快速加热型铸造包埋材料,即包埋完成后约30分钟,可直接放入700℃的马弗炉中加热,30分钟后即可铸造。这就大幅缩短了包埋铸造的时间,提高了临床的工作效率。

第三节　高熔合金铸造包埋材料

大多数用于部分义齿支架和瓷熔附的金属修复体具有较高的熔化温度(1100℃以上),石膏结合剂包埋材料不能耐受如此高的温度,不适用于这些合金的铸造。常用的高熔合金铸造包埋材料有磷酸盐结合剂包埋材料和硅胶包埋材料。

一、磷酸盐包埋材料

磷酸盐结合剂包埋材料简称为磷酸盐包埋材料,除了用于高熔合金铸造及带模整体铸造以外,也逐渐用于高精度的种植义齿上部结构以及陶瓷材料的铸造包埋。

我国相关标准将磷酸盐包埋材料分为两型:

Ⅰ型:用于嵌体及冠的铸造,凝固前的流动性较大。

Ⅱ型:用于全口和局部义齿金属基托的铸造,凝固后的压缩强度较大。

（一）组成

磷酸盐包埋材料由粉状的耐火填料和粉状的结合剂组成。耐火填料由石英、方石英或两者混合组成,占总重量的80%~90%,结合剂由磷酸二氢铵($NH_4H_2PO_4$)或磷酸二氢镁[$Mg(H_2PO_4)_2$]和金属氧化物氧化镁(MgO)组成,占总量的10%~20%。使用时与水或专用液调和,专用液是硅溶胶悬浮液。粉与液调和后成为糊状,逐渐凝固成适合金属铸造的铸型。

（二）性能

1. 凝固反应　磷酸盐包埋材料在有水存在的情况下,水溶性磷酸二氢铵($NH_4H_2PO_4$)或磷酸二氢镁[$Mg(H_2PO_4)_2$]与碱性氧化物(MgO)通过酸碱中和反应生成不溶于水的针柱状晶体磷酸镁铵($NH_4MgPO_4 \cdot 6H_2O$),后者将耐火填料包裹结合在一起,从而使材料凝固,并产生一定强度。此过程伴有热量的产生,其反应式如下:

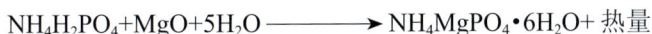

$$NH_4H_2PO_4 + MgO + 5H_2O \longrightarrow NH_4MgPO_4 \cdot 6H_2O + 热量$$

2. 凝固时间　凝固时间的长短主要由凝固反应的快慢所决定的,而影响这一反应速度的因素除了磷酸盐和氧化镁的含量和相对比例外,还包括包埋材料的粒度、水粉比、环境温度、调和时间等。一般来说,粒度越细,粉液比越大,环境温度越高,调拌时间越长,凝固越快。临床使用的磷酸盐包埋材料的凝固时间一般为8~11分钟。

3. 凝固膨胀　磷酸盐包埋材料的凝固膨胀主要是由于$NH_4MgPO_4 \cdot 6H_2O$针柱状结晶物互相推挤所造成。凝固膨胀率受磷酸盐和氧化镁的含量和相对比例、水粉比、调和液的浓度、环境温度等的影响。磷酸盐和氧化镁的含量越高,凝固膨胀就越大。水粉比对凝固膨胀的影响是,在水粉比较大的情况下,凝固膨胀随水粉比的减小而增大,因为水粉比减小后包埋材料中分子堆集密度

学习笔记

也相应增大了，形成水化物晶体时的推挤和膨胀作用就更明显。但减小到一定限度后，凝固膨胀随水粉比的减小而减小。这是因为粉体太多，水太少，反应物的水解不充分，作为反应物之一的水分子也不足，影响了凝固反应和凝固膨胀。

用硅溶胶悬浊液调和磷酸盐包埋材料比单纯用水调和的凝固膨胀显著增大。图 14-11 显示磷酸盐包埋材料分别用硅溶胶液和水调和的热膨胀率变化曲线。与石膏结合剂包埋材料一样，磷酸盐包埋材料在凝固过程中也存在吸水膨胀的现象，但主要发生在含有硅溶胶的调和物，以水调和的包埋材料则可以忽略不计。

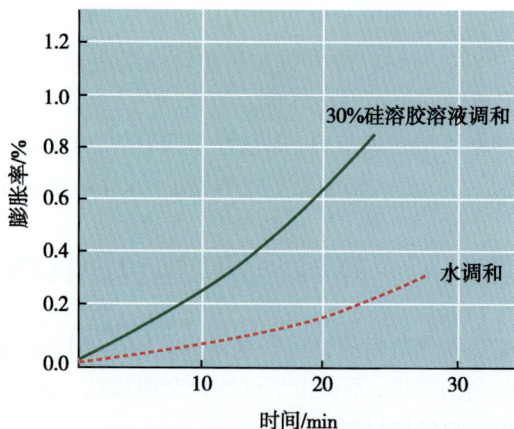

图 14-11　水和硅溶胶调和的包埋材料的凝固膨胀曲线

4. 加热膨胀　磷酸盐包埋材料的耐火填料二氧化硅（主要是方石英）在加热过程中也会发生类似于其在石膏结合剂包埋材料中的体积变化。结合剂凝固反应后生成的磷酸镁铵加热后发生如下反应：

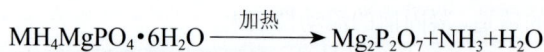

$$MH_4MgPO_4 \cdot 6H_2O \xrightarrow{\text{加热}} Mg_2P_2O_7 + NH_3 + H_2O$$

当加热温度达到 800℃时，反应最终产物是 $Mg_2P_2O_7$。当温度继续升高至 1 040℃以上时，最终生成 $Mg_3(PO_4)_2$，因此包埋材料在高温下，最终由 $Mg_3(PO4)_2$、耐火填料（石英、方石英）和一些过剩的 MgO 等构成。

磷酸盐包埋材料的加热膨胀比凝固膨胀稳定，约为 1.2%。加热膨胀率与材料中石英和方石英的总含量以及方石英所占比例有关，石英总含量越大，加热膨胀率越大；方石英比例越高，热膨胀越大。此外，热膨胀率也和原料粒度分布有关。小颗粒的石英只能获得较小的膨胀率，大颗粒的石英则能获得大的膨胀率，所以当粒度分布适当时，小颗粒石英正好嵌在大颗粒石英之间，能获得最大的膨胀率。同样，也可以通过改变硅溶胶浓度来改变热膨胀率，并且能够在一个较大的范围内调节膨胀率。图 14-12 显示 30% 硅溶胶溶液对磷酸盐包埋材料加热膨胀率的影响。硅溶胶调和液能显著增加包埋材料的加热膨胀量，其机制被认为是调和液中的二氧化硅在烧结过程中能形成额外的石英或方石英晶体，因此调拌液浓度越高，贡献的石英、方石英越多，膨胀越大。磷酸盐包埋材料的综合线膨胀率一般为 1.3%～2.0%，可以补偿金属的铸造收缩。

5. 压缩强度　磷酸盐包埋材料凝固后具有较高的压缩强度，调和后 24 小时可达到 9～30MPa，经加热冷却后，达 2～14MPa。包埋材料在凝固后以及升温后铸造时都有不同的强度。凝固后有一定的强度能保证在铸造前的操作中铸型和蜡型不会损坏变形，升温后有一定强度能保证在铸造时铸型不会破裂。一般认为，包埋材料在终凝时强度较高，加热过程中由于结晶水的丧失以及 NH_3 的逸出等，导致压缩强度降低，700℃以上时，二氧化硅磷酸盐复合物的形成使强度有所增加。磷酸盐包埋材料凝固后的强度与结合剂的含量有关，结合剂的含量越大，压缩强度越高，水粉比越小，堆集密度越高，强度也越强。磷酸盐包埋材料的压缩强度也不宜过高，以免铸件脱模造成困难。

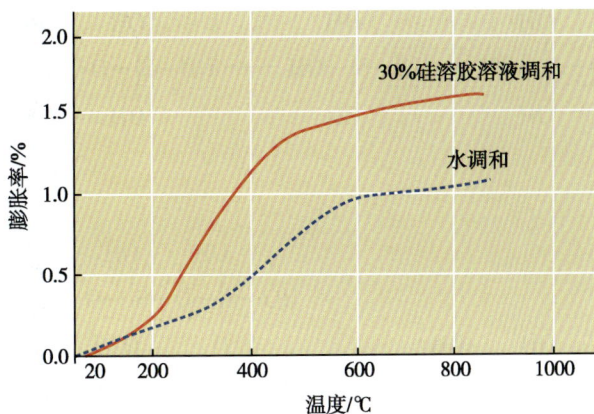

图 14-12　水和硅溶胶调和的包埋材料的热膨胀曲线

6. 透气性　磷酸盐包埋材料的透气性小于石膏包埋材料，因为后者的水粉比是前者 1 倍以上，透气性与加水量呈正相关，水分多则凝固后的结构疏松。磷酸盐包埋材料在 1 000℃以上时，石英、方石英颗粒表面熔融，使透气性下降，易使铸件产生气泡，因此包埋时常附加气孔以减少铸件内气泡的发生，或者在包埋材料中加入纤维以增加透气性。粒度分布是包埋材料的重要参数，合理的粒度分布与流动性和致密度相关。

7. 耐热性　磷酸盐包埋材料在使用温度下，由结晶的 $Mg_2P_2O_7$、未反应的 MgO 及二氧化硅等组成。它们的熔点均 1 000℃以上，所以具有良好的耐热性。

（三）应用

1. 适用范围　用于铸型温度高于 700℃时的铸造，例如金 - 银 - 铂合金、钯 - 铜 - 镓合金、银 - 钯合金及非贵金属的镍 - 铬合金、钴 - 铬合金等高熔合金的铸造。

2. 应用注意事项　用专用调和液或者将专用调和液稀释后与磷酸盐类包埋材料调和，可以调整包埋材料的凝固膨胀和加热膨胀。该类包埋材料的水粉比较石膏结合剂包埋材料小（0.12～0.24），所以正确的称量很重要。该类包埋材料的吸湿性较石膏结合剂包埋材料高，主要是磷酸二氢铵更容易受潮，不易长期保存，注意密封。

二、硅胶结合剂包埋材料

硅胶结合剂包埋材料是以硅溶胶（colloidal silica）为结合剂的包埋材料。硅溶胶是二氧化硅胶体粒子（小分子二氧化硅）在水中均匀分散形成的胶体溶液，通常为乳白色或淡青色黏稠液体。硅胶结合剂包埋材料主要有硅酸乙酯结合剂包埋材料（ethyl silicate-bonded investments）和水玻璃结合剂包埋材料。后者常以硅溶胶悬浊液的形式与硅酸盐包埋材料合用。下面仅介绍硅酸乙酯包埋料。

（一）组成

硅酸乙酯结合剂包埋材料由粉剂和液剂构成。粉剂由耐火填料和活性成分组成，耐火填料是经过盐酸浸泡、清洗过的石英砂和方石英砂，活性成分是碱性氧化物，例如氧化镁。液剂为正硅酸乙酯水解、预缩合液（硅酸溶胶）。该硅酸溶胶制作配方为：正硅酸乙酯 50%，无水乙醇 35%，蒸馏水 14.5%，盐酸 0.5%，以水、盐酸、乙醇、硅酸乙酯的顺序进行混合。该硅酸溶胶短期内（2～3天）保持稳定，用该液与粉剂混合，形成糊状包埋料，作为高熔合金铸造蜡型的内层包埋材料包埋蜡型。

（二）性能

1. 凝固反应和凝固时间　硅酸乙酯水解后生成硅酸：

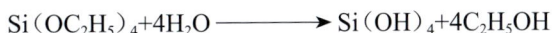

$$Si(OC_2H_5)_4 + 4H_2O \longrightarrow Si(OH)_4 + 4C_2H_5OH$$

生成的硅酸相互缩合生成硅酸低聚物，硅酸低聚物进一步缩合成硅酸溶胶：

ER14-3

图片：ER14-3
硅溶胶

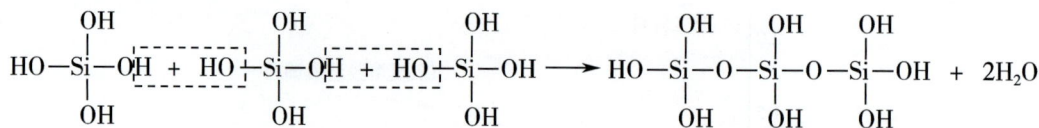

硅酸低聚物

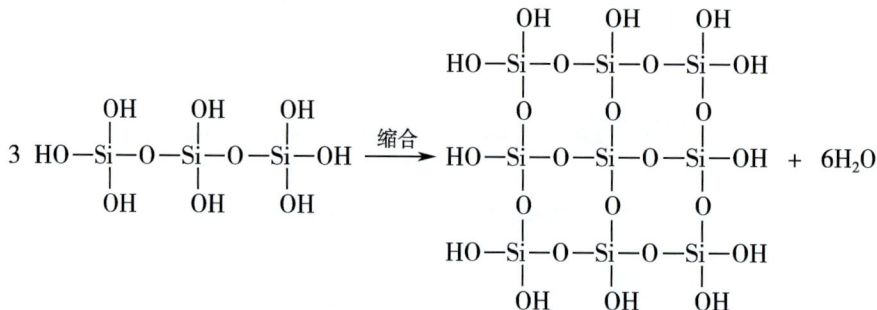

硅酸低聚物　　　　　　　　　　　　硅酸溶胶

　　粉与结合剂硅酸溶胶混合形成糊状物,用此糊状物作为包埋材料包埋蜡型,包裹蜡型后,使包埋材料在空气中脱水干燥,干燥过程中硅酸溶胶分子间广泛脱水缩合,相互连接成硅-氧网络状结构而发生凝胶,使包埋材料硬化。空气中的干燥过程较慢,可以将包埋好蜡型的材料放入氨气环境中加速凝胶过程(15~20分钟)。

　　硅酸乙酯不溶于水,其水解需在乙醇溶剂中,于稀酸催化下完成,而且乙醇对水解液有稳定作用。因此,包埋材料的特性取决于正硅酸乙酯、盐酸及水之间的配合比例,盐酸量不合适会使包埋材料产生裂隙,太多会使 SiO_2 沉淀过多,影响铸件质量。正硅酸乙酯包埋材料的加水分解反应,实际比上述反应式复杂得多,反应过程产生的 $SiO_2·2H_2O$ 可以聚合成硅化合物聚合体。这种硅化合物聚合体含硅量高,耐火性强。该材料凝固时间在 10~30min 左右,加入凝固调节剂 MgO 可调节凝固时间,MgO 含量越高,凝固越快。

　　2. 膨胀和强度　耐火填料及结合剂中均含有硅,所以具有较大的热膨胀性及综合膨胀性,可以补偿高熔合金的铸造收缩。但因结合剂为胶体,所以强度较低。我国相关标准规定硅酸乙酯结合剂包埋材料凝固后的抗压强度应不低于 1.5MPa。

　　3. 透气性　由于加热后耐火填料的硅粒子间隙被结合剂中的硅微粒堵塞,所以透气性比石膏包埋材料差。

　　(三)应用

　　1. 适用范围　正硅酸乙酯包埋材料一般用作内层包埋材料,内层包埋材料凝固后,用少量硬质石膏(10%)与粗石英砂配制的外包埋料进行外层包埋。

　　2. 应用注意事项　用氨气处理可加速其凝固,缩短包埋时间和节约材料。

第四节　铸钛包埋材料

一、概述

　　钛及钛合金是临床上常用的铸造合金。钛的熔点高(1 668℃),高温下化学性质活泼,容易与包埋材料发生反应,使铸造后的铸件表面形成化学反应层,影响其性能和精度。另外,钛及钛合金铸造收缩率为1.8%~2.0%,因此要求铸钛包埋材料具有总膨胀率能补偿此收缩率。

　　普通磷酸盐结合剂包埋材料的最终产物 $Mg_3(PO_4)_2$ 在 1 400℃时发生分解,易与钛发生反应;而作为耐火填料的石英,其耐热温度为 1 700℃,也会和熔化的钛发生反应,因此普通磷酸盐结合剂包埋材料不能用于钛及钛合金的铸造。

动画:ER14-4
内包埋法

动画:ER14-5
外包埋法

要获得精良的铸钛修复体,就有必要用耐超高温的铸钛包埋材料,其中包括耐火填料和结合剂。表14-1所列可供选择的耐火填料的熔点和沸点,表中可以看出氧化硅的熔点与钛的熔点相近,易与熔融状态的钛发生反应,氧化铝、氧化镁及氧化锆等可以作为铸钛包埋材料的耐火填料。

表14-1　常用耐火填料氧化物的熔点和沸点

氧化物	熔点 /℃	沸点 /℃
氧化硅	1 723	2 230
氧化铝	2 072	2 980
氧化镁	2 852	3 600
氧化锆	2 715	5 000
氧化钙	2 614	2 850

二、种类及组成

(一)磷酸盐结合剂铸钛包埋材料

磷酸盐结合剂铸钛包埋材料的耐火填料由氧化铝、氧化镁或氧化锆等组成,结合剂与普通的磷酸盐包埋材料相似,凝固反应为磷酸盐的酸碱中和反应,其膨胀主要是由与普通磷酸盐包埋材料相似的凝固膨胀和利用氧化镁和氧化铝在固相反应中生成镁铝尖晶石(如下式)的体积膨胀构成,并通过氧化镁和氧化铝的含量配比和粒度来调节控制包埋材料的加热膨胀量,从而达到在较低的温度下产生体积膨胀以弥补钛的铸造的收缩。

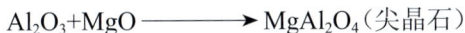

$$Al_2O_3 + MgO \longrightarrow MgAl_2O_4（尖晶石）$$

此类包埋材料具有较好的高温稳定性,但是由于磷酸盐结合剂仍然能与铸钛反应,铸件表面仍然有脆性较大的反应层。

(二)非磷酸盐结合剂铸钛包埋材料

此类包埋材料以更耐高温的氧化铝水泥、氧化镁水泥作为结合剂,耐火填料仍为氧化铝、氧化镁或氧化锆等,并以锆或钛的金属粉作为热膨胀剂。加水调和后,氧化铝水泥凝固,将耐火填料氧化镁等以及膨胀剂结合到一起。该类包埋材料主要以加热膨胀为主,加热时金属粉末氧化为金属氧化物,伴随体积膨胀,可以补偿铸钛的收缩。

该类包埋材料压缩强度与结合剂的含量呈正相关,可以通过调整膨胀剂的含量,调整其加热膨胀率。由于该类包埋材料使用了耐高温的耐火填料和结合剂,故可获得基本不与钛发生反应的钛铸造体。

(三)应用

主要用于钛及钛合金的铸造。为了降低成本,提高铸件质量,可采用两次包埋法,又称内、外包埋法,分内、外两层包埋。内层用质量较高、基本不与铸钛发生反应的包埋材料,用来形成坚固精确的铸型腔基底,内层包埋的厚度一般不低于3mm。待内层包埋材料完全凝固之后,再用普通高温包埋材料(如磷酸盐包埋材料)常规包埋。

第五节　铸造陶瓷包埋材料

铸造陶瓷价格适中,在全瓷修复中占有较大的比重。目前市场上铸造陶瓷的铸造温度约在920℃,铸造收缩率在1%左右,所以磷酸盐包埋材料的性能特点可以满足陶瓷的铸造要求,铸造陶瓷包埋材料也是由耐火填料二氧化硅及结合剂磷酸盐和氧化镁构成,其总膨胀率一般要求在1.2%左右,包括凝固膨胀和加热膨胀,以补偿陶瓷材料的铸造收缩。铸造陶瓷包埋材料的性能要求透气性能好,铸件精确度高、表面光洁度好,铸造完成后包埋材料容易去除等。

(张祖太)

参考文献

1. 陈治清. 口腔材料学. 第 4 版. 北京：人民卫生出版社，2008
2. 徐恒昌. 口腔材料学. 北京：北京大学医学出版社，2008
3. 西山實. スタンダード歯科理工学. 东京：学建書院，2005
4. 中华人民共和国医药行业标准 YY 0463—2003，牙科磷酸盐铸造包埋材料
5. 中华人民共和国医药行业标准 YY 0713—2009，牙科石膏结合剂铸造包埋材料
6. 中华人民共和国医药行业标准 YY 0712—2009，牙科硅酸乙酯结合剂铸造包埋材料
7. 贺刚，岑远坤，盛祖立. 自制 IPS-Empress2 铸瓷快速包埋材料物理机械性能表征. 生物医学工程学杂志，2008，25：600
8. MCCABE J F，WALLS A W G.Applied dental materials.9th ed.Oxford：Blackwell Publishing，2008
9. ANUSAVICE K J.Phillips Science of dental materials.11th ed.St.Louis：Saunders Co.，2003
10. ZHANG Z，TAMAKI Y，HOTTA Y，et al.Experimental binder-free investments can reuse to cast the dental precious alloys.Dent Mater J，2006，25：553
11. WANG R R，WELSCH G E，CASTRO-CEDENO M.Interfacial reactions of cast titanium with mold materials.Int J Prosthodont，1998，11：33
12. HUNG C C，HOU G L，TSAI C C，et al.Pure titanium casting into zirconia-modified magnesia-based investment molds.Dent Mater，2004，20：846
13. ZHANG Z，TAMAKI Y，HOTTA Y，et al.Novel method for titanium crown casting using a combination of wax patterns fabricated by a CAD/CAM system and a non-expanded investment.Dent Mater，2006，22：681
14. IDA K，TOGAYA T，TSUTSUMI S，et al.Effect of magnesia investments in the dental casting of pure titanium or titanium alloys.Dent Mater J，1982，1：8-22
15. ROCHA S S，NOGUEIRA F，PIERALINI A R，et al.Effect of phosphate-bonded investments on titanium reaction layer and crown fit.Braz Oral Res，2010，24：147-152

学习笔记

第十五章

口腔植入材料

>> **学习要点**

了解口腔植入材料的种类和临床应用范围,掌握常用口腔植入材料的理化及生物学性能。

第一节 概　述

口腔植入材料(materials in dental implantology)是指部分或全部埋植于口腔颌面部软组织、骨组织的生物材料,用于修复口腔颌面部组织器官缺损并重建其生理功能,或为口腔颌面部组织器官缺失、缺损修复重建提供固位体,也可作为口腔颌面部疾患治疗的装置。口腔植入材料在临床有广泛的应用,例如颌面部骨、软骨及软组织的缺损修复,人工种植牙修复,颌面部骨折固定等。由于篇幅所限,本章仅介绍人工牙根材料、骨缺损人工修复材料及口腔植入用高分子材料。

视频:ER15-1
口腔植入材料

一、性能要求

口腔植入材料因植入部位及应用功能不同对材料有一些特定性能要求,但首先应满足如下基本要求:

1. 良好的生物学性能　要求具有良好的生物安全性、生物相容性、生物功能性(参见第三章)。植入骨组织的材料最好能够与骨组织形成骨结合(osseous integration)。骨结合是指正常的改建骨和植入材料直接接触,无光镜下可见到的软组织长入,并能使植入材料的负荷持续传导并分散在骨组织中。

2. 适宜的力学性能　材料与植入部位组织的力学性能相匹配,特别是弹性模量要相同或相近,避免材料对组织以及机体生物力对材料的损伤和破坏。

3. 良好的化学稳定性　植入材料在机体正常代谢环境中不发生腐蚀、变质、变性和老化,材料的化学性能稳定。

4. 可消毒灭菌　易消毒灭菌,消毒灭菌后材料不发生变形,不对材料的性能产生影响,不引起生物学危害等。

5. 良好的加工成型性和临床操作性　材料应具有良好的加工成型性,以便用于缺损部位,易于就位并被固定,操作简便。

6. 生产实用　植入材料来源应容易获得,能够实现产业化而具有临床推广的实用价值。

图片:ER15-2
材料与骨组织
形成骨结合

二、种类

(一)按材料化学组成分类

1. 金属植入材料　主要有钛及钛合金、不锈钢、钴铬合金、钽等。

2. 陶瓷植入材料　主要有:①生物惰性陶瓷,如致密氧化铝陶瓷;②生物活性陶瓷,如羟基磷灰石(hydroxyapatite,HA)陶瓷;③生物可吸收性陶瓷,如磷酸三钙陶瓷。

3. 有机高分子植入材料 分为生物可降解与吸收材料和生物不可降解材料两类,前者主要有聚乳酸、聚羟基乙酸、聚己内酯等,后者主要有硅橡胶、聚四氟乙烯、高密度聚乙烯、聚甲基丙烯酸甲酯等。

4. 复合植入材料 包括金属与陶瓷的复合材料,如人工牙根表面的磷酸钙涂层复合材料,陶瓷与有机高分子的复合,如羟基磷灰石与聚乳酸的复合材料。

(二)按临床用途分类

1. 经皮/穿龈植入材料 主要是金属或陶瓷材料,如人工牙根、颌面赝复体固定桩。

2. 骨修复材料 各种不同化学组成的材料都有应用,用作颌骨缺损修复。

3. 软骨修复材料 多为有机高分子或复合材料,如硅橡胶支架修复耳廓、鼻翼、鼻尖、鼻小柱软骨。

4. 软组织修复材料 多为有机高分子材料,如皮肤、黏膜补片,腮腺切除术后的组织补片。

5. 治疗用植入材料 不同化学组成的材料都有应用,如颌面骨骨折内固定板、骨牵张装置、植入式化疗泵、皮肤扩张器等。这些植入材料在行使功能后,有的需要手术取出,有的可被机体降解吸收。

三、材料与组织界面

材料植入机体后,将与血液、体液及相邻组织发生接触,互相产生影响,并形成材料与组织的结合界面。从材料角度研究,材料与组织界面结合可分为机械嵌合、物理结合(分子间作用力)和化学键合(参见第七章)。从生物组织形态学观察,材料植入后,与组织的界面相继发生急、慢性炎症反应,直至材料与组织完全相容。理想的植入材料与组织间应形成无纤维组织的结合界面。

植入材料与机体组织的结合受到诸多因素的影响,例如材料的化学组成、物理性状(粗糙程度、孔隙率及形态)、机体组织的免疫反应及手术操作等,而植入材料的性质在很大程度上决定了材料与机体组织的界面反应。

(一)材料化学组成与界面

植入材料的化学组成是影响界面结合最重要的因素。研究表明,具有与组织相似化学成分的材料更容易与组织形成良好结合,例如羟基磷灰石与人体骨组织无机成分相似,所以与骨组织的结合就很好。

(二)材料表面性状与界面

1. 植入材料的表面能 材料植入组织后首先与体液、细胞接触,然后材料表面开始发生溶解、离子交换,进而与组织液、蛋白质和细胞发生反应,最后逐渐向材料内部扩散。这些反应与反应速度、作用深度和材料的化学成分、表面结构以及反应产物的性质有关,其中体液对材料的润湿性,很大程度地影响植入材料与机体组织的结合,而润湿性与材料的表面能密切相关。通常组织液及细胞更容易在表面能高的材料表面润湿,形成紧密接触,进而才能形成良好的结合。

2. 植入材料的孔隙 表面粗糙、内部有孔隙的植入材料能与组织形成良好结合,孔隙具有以下几方面的作用:

(1)为组织细胞向植入材料中生长提供通道和生长场所。

(2)增大组织液与植入材料之间的接触表面积,加速反应过程。

(3)孔隙有利于局部体液循环,为长入材料内部的新生组织提供营养。

(4)组织长入孔隙后与材料形成机械性锁结作用,显著提高两者的结合强度。

3. 植入材料的形态 外形圆钝的材料与锐利的材料相比,可降低材料长期植入机体后其周围纤维组织瘤样增生发生率。颗粒状或粉末状材料与块状材料相比,有孔材料与无孔材料相比,同样可减少材料周围纤维组织瘤样增生的发生。因此植入材料的形态对材料与组织界面反应有较大影响。

(三)材料力学性质与界面

在植入体界面与材料力学的关系中,植入材料本身的力学性质和在应力作用下的力传导性质,必须与植入区组织的力学性能和力的传导性质相匹配,才能获得良好的力学相容性而提高植入材料的成功率。

陶瓷和金属材料与天然牙和骨组织相比,弹性模量高,刚性大,因此,在受应力时特别是受水平应力时,应力不能得到有效地分散和缓冲,加上骨组织又是多相而非均一的多孔体,应力应变呈黏弹性关系,在这种情况下很容易形成植入体周围的应力集中,造成骨吸收和破坏。因此,植入材料的力学性质影响着植入体界面的稳定。

总之,植入材料的化学组成、形态结构、表面状态、周围组织种类和生理介质的性质,都对界面反应过程及界面结合形成有着极大的影响。如何控制界面反应,是研究植入材料与组织结合机制的重要内容。

(包崇云)

动画:ER15-5
植入材料力学性质与植入体界面

第二节 人工牙根材料

一、概述

1. 概念 人工牙根是指牙种植体(dental implant)埋入骨组织的部分,其作用是将种植体上部结构承受的咬合力直接传导和分散到颌骨组织中。

2. 种类及性能特点 目前临床上广泛使用的人工牙根材料是钛及钛合金,陶瓷材料虽然生物相容性好,但其质地相对较脆,应用较少。

钛及钛合金的力学性能和化学性能参见第十二章。钛及钛合金具有良好的组织相容性,其表面的致密氧化膜对骨组织有很高的亲和性,植入骨组织后能够形成骨结合,人工牙根在功能性负荷时,负荷直接传递至骨组织。另外,与其他合金相比,钛及钛合金的弹性模量更接近骨组织,有利于外力均匀地传递至骨组织。

图片:ER15-6
人工牙根

图片:ER15-7
天然骨、钛与钛合金以及其他常用金属和合金弹性模量数据表

二、钛及钛合金种植体的表面改性方法

为了进一步改善钛及钛合金人工牙根的生物活性、骨传导性、抗腐蚀性和抗摩擦磨损性等性能,目前应用的钛及钛合金人工牙根通常都经过表面处理,处理方法分为机械处理、化学改性、物理改性和生物化学表面改性四大类。

(一)表面机械处理

主要有切削、磨削、抛光、喷砂、激光蚀刻等,目的是在种植体表面形成特定的形貌和粗糙度,同时清除表面的污染层。机械处理一般作为其他表面改性的预处理。

(二)表面化学改性

主要有酸蚀刻、碱热处理、过氧化氢处理、溶胶-凝胶涂层、阳极氧化(微弧氧化)及化学气相沉积等方法。

(三)表面物理改性

主要有等离子体喷涂、物理气相沉积、等离子体浸没离子注入和沉积及激光熔覆等。

(四)表面生物化学改性

该方法通过物理吸附或化学键合的方法将生物分子(例如一些氨基酸、蛋白质或生长因子)固定在种植体表面,促进局部组织细胞和骨组织反应,提高种植体与骨组织的结合。

画廊:ER15-8
激光熔覆

三、常用钛及钛合金种植体的表面处理方法

目前常用钛及钛合金种植体的表面处理方法主要有大颗粒喷砂-酸蚀(sand-blasting with large-grit and acid-etching,SLA)、阳极氧化(anodic oxidation)或微弧阳极氧化(micro-arc oxidation)及等离子喷涂方法。

1. 喷砂-酸蚀 该方法首先采用高压喷砂设备将砂粒喷射撞击到种植体表面,通过控制喷砂压力、时间和选择砂粒(Al_2O_3、SiO_2、Fe_2O_3),在种植体表面形成大小可控的下凹坑,然后用酸性液体(如盐酸、硫酸或氢氟酸和硝酸铵一定的比例混合)对喷砂后的种植体表面进行刻蚀,形成特定

学习笔记

的不规则粗糙表面。在此基础上又出现亲水性化学活化喷砂酸蚀技术，主要在氮气保护下进行喷砂、酸蚀处理，采用氮气干燥 SLA 制备的植入体，然后采用 γ 射线灭菌，储存在生理盐水中运输，这种方法制备等人工牙根表面具有较高的亲水性和表面能。

2. 阳极氧化（微弧阳极氧化） 该方法采用等离子体电化学方法，对种植体表面进行处理，可在种植体表面形成一层陶瓷质氧化物膜，并使种植体表面形成特定的表面形貌，提高种植体的抗腐蚀性、生物活性和骨传导性。常用的阳极氧化电解液为稀酸（H_2SO_4、H_3PO_4、HAc 等），依靠钛材料在电解液中产生的电弧放电的能量，使得试件表面与电解液发生氧化反应。该方法的优势在于：①表面形成的氧化层与钛基体结合强度高、结构致密均匀；②通过调整工艺参数（如电压、电解液成分等），可在较大范围内改变氧化层的结构和化学成分；③反应在常温下进行，操作方便，易于掌握。

3. 等离子体喷涂 该方法利用等离子枪产生的直流电弧，将涂层材料（例如 HA 陶瓷）加热到熔融或半熔融状态，通过高速气流使其喷射并沉积到金属表面，形成附着较为牢固的涂层。该方法可以在人工牙根表面形成一层陶瓷涂层，提高钛种植体表面的抗摩擦磨损性和生物活性。目前临床使用的有钛浆喷涂及羟基磷灰石喷涂。羟基磷灰石喷涂能提高人工牙根初期骨结合的速度与强度，诱导骨组织迅速向其生长。然而临床上也发现羟基磷灰石涂层在长期生物体环境下会发生降解和再吸收，使涂层变得不完整，降低了涂层与钛基体的结合强度。

四、人工牙根的组织反应及骨结合机制

（一）人工牙根周围的组织学反应

人工牙根在骨内的组织学反应大致可分为以下三个阶段：

第一阶段：人工牙根植入后表面首先被血块包绕，由于骨髓内蛋白质、脂质、糖蛋白等生物高分子的吸附，很快形成暂时性的适应层，骨髓内细胞则在其外侧散开。

第二阶段：术后约 1 个月，由于钻骨切削引起的骨损伤以及植入时对骨施加的过大压力，使骨组织的某些地方出现了吸收现象。通常这一时期也是组织破坏与增生同时发生的修复期，即不仅出现骨吸收，骨形成也在同步进行，但主要以创伤修复为主。在反应过程中，单核巨噬细胞逐渐吞噬吸收上述的适应层，一些骨髓内细胞聚集在种植体表面，形成人工牙根 - 细胞间有机的结合界面。如果在人工牙根表面存在生物活性材料（诸如羟基磷灰石、生物玻璃等），此阶段的适应层同时会诱发材料中磷灰石的化学析出，从而形成化学性钙化层，该层是人工牙根与骨组织界面生物学结合的基础。

第三阶段：植入后 3 个月，人工牙根周围开始形成胶原纤维，继而形成网状纤维结构逐步完成骨结合。人工牙根骨结合的组织学表现为成骨细胞的突起包绕附着于人工牙根表面，骨细胞成熟，界面无结缔组织。

（二）骨结合的机制

一般认为，骨结合是通过人工牙根表面与周围组织在细胞及分子水平上的相互作用而完成的。当人工牙根植入骨内后，即刻会吸附周围血液和组织液中的一些生物大分子，如纤维粘连蛋白、骨粘连蛋白、纤维蛋白原以及各种细胞因子包括骨形成蛋白和 β- 转化生长因子等，这些分子很快形成生物大分子层，继而诱发一系列的细胞学变化：细胞转化因子引导未分化的间充质细胞、骨母细胞、成骨细胞向种植体表面移行，经过细胞粘连因子而发生贴壁，在细胞生长因子的作用下，人工牙根表面的细胞层增殖、分化、合成并分泌细胞外基质等不同的生物学反应，最终矿化成骨。

（三）影响骨结合的因素

除了受外科手术和患者本身全身和局部健康状况的因素影响以外，重要的影响人工牙根骨结合的因素有材料本身和生物力学作用两方面，具体包括：①材料本身的表面特性（生物惰性、生物活性、生物可降解性）；②材料的加工方式；③材料的力学性能；④材料的生物相容性；⑤材料的表面化学和与骨组织的结合能力；⑥人工牙根 / 组织附着机制；⑦人工牙根的设计；⑧人工牙根在口腔内应用时的负载类型，局部应力分布情况；⑨种植区组织的特性。

1. **人工牙根材料表面理化性质**　材料表面选择性吸附生物大分子是其影响整个界面骨愈合过程的中间环节，材料表面的理化性质能影响生物大分子层的结构、组成和空间构象，进而导致不同的细胞学表现。成骨细胞在材料表面的贴壁、生长、细胞层碱性磷酸酶活性和蛋白质含量等指标可反映细胞的生长与功能分化两方面的特性，从组织愈合的一般特性到骨愈合的特殊性两方面能较全面的反映骨内人工牙根材料促进界面骨性愈合的能力。

（1）材料表面粗糙度：材料表面粗糙度可以分为宏观粗糙度（Ra 在 100μm 以上）、微米粗糙度（Ra 在 100nm～100μm）以及纳米粗糙度（Ra 在小于 100nm）。一般认为宏观粗糙度是有利种植体与骨的结合，因为它可赋予种植体与骨组织之间较大的机械结合力，同时并不影响组织细胞的附着和铺展。由于天然的细胞外基质具有丰富的纳米尺度上的拓扑结构，纳米结构的生物材料更接近天然骨组织形貌和化学特性，因此，纳米粗糙度可为骨组织的再生提供更加理想的生长支持环境。

（2）材料表面润湿性和自由能：不论是机械结合，还是表面化学键合，均要求种植体能够与组织细胞、蛋白质紧密接触。种植体的表面能影响体液及细胞在种植体表面的润湿和紧密接触。不同的表面处理方法会影响种植体的表面能。比如，微弧氧化水热处理的钛表面可产生较高的表面能，从而有利于成骨细胞的早期黏附；紫外线照射也可以提高钛种植体的表面能。

2. **人工牙根界面的化学特性**　界面化学特性主要取决于钛表面氧化层的性质，然而钛种植体表面的吸附和解吸附却受到种植体氧化层下面金属特性的影响。例如，钛表面易形成 TiO_2 氧化膜，这层膜能增强材料的耐腐蚀性及与骨组织的亲和性。一般通过表面改性技术可以改变人工牙根界面的化学成分。

骨组织中含有多种参与调节骨骼发育及生长的微量元素，例如硅（Si）、锶（Sr）、锌（Zn）、镁（Mg），因为这些元素影响一些与成骨相关酶的活性和蛋白的合成。通过离子注入、微弧氧化、电化学沉积等方法将这些元素掺入到钛种植体的表面氧化膜中，当种植体植入后，随着这些元素缓释，可以达到刺激成骨和促进组织修复的目的。因此，在分析人工牙根表面以及人工牙根与组织界面时，应当注意表面成分、结合状态、形态和功能等特性的变化。

3. **人工牙根材料的腐蚀或磨损**　金属材料的腐蚀性能在一定程度上影响骨结合界面，因为腐蚀产物或材料碎片可能会引起局部或全身的生物学反应，特别是改变界面的金属离子的释放特性，影响人工牙根骨结合的稳定性，甚至对界面区组织产生不良作用。

4. **人工牙根表面构形**　不同的表面构形会影响人工牙根 / 组织界面的附着特性。通过设计人工牙根表面构形可以改善界面的附着性，在最大限度上转移负荷，减少人工牙根与组织之间的相对运动，减少纤维组织在界面的生长，延长人工牙根的使用寿命。

（孙　皎）

第三节　骨缺损人工修复材料

一、概述

因肿瘤切除、外伤、炎症或先天畸形等原因所引起的颌面部骨缺损、缺失在临床上十分常见，需要用材料进行修复。目前临床上使用的骨缺损修复材料，根据其来源和性质分为三类：自体骨（主要取自于髂骨、腓骨、肋骨）、生物衍生骨（例如同种异体骨、异种骨等）和人工合成骨替代材料，它们各有优势和不足。本节主要介绍人工合成陶瓷类骨缺损修复材料。

（一）概念

骨缺损人工修复材料又称为人工骨替代材料（bone substitute materials），是指用于替代和修复骨组织缺损、缺失解剖外形，重建已丧失的生理功能的人工合成材料。

（二）性能要求

理想的人工骨缺损修复材料不仅要满足口腔植入材料的基本性能要求，还应具备以下特有的生物学性能：

1. 骨引导（osteoconduction）　也称为骨传导，指材料能为血管的长入和新骨的形成提供一个爬行支架。

2. 骨诱导（osteoinduction）　材料使宿主间充质干细胞向成骨细胞分化，进而形成骨组织的性能。材料植入非骨组织内，组织学水平观察到材料植入区骨形成判断其具有骨诱导性。

3. 骨生成（osteogenesis）　材料植入合适的环境能直接形成新骨。内含有骨源细胞（成骨细胞或者骨细胞）的自体骨、组织工程骨具有此特性。

4. 骨改建（bone remodeling）　材料在不同的功能区域，随应力变化，参与机体代谢，被吸收或生成新骨，形态发生功能适应性改变。

（三）种类

骨缺损人工修复材料有四大类，即陶瓷材料、金属材料、有机高分子材料及它们之间的复合材料，其中陶瓷材料在骨缺损修复中应用最为广泛。

1. 陶瓷骨修复材料　陶瓷材料是骨缺损修复中最常用的材料，有致密实体型、多孔泡沫状、颗粒型、可塑形凝固的骨水泥等多种形态。同时因化学组成差异，根据陶瓷材料的性质和在机体内与骨组织反应类型不同，将陶瓷骨修复材料划分为以下三大类别：

（1）生物惰性陶瓷（bio-inert ceramics）：该陶瓷材料化学性质稳定，植入机体内不与骨组织产生反应，材料与骨组织间形成纤维接触界面。常见的材料有氧化铝陶瓷、氧化锆陶瓷，该类陶瓷材料目前主要用作种植基台和人工牙根。

（2）生物活性陶瓷（bio-active ceramics）：该陶瓷材料植入机体组织后，与骨组织发生反应，形成骨结合界面，材料与骨组织界面无纤维组织膜。常见的材料有羟基磷灰石陶瓷、生物活性玻璃陶瓷等。目前该类陶瓷材料在临床骨缺损修复中应用较多。

（3）生物可吸收性陶瓷（bio-degradable ceramics）：该陶瓷材料植入机体组织后，材料可被降解、吸收，伴随着该过程发生有新骨形成，材料与骨组织间形成骨结合界面。常见的材料有磷酸三钙陶瓷、磷酸钙骨水泥等。该类陶瓷材料已在临床骨缺损修复中应用，并将是今后的发展方向。

2. 金属骨修复材料　常用的骨缺损修复金属材料是商业纯钛（cpTi）及钛合金，其种类及性能参见第十二章。临床上以钛重建板进行节段性下颌骨缺损修复，用钛网与其他材料或自体松质骨复合进行面中部骨缺损修复。

3. 有机高分子骨修复材料　该类材料分为生物降解和非生物降解两类。生物降解有机高分子材料主要有聚乳酸、聚乙醇酸、甲壳素等（参见本章第四节），极少单独直接用作骨修复材料，可与其他材料复合使用。

4. 复合型骨修复材料　为满足不同形态骨缺损修复要求，并使骨修复材料兼顾良好的生物学性能和适宜的力学性能。

（1）陶瓷与有机高分子复合：例如 HA 陶瓷与聚乳酸、胶原、聚酰胺等复合。

（2）含生物活性因子的骨修复材料：采用转基因技术生产的高纯度人骨形态发生蛋白（rhBMP）与载体材料，如胶原凝胶复合，应用时注入或填入骨缺损区。该材料具有诱导成骨能力，但力学性能差，可用于骨折、骨不连、裂隙性骨缺损的修复。其中的生物活性因子如 rhBMP 需在 −20℃ 低温存储及运输。

（3）组织工程化骨修复材料：利用生物学和工程学原理，将具有骨生成能力的细胞与支架材料在体外或自身体内构建形成的骨缺损修复替代物。该类材料目前在临床尚未应用，是今后骨缺损修复材料的发展方向。

二、常用陶瓷骨修复材料

目前，口腔颌面部应用的陶瓷骨修复材料主要是生物活性和生物可吸收性陶瓷材料，按照化学组成包括磷酸钙类陶瓷（如羟基磷灰石、磷酸三钙、羟基磷灰石与磷酸三钙双相陶瓷、磷酸钙骨水泥）、生物活性玻璃（含硅酸钙）、硫酸钙骨水泥等。表 15-1 列出了皮质骨和常用陶瓷骨修复材料的力学性能。

图片：ER15-13
不同形态的陶瓷骨修复材料

图片：ER15-14
生物惰性材料与骨组织间纤维性结合界面

图片：ER15-15
生物吸收性陶瓷与骨组织界面

表 15-1 皮质骨与常用陶瓷骨修复材料（致密型）力学性能

材料	密度 （单位：g·cm^{-3}）	努氏硬度 （单位：MPa）	弯曲强度 （单位：MPa）	压缩强度 （单位：MPa）	弹性模量 （单位：GPa）
天然皮质骨	2.28	—	140～180	89～164	10～18
羟基磷灰石	3.16	4 600	100～130	900～950	35～90
磷酸三钙	3.14	4 200	140～190	470～700	89
生物活性玻璃	2.6～3.8	6 170	180～200	350～500	100～120

（一）磷酸钙类陶瓷

磷酸钙为天然骨的主要无机成分，是由羟基磷灰石、磷酸三钙、氟磷灰石和碳酸磷灰石等磷酸钙盐或其复合物构成的一大类生物陶瓷，其中包含有稳定成分和可溶解吸收的成分，这些成分对骨骼维持相对稳定并参与机体钙磷代谢十分重要。磷酸钙陶瓷中 Ca/P 原子比和材料结构决定其是否具有生物活性或生物可吸收性。目前临床上常用的磷酸钙类陶瓷骨修复材料包括羟基磷灰石、磷酸三钙或二者复合的双相陶瓷。

1. 羟基磷灰石（HA） 分子式为 $Ca_{10}(PO_4)_6(OH)_2$，Ca/P 原子比为 1.67，其组成及结构与人骨组织中的磷灰石极为相似，晶体结构以磷氧四面体（PO_4）为基础构成，为六方晶系。HA 陶瓷是临床上应用最广的人工骨修复材料，其来源主要有人工合成的 HA 陶瓷和天然珊瑚经加入磷酸盐处理转化而成的 HA 陶瓷。

（1）HA 陶瓷人工制备方法：首先合成制备 HA 粉体，目前合成 HA 粉体的方法分为干法和湿法两种。干法是采用 $CaCO_3$ 和 $CaHPO_4$ 在乙醇或丙酮中合成 HA，或者直接通过碾磨反应制备 HA。生物医学 HA 多采用湿法合成，大多以 $Ca(NO_3)_2$ 和 $(NH_4)_2HPO_4$ 反应生成，具体方法有水热合成法、分步沉淀法、溶胶 - 凝胶法等，其合成反应式如下：

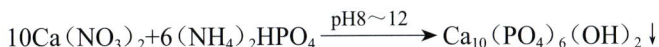

$$10Ca(NO_3)_2 + 6(NH_4)_2HPO_4 \xrightarrow{pH8\sim12} Ca_{10}(PO_4)_6(OH)_2\downarrow$$

制备的 HA 粉体干燥后在 1 000℃下煅烧，获得 HA 晶体粉末。然后将 HA 粉末与少量的粘接剂混合，进行模压成型或者成孔成型，最后在高温下进行烧结，制备出 HA 陶瓷制品。

（2）性能：HA 陶瓷质地坚硬，脆性较大，弯曲强度低于致密骨组织，弹性模量远大于骨组织（表 15-1）。

HA 陶瓷对骨组织有良好的亲和性，将 HA 与成骨细胞共同培养，可促进成骨细胞增殖、聚集。HA 陶瓷植入骨缺损部位，表面形成与天然骨组织相似的类骨磷灰石样结构，与骨组织之间实现化学键性骨结合，形成无纤维组织包裹的直接骨接触。HA 陶瓷还具有较强的骨传导能力，材料植入骨组织四周后，可观察到植入的多孔 HA 陶瓷内部孔隙中有新骨长入。HA 陶瓷是非生物降解材料，植入体内多年仍保持原有形态。

（3）应用：HA 陶瓷制品形态上有较致密块状、多孔块状和颗粒状。块状 HA 陶瓷常用于颌骨较大缺损的修复，例如箱状缺损的修复；颗粒状 HA 陶瓷常用于颌骨小缺损的充填修复，例如颌骨囊肿术后的充填，牙周及牙种植体周围骨缺损的充填，牙槽嵴增高，拔牙窝的充填等。

2. 磷酸三钙（tricalcium phosphate，TCP） 分子式为 $Ca_3(PO_4)_2$，Ca/P 原子比为 1.50。TCP 有低温型（β-TCP）和高温型（α-TCP）两种晶型，前者属于三方晶系，后者属于单斜晶系。β-TCP 转变成 α-TCP 的温度约为 1 120～1 180℃。

（1）制备方法：磷酸三钙合成方法与羟基磷灰石湿法相似，合成过程中控制 Ca/P 原子比为 1.50。合成反应式如下：

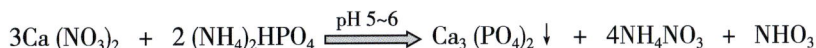

$$3Ca(NO_3)_2 + 2(NH_4)_2HPO_4 \xrightarrow{pH 5\sim6} Ca_3(PO_4)_2\downarrow + 4NH_4NO_3 + NHO_3$$

通过控制反应水溶液的温度、pH、搅拌、滴加速度等可调节合成速率，并形成不同粒径的非晶态 TCP 粉末，可影响到后续的烧结及最终产品的理化、生物学性能。

（2）性能：磷酸三钙陶瓷在体内可以生物降解、吸收，尤其是 β-TCP 可被机体完全吸收。α-TCP 结晶度和力学强度比较高，生物降解性不如 β-TCP。α-TCP 粉末和弱磷酸水溶液或有机酸

图片：ER15-16
HA 六方晶体
结构图

画廊：ER15-17
β-TCP 三方晶
系与 α-TCP 单
斜晶系

学习笔记

溶液混合后，在室温下能在 5～30 分钟内凝固，可以用作骨水泥。二水硫酸钙修饰的 α-TCP 粉末，在固化的过程中，α-TCP 会转变为缺钙的 HA 晶体，同时硫酸钙逐渐溶解吸收，形成多孔的结构，可以为骨组织细胞长入提供空间。

（3）应用：β-TCP 陶瓷多以颗粒状应用，临床用途与颗粒状 HA 相同。α-TCP 粉末具有水硬性，凝固后可转变成 HA，常用作骨水泥（参见第七章）。

3. HA-TCP 双相陶瓷 含 HA 和 TCP 两种成分，且两者所含比率不同，Ca/P 原子比在 1.50～1.67。

（1）制备方法：HA-TCP 合成方法与 TCP 合成方法相同，合成过程中控制 Ca/P 原子比在 1.50～1.67。

（2）性能：HA-TCP 双相陶瓷中 HA 几乎不降解吸收，持久保持骨修复材料形态结构相对稳定，并提供骨组织成分结合的位点。TCP 尤其是 β-TCP 具有良好生物降解性，为材料与组织界面类骨磷灰石层形成，以及新骨生成提供所需钙及磷酸根离子，可参与局部体液循环，并被周围骨组织利用，刺激和促进新骨生长。

通过一定的制备工艺对材料的孔隙结构进行优化，可赋予磷酸钙类陶瓷材料骨诱导活性，将其植入肌肉或脂肪组织等非骨部位，可在材料内部形成骨组织。因材料化学组成不同，诱导成骨的能力有差异，具有同样物理结构特征的磷酸钙类陶瓷材料中，HA-TCP 双相陶瓷的骨诱导能力较好。

（3）应用：临床用途与 HA 陶瓷相同。

（二）生物活性玻璃

生物玻璃（bioglass）是指用于人体，能实现特定的生物、生理功能的玻璃材料，主要成分为二氧化硅和其他氧化物，化学组成为 Na_2O-CaO-SiO_2 或 Na_2O-CaO-SiO_2-P_2O_5。生物玻璃包括完全非晶的生物活性玻璃（bioactive glass）和含有微小晶体的微晶玻璃（玻璃陶瓷）两大类，前者主要用作骨替代材料，后者主要用作骨替代材料和义齿修复材料（例如铸瓷）。生物活性玻璃含有钙、磷元素，组成上与天然骨组织接近，与骨组织有很好的亲和性。

美国 Hench 教授最早研制了的生物活性玻璃，其组成为 $45\%SiO_2$、$6\%P_2O_5$、$25\%CaO$ 和 24% 的 Na_2O，Ca 和 P 的摩尔比为 5:1。通常将这种生物玻璃称为 45S5 玻璃。随后，在 45S5 基础上，通过成分调整和制备工艺的改进，形成不同系列的生物活性玻璃产品，改善了生物学性能及力学性能。为提高力学性能，通过减少碱金属钠的含量，增加钙、磷含量，采用玻璃析晶技术，制备出基于 MgO-CaO-SiO_2-P_2O_5 体系的生物活性玻璃陶瓷（bioactive glass ceramic），晶相为磷灰石微晶和 $CaSiO_3$ 微晶。

1. 制备 通常采用熔融方法制备生物活性玻璃，要求使用高纯度化学试剂作为原料，以洁净的白金坩埚作熔融器皿，熔融温度范围在 1 250～1 350℃。通过将熔融体铸造或充填热塑成型，冷却后通过球磨方法获得颗粒或粉体材料。

2. 性能 45S5 生物玻璃的强度不高，脆性较大，弯曲强度 85MPa，断裂韧度 0.54MPa·$m^{1/2}$，弹性模量 79GPa。基于 MgO-CaO-SiO_2-P_2O_5 体系的生物活性玻璃强度有显著提高，弯曲强度为 180～200MPa，断裂韧度为 2～2.5MPa·$m^{1/2}$，弹性模量为 100～120GPa。

生物活性玻璃植入体内与骨组织接触后，其表面被体液润湿并有不同程度溶解，生成碱性的富 SiO_2 凝胶层，局部 pH 增加，表面形成带负电荷的 Si—OH，通过氢键和离子键与机体不同种类蛋白质结合，形成高密度蛋白吸附。同时，在材料表面可生成一层含钙和磷的碳酸化羟磷灰石晶体层，其组成与正常骨组织中的无机相成分相近，有利于与骨形成化学键结合，这两个反应层在植入后几分钟内即可形成，并引导成骨细胞长入其中，促进骨修复。植入 10 天后，生物活性玻璃表面可观察到新生骨，植入 60 天后，材料和骨组织形成牢固的结合，结合强度比同期羟磷灰石陶瓷与骨的结合强度高出约 20%。

3. 应用 口腔使用的生物活性玻璃主要是颗粒状材料，用于颌骨小缺损的充填修复，如牙槽嵴增高、拔牙窝填塞等，还可用作盖髓材料。块状生物活性玻璃陶瓷可用来修复颅颌部骨质缺损和矫正颌面骨畸形。

（三）硫酸钙骨水泥

硫酸钙骨水泥以高纯度 α- 半水硫酸钙作为粉剂，与水或生理盐水调和后形成糊状可塑物，

10～30 分钟后凝固。

1. **制备**　制备过程与高强度代型人造石相似。

2. **性能**　硫酸钙骨水泥粉剂颗粒与高强度代型人造石粉剂在组成上、结构上基本相同，只是纯度非常高，不含有害元素。该材料凝固前具有适当的流动性、可塑性和粘固性，可注射到骨缺损部位，应用方便。凝固 30 分钟的压缩强度可达 10MPa。硫酸钙骨水泥具有良好生物相容性，其凝固形成的二水磷酸钙晶体结构在新骨生长过程中暂时充当骨支架，有骨引导作用，避免周围软组织长入骨缺损区。随着新骨长入，硫酸钙骨水泥可在体内完全吸收。

3. **应用**　用于填充骨缺损，特别是在植入牙种植体、人工关节时周围骨缺损的充填修复。

三、临床应用

临床上造成骨缺损原因不同，可形成不同程度和范围的骨缺损，根据骨缺损状况，选择材料和修复技术。

1. **节段性骨缺损**　节段性骨缺损常见肿瘤切除术后，连续性中断且范围较大，需恢复骨的连续性并尽可能重建牙咬合功能，修复材料的力学性能至关重要，术中便于材料与骨断端固定。除自体骨外，钛重建板、块状 PMMA、致密纳米 HA/聚酰胺复合块状材料可以应用。

2. **腔穴性骨缺损**　常见囊肿刮除术后，骨的连续性未破坏，为尽早实现缺损区骨再生，骨植入材料的骨生成性能及临床操作性较为重要。多孔块状或颗粒型陶瓷人工骨，或胶原与磷酸钙复合材料可用。

3. **裂隙性骨缺损**　多发生在炎症所引起牙周骨缺损及牙种植术中人工牙根周骨缺损，修复材料的可塑操作性及成骨性能较重要。可采用骨水泥、颗粒型陶瓷人工骨、载体复合 rhBMP-2，或复合来源于患者自体血液的富血小板纤维蛋白等，联合引导骨组织再生膜（胶原膜、聚乳酸膜、聚四氟乙烯膜、钛膜）对骨缺损修复。

4. **外形轮廓骨缺损**　多因先天发育畸形或外伤所致，为重建并维持良好外形及微创外科要求，骨植入材料应具备适宜力学性能，术中容易塑形和固定等临床操作性。可采用硅橡胶、膨体聚四氟乙烯、多孔块状 HA。

（包崇云）

图片：ER15-20 骨缺损状况与修复材料选择

第四节　高分子植入材料

高分子植入材料（polymer implant materials）分为生物可降解与吸收材料和生物不可降解材料两大类。

一、生物可降解与吸收高分子材料

生物可降解与吸收（bio-degradable and bio-absorbable）高分子材料是一类生物相容性好，在生物体内经水解、酶解等过程，逐渐降解成低分子量化合物或单体，被机体吸收，最终通过新陈代谢等自然途径而消失的聚合物。生物可降解与吸收高分子分为天然高分子和人工合成高分子两大类，前者主要有甲壳素、胶原蛋白、海藻酸盐纤维素、天然丝等，后者主要有聚乳酸、聚乙醇酸等。

（一）甲壳素

甲壳素又名几丁质（chitin），是天然线性氨基多糖高分子，其分子结构与纤维素很相似，是许多甲壳类动物（如虾、蟹等）外壳的重要成分。甲壳素不溶于水，经脱乙酰基后的产物称壳聚糖（chitosan）或甲壳胺，能溶于稀酸水溶液。

甲壳素和壳聚糖在体内经各种酶的作用下降解成 N-乙酰氨基葡萄糖和氨基葡萄糖等低聚糖，降解产物能被人体完全吸收，具有无毒、无刺激性、无免疫抗原性，具有良好的组织相容性。

甲壳素的分子结构上含有高活性的功能基因，可表现出类似抗生素的特征，具有广谱的抗菌作用，可降低机体感染的机会。甲壳素还具有选择性抑制人成纤维细胞生长，促进表皮细胞生长

图片：ER15-21 甲壳素分子结构式

的生物活性,可以用来制造人造皮肤及伤口愈合促进剂,用于烧伤创口,具有贴敷性好、抗渗出性强、抗感染、预防组织粘连、减少瘢痕形成等效果。甲壳素还可作为可降解吸收骨折内固定材料用于骨折内固定。

(二)聚乳酸类材料

1. 种类与组成　主要有聚乳酸(polylactic acid,PLA)、聚乙醇酸(polyglycolic acid,PGA)、乳酸-乙醇酸共聚物(polylactide-polyglycolide,PLA/PGA)、乳酸-三亚甲基碳酸酯共聚物(polylactide-poly trimethylene carbonate,PLA-PTMC)和聚乳酸-聚乙二醇共聚物(PLA-PEG)。

聚乳酸是一种线性聚酯,可以通过乳酸直接缩聚来合成,但直接脱水缩聚所得到的聚合物相对分子质量低,因此一般先制成丙交酯,然后再聚合,这样可制得相对分子质量高的聚乳酸,所以聚乳酸又称聚丙交酯。

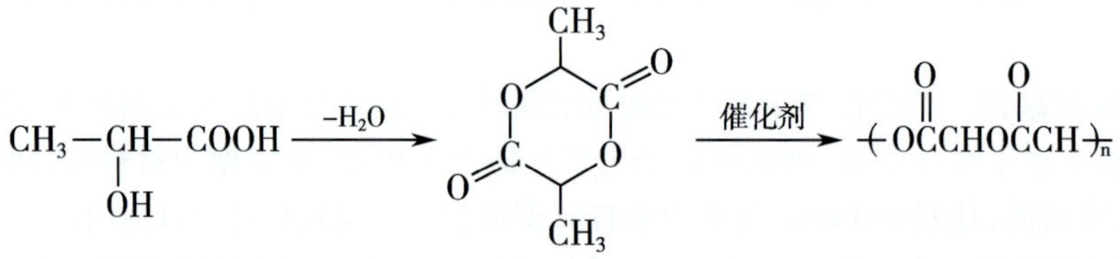

乳酸　　　　　　丙交酯　　　　　　聚乳酸

由于乳酸是手性分子,它以两种立体异构形式存在,因此聚乳酸亦有右旋聚乳酸(D-PLA)、左旋聚乳酸(L-PLA)和外消旋聚乳酸(DL-PLA)之分。D-PLA和L-PLA属高结晶性聚合物,熔点约180℃,玻璃化温度为67℃。DL-PLA系无定形玻璃态聚合物,玻璃化温度为57℃。

聚乙醇酸又称为聚乙交酯、聚羟基乙酸,也是线性聚酯,结晶度较高(50%左右),熔点约230℃,接近其分解温度,玻璃化温度36℃,在有机溶剂中溶解度低,较难加工成型,故常与乳酸形成共聚物使用。

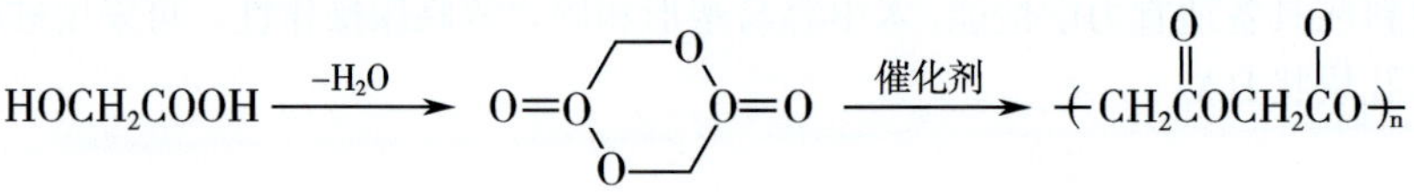

乙醇酸　　　　　　乙交酯　　　　　　PGA

将乳酸与乙醇酸两者共聚即得PLA/PGA,调节两者的比例可以得到不同结晶度的共聚物,以改善材料的力学性能和降解性能。

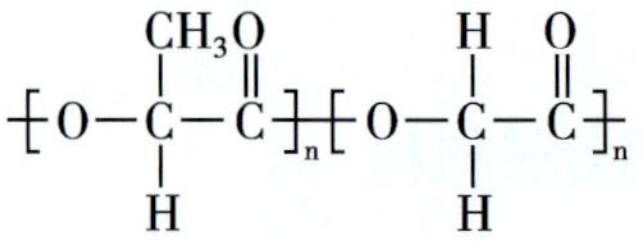

PLA/PGA

PLA/PGA的结晶度低于各自的均聚物,在等摩尔配比时,共聚物的结晶度最低,降解速度也最大。

聚三亚甲基碳酸酯(PTMC)具有良好的生物相容性和生物降解性,体温下有一定弹性,广泛用于可降解药物控制释放材料、体内植入材料和体内支持材料等,常与聚乳酸等聚酯进行共聚以改善聚合物的性质。

2. 性能　聚乳酸类材料植入人体后,可以逐渐降解,其降解过程主要是水解、氧化反应,最终形成CO_2和H_2O而排出体外。影响聚乳酸类材料降解吸收和强度维持时间的因素主要有材料的分子量及其分布、结晶度、表面特性、大小、形状、重量/表面积比、消毒和储存条件等。通常分子量越高,降解越慢;结晶度越高,降解越慢。

降解初期,降解反应进行较缓慢,材料的外形和重量变化不大,随着分子量的减少,降解速度逐渐加速,材料明显失重和溶解,直至完全消失。总体来说,聚乳酸类材料的降解速度顺序为

PGA/PLA>PGA>DL-PLA>D-PLA/L-PLA>L-PLA。

L-PLA 的弯曲强度为 113～142MPa，拉伸强度为 63～75MPa，而且其力学性能与分子量的大小密切相关。超高分子量 L-PLA 的力学性能在所有聚乳酸材料中最好，是目前应用较广的生物可吸收骨折固定材料。但是聚乳酸在人体温度下为玻璃态，脆性较大，力学性能仍不能满足临床使用要求。

聚乙醇酸在人体温度下，脆性小于聚乳酸，是坚韧的聚合物，具有较高的力学强度。

为了提高材料的力学性能，人们采取了多种方法来改善聚乳酸类材料的力学性能，例如，合成超高分子量的聚合物，或者以聚合物为原料纺丝制得的高强度纤维集束，再在模具中热压成型或将它们包裹在同一种聚合物基质中复合热压成型形成所谓自增强型聚乳酸（SR-PLA）、自增强型聚乙醇酸（SR-PGA），使材料强度明显增加，SR-PLA 的弯曲强度可达 180MPa，SR-PGA 的弯曲强度可达 400MPa，SR-PGA/PLA 的弯曲强度可达 265MPa。

从初始强度来看，SR-PGA/PLA 和 SR-PGA 已基本能满足临床使用要求，但在体内、外降解实验中发现它们强度衰减过快，如 SR-PGA/PLA 的弯曲强度，在 37℃蒸馏水中浸泡 4 周后，即由 265MPa 降低到 10～20MPa，体内强度衰减则更快。PLA 强度衰减速度缓慢，强度维持时间是 PGA 的 3～10 倍，在体内 12 周才下降 50%，达皮质骨水平，36 周才会下降到松质骨水平。

一般来说，聚乳酸类材料能够被机体很好的耐受，但在植入部位局部仍有微弱的无菌性炎症反应发生，特别是降解缓慢的 L-PLA，在其周围会形成较厚的纤维包膜，这些都是机体组织对降解 L-PLA 的非炎症异物反应的表现。

3. 应用 聚乳酸类材料，特别是分子量高达百万以上的高强度 L-PLA，在口腔医学中主要作为可吸收骨折内固定材料使用，克服了传统金属固定材料的一些缺点，例如，金属离子造成的对组织持续的刺激，以及金属装置松动、腐蚀引起临床疼痛及炎症反应而不得不二次手术取出。

聚乳酸类薄膜可作为可降解性引导骨组织再生屏障膜应用于牙周引导组织再生术（guided tissue regeneration）中，能够隔离上皮细胞，引导牙周组织再生。

聚乳酸类的纤维材料，如聚乳酸纤维、聚羟基乙酸纤维，还可作为生物支架为组织细胞培养及块状功能组织的形成提供三维组织支架。

二、生物不可降解高分子材料

生物不可降解（non-degradable）高分子材料是一类化学性能十分稳定，在体内耐腐蚀而不降解，显示出良好生物相容性的高分子材料。口腔医学应用广泛的生物不可降解高分子材料有聚四氟乙烯塑料和硅橡胶。

（一）聚四氟乙烯

1. 性能 聚四氟乙烯（polytetrafluoroethene，PTFE）是一种白色聚合物，商品名称为"特氟隆"（Teflon）。PTFE 植入材料分子量巨大，一般为数百万，结晶度为 95%，熔融温度为 327～342℃。PTFE 在常态下化学性能非常稳定，具有很高的生理惰性，无毒、无致癌、无致敏等副作用。但当 PTFE 温度达到 260℃之后便开始变质，并且在 350℃之上开始分解。PTFE 的表面能非常小，黏附性很弱，摩擦系数极低，具有自润滑作用。

2. 膨体聚四氟乙烯（expanded polytetrafluoroethene，ePTFE） 是由 PTFE 树脂经拉伸等特殊加工方法制成，具有微细纤维相互连接而形成的蓬松网孔状结构，孔径 20～25μm。ePTFE 具有良好的弹性和柔韧性，可任意弯曲，容易塑性。ePTFE 的孔隙结构允许周围组织细胞有限地长入其中，形成良好的组织结合性，使得 ePTFE 植入物在体内不会移动，但良好的结合也造成植入物再取出的困难。

用于软组织缺损填充的 ePTFE 有柔软型和加强型两种，柔软型材料的硬度接近真皮，加强型材料的硬度接近软骨。ePTFE 可用于口腔颌面部软组织缺损的填充，修复凹陷畸形，例如隆鼻术、隆下颌术、唇腭裂二期修复等。由于其良好的生物相容性及特有的微孔结构，人体组织细胞及血管可长入微孔中。填充修复后外观逼真自然，并发症少。

图片：ER15-22
聚乳酸螺钉

图片：ER15-23
膨体聚四氟乙烯

ePTFE薄膜可作为不可降解性骨组织引导再生屏障膜应用于引导骨再生术，其缺点是需要二次手术取出。引导骨再生的基本原理是用外科手术方法放置一物理屏障膜来分隔不同的组织，通过膜的物理屏障功能，将缺损部位与周围组织相隔离并支持一定的组织生存空间，阻止结缔组织、上皮细胞进入缺损区，从而使得组织修复再生能力得到最大限度的发挥。

（二）硅橡胶

1. 组成　硅橡胶是一种由硅原子和氧原子交替连接（—Si—O—Si—）形成高分子主链的一大类合成弹性体。硅橡胶的硅氧键的键能达370kJ/mol，比一般的橡胶的碳-碳结合键能240kJ/mol要大得多，因此硅橡胶有很高的热稳定性、耐候性、耐溶剂、生理惰性等。

2. 性能　口腔植入用硅橡胶是已经充分硫化（交联）的硅橡胶制品，大多是由高纯度乙烯基硅橡胶通过加成聚合硫化成型而制成。由于所用硅橡胶的分子量、分子链上替代基团以及交联密度的不同，硅橡胶制品的力学性能变化范围较大，特别是其硬度、拉伸强度、伸长率、撕裂强度、柔软度变化范围较大。

硅橡胶具有优良的弹性和柔软性。通过添加气相二氧化硅填料，可以使硅橡胶的强度大幅度地提高，撕裂强度达到25kN/m，而其硬度可在邵氏（A）10～50间调节。

硅橡胶具有优良的理化稳定性和生理惰性，无毒、无气味、无刺激，在体内环境具有良好的耐老化性能，生物相容性优良，能耐受苛刻的消毒条件。

硅橡胶分子极性很小，因此其制品表面能较低，表现出较强的疏水性，植入体内后与组织细胞的亲和性较差，最终组织在其周围形成纤维包膜，产生轻微的异物感，但是不会刺激周围组织产生炎症。可采用表面改性、辐射表面接枝、等离子体表面处理和共混改性等方法提高硅橡胶的表面亲水性。

硅橡胶植入物与组织间的固位力较差。

硅橡胶容易加工成型，临床使用过程中还可以对其预成型制品作进一步的修剪成型。

3. 应用　口腔医学临床使用的硅橡胶制品主要有用于鼻整形的人工鼻架、鼻背，颌骨整形的人工颌骨垫片（块）、人工下颌垫片（块），腭裂修复用的植入填充片（块）等。

（赵信义）

参考文献

1. 包崇云，张兴栋. 磷酸钙生物材料固有骨诱导性的研究现状与展望. 生物医学工程杂志，2006，23（2）：442-445

2. 胡腾龙，杨柳，颉强. 生物活性玻璃的成骨活性及临床应用. 骨科，2016，7（5）：378-380

3. 张志达，江晓兵，沈耿杨，等. 磷酸钙及硫酸钙支架在骨组织工程中的研究进展. 中国组织工程研究，2016，20（8）：1203-1209

4. SAIMA S，JAN S M，SHAH A F，et al. Bone grafts and bone substitutes in dentistry，2016，8（1）：36-38

5. STANFORD C M. Surface modifications of dental implants.Aust Dent J，2008，53（Suppl 1）：S26-33

6. RUPP F，SCHEIDELER L，OLSHANSKA N，et al. Enhancing surface free energy and hydrophilicity through chemical modification of microstructured titanium implant surfaces. J Biomed Mater Res A，2006，76（2）：323

7. SCHÄTZLE M，MÄNNCHEN R，BALBACH U，et al. Stability change of chemically modified sandblasted/acid-etched titanium palatal implants. A randomized-controlled clinical trial. Clin Oral Implants Res，2009，20（5）：489

8. PARK J W，KWON T G，SUH J Y. The relative effect of surface strontium chemistry and super-hydrophilicity on the early osseointegration of moderately rough titanium surface in the rabbit femur.Clin Oral Implants Res，2013，24（6）：706

9. KAUR G，PANDEY O P，SINGH K，et al. A review of bioactive glasses：Their structure，properties，fabrication and apatite formation. J Biomed Mater Res A，2013，102（1）：254

10. BARNES S J，HARRIS L P. Tissue Engineering：Roles，Materials and Applications.Nova Science Publishers，Inc.，2008，p191-242

11. SARIN S，REKHI A，SARIN S，et al. Bioactive glass：A potential next generation biomaterial. 2016，7（1）：27

図片：ER15-24 牙周引导组织再生术原理示意图

图片：ER15-25 人工鼻架、鼻背

图片：ER15-26 人工下颌垫片（块）

学习笔记

12. HUIPIN Y，FERNANDES H，HABIBOVIC P，et al. Osteoinductive ceramics as a synthetic alternative to autologous bone grafting. PNAS，2010，107：13614-13619

13. MADHAVAN NAMPOOTHIRI K，NAIR N R，JOHN R P. An overview of the recent developments in polylactide（PLA）research.Bioresour Technol，2010，101（22）：8493-8501

14. SHADFAR S，FARAG A，JARCHOW A M，et al. Safety and efficacy of expanded polytetrafluoroethylene implants in the surgical management of traumatic nasal deformity.JAMA Otolaryngol Head Neck Surg，2015，141（8）：710-715

第十五章　口腔植入材料

第十六章 其他口腔材料

口腔其他材料指牙齿治疗过程中或牙齿治疗后以及在修复体的加工、制作过程中起辅助作用的相关材料。主要包括牙齿漂白材料、排龈材料、研磨和抛光材料、分离剂和清洁材料及义齿稳定材料等。

第一节 牙齿漂白材料

一、组成

牙齿漂白材料主要由具有漂白活性的过氧化物和赋形剂（载体）组成，常用的过氧化物有过氧化氢（hydrogen peroxide）、过氧化脲（carbamide peroxide）和过硼酸钠等。过氧化脲接触唾液后可分解成过氧化氢和尿素，如 10% 的过氧化脲可分解成 3.6% 的过氧化氢和 6.4% 的尿素。常用的赋形剂主要是惰性较强的水凝胶材料。

二、种类

牙齿漂白分为内漂白（internal bleaching）和外漂白（external bleaching）两种。内漂白又称根管内漂白，是将药物放置于根管治疗完善的牙髓腔内对牙齿进行漂白，主要用于失髓变色牙的漂白。这种漂白过程中，过氧化物可能通过牙本质小管进入牙颈部的牙周膜，引起继发性牙颈部外吸收。外漂白则是将漂白材料覆盖牙釉质表面，通过过氧化物由外及里地渗入牙齿硬组织中，使牙齿增白。由于过氧化物渗入深度有限，外漂白对牙本质深层变色的漂白效果较差，一般用于轻、中度变色牙的漂白或需要美学修复的重度变色牙的先期漂白。外漂白又分为诊室漂白（in-office bleaching）和家庭漂白（at home bleaching），前者使用的漂白材料含有高浓度过氧化物，例如 35%~40% 过氧化氢，刺激性较大，需要医师来进行。有些产品需要辅以冷光源照射，以加速漂白过程，提高漂白效果。家庭用漂白材料通常含有低浓度的过氧化氢（3%~5%）或者 10%~15% 的过氧化脲，使用时，将漂白材料挤于定制的树脂牙列套内，带到牙齿上进行漂白。通常患者睡前佩戴，第二天早晨取下，因此又称夜间漂白（nightguard vital bleaching）。

近年来，市面上出现了大量的非处方类（OTC）的漂白产品，如含有过氧化氢或过氧化脲的美白牙贴、漱口水、美白牙膏，含过氧化氢且具有牙龈保护设计的一次性漂白托盘等。由于缺乏医师的诊断和对漂白的指导和监控，OTC 产品难以达到理想的效果。

三、牙齿漂白机制

过氧化物漂白牙齿的机制目前尚未完全明确。一般认为，过氧化物不稳定，可分解出氧化性

图片：ER16-1
内漂白示意图

极强的活性自由基 $HO_2\cdot$、$O\cdot$，这些自由基可以破坏有机色素的生色基团——共轭双键，将有色物质氧化成无色物质。牙齿漂白剂不但对牙齿表面的有机色素有作用，其所含的过氧化物可以通过牙釉质结构中的微小孔隙向牙釉质内部渗透扩散，甚至可以扩散到牙釉质下面的牙本质，对牙本质中的色素进行漂白。

四、牙齿漂白材料存在的问题

1. 漂白材料的稳定性 目前的单糊剂型漂白材料必须贮藏于冰箱中，以确保其中的过氧化物长期稳定。过氧化氢在酸性环境中较为稳定，因此许多漂白材料呈酸性，但是酸性对牙釉质有脱矿作用。可以在应用前用碱性物质中和材料的酸性，由此出现了双糊剂型漂白材料，其一个糊剂是含有过氧化氢的酸性糊剂，另一个糊剂呈碱性，两糊剂在应用前混合，碱性中和酸性，使过氧化氢分解加速，加快漂白过程。

2. 漂白材料的组织刺激性 牙齿漂白材料对口腔软组织有一定的刺激性，高浓度过氧化物漂白材料的刺激性更大，能够引起牙龈炎症，临床应用时应当注意保护牙龈等口腔软组织。

3. 造成牙本质敏感 用过氧化物对牙齿漂白，容易出现牙本质敏感现象，程度因人而异。原因可能与漂白材料的酸性、活性氧的渗透及漂白材料的高吸水性有关。诊室漂白发生牙本质敏感的概率较高，因此建议在漂白前和漂白中使用非类固醇抗炎止痛药，如布洛芬等，以降低患者的疼痛敏感性。对于家庭漂白引起的牙本质敏感，可以通过减少使用频率，缩短漂白时间和降低漂白剂浓度等方法解决。

第二节 排龈材料

排龈又称龈缘退缩（gingival retraction），是在牙体预备前和取印模前，采取药物性、机械性的手段，让龈缘收缩，使龈沟暴露，目的是让牙颈部的预备和印模更准确、清晰。常用的排龈方法是化学机械法，所用的排龈材料有排龈线（gingival retraction cord）和排龈膏（gingival retraction paste）。

一、排龈线

临床上常用的排龈线根据其制作方式可分为：编织排龈线、双股搓捻排龈线和含有不同药剂（如 8% 的肾上腺素）的排龈线等。每种排龈线具有粗细不同的型号。排龈线应具备一定的韧性，以便于完整放置于龈沟内而不被排龈器械破坏。排龈线放置入龈沟后，可吸水膨胀而推开游离龈边缘，从而达到暴露基牙肩台外边缘的目的；含有药物的排龈线还能同时达到止血的效果。

应使用相应的排龈工具放置排龈线，并在隔湿的环境中将其按照顺时针或逆时针的顺序轻轻压入龈沟内。如龈沟较深，可采用双线排龈法。在去除排龈线时，应适当润湿排龈部位。

二、排龈膏

临床上常用的排龈膏含有不同的化学成分，主要有氯化铝、高岭土、乙烯基硅氧烷、硫酸铝和硫酸铁等。排龈膏的工作原理为通过化学药物的吸水膨胀和止血作用来推开游离龈边缘，暴露基牙肩台外边缘，达到排龈的目的。它具有耗时较短、减少牙龈的医源性损伤的优点，然而化学药物所能提供的膨胀力有限，因此排龈膏常用于薄龈生物型的患者。

第三节 研磨和抛光材料

研磨（grinding）是指利用涂敷或压嵌在研具上的磨料颗粒，通过研具与物体在一定压力下的相对运动对加工表面进行的精整加工的过程。抛光（polishing）是指利用机械、化学或电化学的作用，使物体表面粗糙度降低，以获得光亮、平整表面的加工方法，抛光是在研磨和修整的基础上进一步优化修复体表面结构，机械抛光法是最常用的抛光方法。

研磨和抛光是降低修复体表面粗糙度、增加患者舒适感、减少菌斑附着、减少修复体应力集

图片：ER16-2
排龈材料

图片：ER16-3
排龈线排龈

动画：ER16-4
研磨

中的重要步骤，因而是修复体戴入患者口腔前的重要环节。决定研磨和抛光效率的因素主要有：被研磨物体材料的性质，磨料的物理特性，研磨压力、时间和研磨的运动速度与方向，润滑剂的使用及研磨工具表面清洁度等。研磨和抛光应遵守循序渐进的原则，即从硬到软、从粗到细逐级顺序研磨；否则，不但效率低下且无法获得理想的效果。

在诊室和技工室对修复体进行研磨抛光过程中，空气中即会弥漫大量的粉尘颗粒和微生物，一些微小的浮尘颗粒随着人的呼吸过程直接进入肺泡，易导致医技人员患各种慢性或传染性的呼吸系统疾病和眼病。因此，研磨抛光时，应采用喷水、负压抽吸等措施，同时保证有良好的通风环境，工作人员应佩戴防护眼镜和面罩。

一、常用的研磨和抛光工具

1. **抛光轮（buff）** 用布或皮革制成，为圆状盘。一般配合含有氧化铁、氧化铬的抛光膏使用，用于修复体的抛光。

2. **毡轮（felt wheel）** 用毛毡制成的磨轮，硬度大于布或皮革制抛光轮，需与研磨材料配合使用。

3. **锥形毡轮（felt cone）** 用毛毡制成，一般装在砂轮机上使用。利用其圆锥外形，可以方便地研磨、抛光上颌总义齿的内表面等弯曲、转折的修复体结构。

4. **毛刷轮（brush wheel）** 用猪鬃或马鬃制作的抛光轮，有各种尺寸和软硬之分。一般配合以浮石、硅藻土、石英砂、碳酸钙等研磨材料使用。

5. **橡胶磨杯（rubber-cup）** 用软橡胶制成的杯状抛光轮。磨杯内壁的沟槽可起到保持磨料的作用。一般与用水、甘油混合的各种粉末研磨材料配合使用。主要用于在口腔内研磨、抛光修复体和牙体硬组织。

二、常见的研磨和抛光材料

研磨和抛光材料一般由各种硬度的游离磨料与液体调和成糊剂，或者附着在固体器具表面，或者加上结合剂制成一定形状的固体磨具。

1. **氧化锡（tin oxide，SnO_2）** 将氧化锡与水、甘油等调成腻子状，用于在口腔内抛光牙组织或修复体，最好与橡皮障一同使用。

2. **氧化铬（chromium oxide，Cr_2O_3）** 氧化铬经与脂类混合固化成抛光膏后呈绿色。适用于各种金属材料的抛光。

3. **氧化铁（ferric oxide，Fe_2O_3）** 俗称"铁红粉"，一般是将红色的 Fe_2O_3 细粉末与硬脂酸混合做成抛光膏，用于贵金属抛光。

4. **碳酸钙（calcium carbonate，$CaCO_3$）** 为白色颗粒状，用沉淀法做出各种粒度的粉末，常加水、甘油做成抛光膏使用，也是牙膏中的磨光剂。

5. **浮石粉（pumice powder）** 主要成分为 SiO_2，颗粒硬度较低，常用于抛光软、中硬度的贵金属合金，也用于研磨牙体组织，对牙釉质无损伤。

6. **硅藻土（tripoli）** 主要由硅藻类植物的硅质细胞壁沉积而成，呈白色或淡黄色，是一种中等硬度的抛光剂。

7. **石英粉（quartz powder）** 主要成分为 SiO_2，呈灰白或红色，被研磨成很细小的颗粒后，通过较软的黏合剂形成抛光杆，用于金属树脂材料的抛光。

8. **石榴石（garnet）** 是一种含有 Mg、Fe、Mn、Ca、Al 等元素的硅酸盐矿物质，一般为暗红色，特别坚硬。石榴石主要被制成砂片、砂轮，常用于研磨硬质合金和树脂材料。

9. **刚玉（emery）** 主要成分为 Al_2O_3 和 Fe_2O_3。硬度仅次于金刚石，筛分出不同粒度的粒子，粘在耐水纸上，制成各种标号的水砂纸。

10. **碳化硅（silicon carbide）** 有绿色和蓝黑色两种，两者性能相似，但前者较常用，因为它同所研磨的材料有视觉上的明显差别。碳化硅非常硬且脆，形成的颗粒锐利，适合切割多种材料，如金属、瓷和树脂等。

11. **碳化硼（boron carbide）** 碳化硼为有光泽的黑色晶体，硬度接近金刚石，可制成各种切削、研磨工具。

12. 金刚石（diamond） 为碳的结晶体，硬度为莫氏 10 度。金刚石微粒可制成各种切削、研磨工具，是切削牙釉质最有效的切削材料。

13. 金刚砂（corundum） 一般为白色，最普遍使用的工具是白砂石，主要用于研磨金属。

14. 氧化铝（aluminum oxide） 是一种白色粉末，硬度超过金刚砂。常制成结合型、涂覆型研磨材料及压缩空气驱动的颗粒型研磨材料，用于研磨牙釉质、合金及瓷材料。

15. 乌贼骨（cuttle） 是将乌贼类软体动物体内的骨壳研磨成粉末而制得的一种白色石灰粉，用于抛光金属边缘或银汞合金修复体。

第四节　分离剂和清洁材料

一、分离剂

分离剂（separating medium）的主要作用是在两种相同或不同的材料之间形成隔离膜，使两种材料不发生粘接。应根据不同情况，选择适当的分离剂。

1. 钾皂分离剂 钾皂水溶液是负离子类表面活性剂，涂在石膏表面后，与 Ca^{2+} 发生反应生成不溶性金属皂类物质。由于亲油性原子基团（脂肪族碳氢化合物）在这层物质表面形成了一层疏水分子膜，可以发挥分离亲水材料的作用。但其溶于树脂单体，因此不能充当石膏与树脂间的分离剂。

2. 水玻璃分离剂 水玻璃与石膏表面的 Ca^{2+} 发生反应，形成硅酸钙薄膜，在石膏与石膏之间发挥分离作用。一般使用 30% 的水溶液，浓度过高，会使石膏表面变粗糙。

3. 藻酸盐分离剂 藻酸盐分离剂是含 2%～3% 藻酸钠的水溶液。将其涂在石膏表面后，与 Ca^{2+} 发生反应，形成不溶于水和树脂单体的藻酸钙薄膜，这层薄膜即可在树脂与石膏之间产生分离作用。操作时应注意的是，树脂达到面团期且彻底清除模型表面的水分及残余模型蜡后，方可涂布。否则，未达面团期的树脂与水接触，有可能使聚合后的树脂变色或表面发生龟裂。同时，应按顺序均匀涂布一层，不宜来回涂擦；否则，可能将已形成的不溶性藻酸钙薄膜擦掉。

4. 聚乙烯醇分离剂 部分皂化的聚乙烯醇的分子中含有大量羟基，是一种具有成膜性质的结晶型聚合体，可作为加压常温固化树脂的分离剂使用。

5. 甘油及乙二醇分离剂 甘油和乙二醇的分子中均含有亲水基团，涂布在石膏表面后，亲水基团排布在分离膜表面，对疏水的蜡起分离作用，可用于分离蜡与包埋材料。

二、清洁材料

口腔清洁材料是指通过化学作用清洁修复体表面污物和氧化物的各种材料。在临床中广泛使用的清洁材料主要有焊媒和清洁剂。

（一）焊媒

焊媒是用于保证钎焊过程顺利进行的辅助材料，也被称为焊药、钎剂等。

1. 作用 焊媒可防止被焊接金属表面氧化，清除金属表面的氧化膜及降低金属表面与液态金属的表面张力。

2. 种类 在口腔临床修复中进行金焊和银焊时使用的焊媒配方如表 16-1 所示。也可以在配方中加无水乙醇、机油、凡士林等调配成糊膏状使用。

不锈钢及镍铬丝钎焊使用的焊媒中，一般含有氟化物，可以有效地清除铬氧化膜。这类焊媒也是将氟化钾、酸性氟化钾、硼砂、硼酸等混合制成。

（二）金属清洁剂

主要用于清除金属的氧化层，具有很强的腐蚀性。

1. 配方 ①硝酸 25%，盐酸 75%，加适量水稀释，配制成稀王水。主要用于清除白合金片制作的各种修复体表面的氧化物；②盐酸溶液，主要用于银合金铸造修复体。

图片：ER16-5 分离剂的分类

视频：ER16-6 涂布藻酸盐分离剂的方法

学习笔记

表 16-1　焊媒的组成

焊媒	成分
金焊焊媒	无水硼砂粉末 55 wt%，硼酸 35 wt%，二氧化硅 10 wt%
金银钯合金焊焊媒	无水硼砂粉末 50 wt%，硼酸 50 wt%
高熔合金焊焊媒	硼氟化钾 60 wt%，氟化钾 20 wt%，氯化钾 10 wt%，偏硼酸钠 10 wt%
银焊焊媒	①无水硼砂粉末（20～80）wt%，氯化钾（10～50）wt%，氟化钠（10～50）wt% ②无水硼砂粉末 70 wt%，氯化钾 30 wt% ③无水硼砂粉末（20～80）wt%，氟化钠（10～50）wt%，氯化钠（10～50）wt%
锡焊焊媒	正磷酸

注：wt%：质量分数

2. 使用方法及注意事项　①将准备处理的修复体先放在室温相同的清洁液中，然后逐渐加热，待清洁液达到沸点后，停止加热并及时取出，用清水洗去清洁液，然后即可擦去修复体表面的氧化物；②煮沸时间切勿过久，否则会使修复体因腐蚀过度而变薄甚至完全溶解；③修复体不能放入过热的清洁液中，以防清洁液爆溅造成化学性烧伤。

（三）义齿清洁剂

义齿清洁剂是用以清除义齿上的污物、烟渍、色素、结石及氨味的各种清洁材料。它具有清洁和消毒作用，可用于浸泡或洗刷义齿。其剂型有片剂、粉剂、糊剂和液剂。根据义齿清洁的方法，可分为机械清洁剂和化学清洁剂。

1. 机械清洁剂　主要依靠机械摩擦和超声振荡的方法，能有效提高义齿清洁度。剂型主要有粉剂和糊剂，使用时需要使用机械工具（例如牙刷）蘸清洁剂清洁义齿。

2. 化学清洁剂　可分为漂白型、氧化型和酶型，其中后两者较为常用。

（1）漂白型：活性成分主要有次氯酸钠、次氯酸钙等次氯酸盐，与水作用生成的次氯酸有很强的氧化性和漂白作用。将义齿在溶液中浸泡 4～5 小时，再用肥皂和清水冲洗，对烟斑、茶斑、牙石、食物残渣等有较快的清洁效果，但对金属有腐蚀作用，对基托有褪色影响。

（2）氧化型：一般为粉剂或片剂，主要由氧化剂和碱性助剂组成，氧化剂有过氧化氢、过硼酸钠、过硫酸钾等，碱性助剂有磷酸钠、碳酸钠等，成分中还含有酶制剂、催化剂、表面活性剂和矫味剂等。其作用原理为：过氧化物溶液在催化剂作用下，可加速产生氧，通过气泡的机械冲击作用以及所含化合物的化学作用和酶制剂的生物作用，能达到良好的清洁效果，且使用方便。由于不含氯离子，含有氧离子，可使金属表面形成氧化膜，因此适用于金属修复体，其缺点是起效慢，对有机斑点清洁力差。

（3）酶型：是在氧化型的基础上加入酶制剂而成，酶型清洁剂的清洁效率比氧化型高 30%～40%，其中酶制剂为蛋白酶、脂肪酶等，酶能分解菌斑内糖蛋白、黏蛋白和黏多糖，破坏菌斑和结石的形成。酶制剂在多水介质中不稳定，而且配方复杂，也不宜长期贮存。由于它和活性氧发生相抑反应，因此必须将酶用高分子复合物包裹，使之颗粒化，或采用分层压片技术制作，从而导致成本增加。

在浸泡义齿后应将清洁剂冲洗干净，以免残留的清洁剂对口腔黏膜产生刺激作用。

第五节　义齿稳定材料

义齿稳定材料又称为义齿黏附剂（denture adhesive），是一类暂时性辅助义齿固位的材料，主要用于全口义齿固位不佳的患者，该材料通过与口腔黏膜的黏附作用而增强义齿的固位和稳定性，从而改善患者的咀嚼功能。

一、组成

义齿稳定材料有粉剂、糊剂、雾剂、膜剂和膏剂等剂型。目前市面上主要为膏剂型。一般由基质树脂、填料、表明活性剂、防腐剂、矫味剂、润滑剂和载体等组分构成。基质树脂包括天然树脂、合成树脂、动植物胶、纤维素等。目前使用最多的是天然梧桐树胶，其黏度高，黏附性好，并可抑制细菌生长和抵抗酶的降解，但其黏度易受温度和 pH 变化的影响，且水溶液显酸性，可引起腐蚀，少数患者用后有过敏现象，加入一些合成树脂可改善其性能。

二、性能与应用

义齿稳定材料应用于义齿基托的组织面。戴入口腔后，因吸附口腔中的水分产生溶胀，溶胀后的义齿稳定材料可充满并封闭基托与黏膜间的间隙，产生物理吸附作用，使义齿牢固地黏附于支持组织上，从而发挥暂时性增加义齿的固位和稳定性，提高咬合力，改善患者的咀嚼效能，同时可减少食物残渣及污物在基托下的聚集。

义齿稳定剂适用于各种全口义齿的固位和稳定，尤其是口腔支持组织条件差，导致固位不良、稳定性差的情况，以及某些特殊义齿，如缺乏物理固位性的口腔颌面膺复体。使用时应注意控制材料的用量。

（程　辉）

参考文献

1. ROBERT G C，JOHN M P. 牙科修复材料学. 赵信义，易超，译. 西安：世界图书出版公司，2006
2. 林红. 口腔材料学. 第 2 版. 北京：北京大学医学出版社，2014
3. 王贻宁. 浅谈牙齿漂白. 中华口腔医学杂志，2009，44（11）：653-657
4. 王晓玲，赵信义，何惠明，等. 过氧化脲漂白剂对釉质显微硬度影响的实验研究. 牙体牙髓牙周病学杂志，2006，16（4）：216-218
5. ANUSAVICE K J，SHEN C Y，RAWLS H R. Phillips' Science of dental materials.12th ed. St.Louis: Elsevier Saunders，2013
6. O'BRIEN W J. Dental materials and their selection. 4th ed. Canada: Quintessence Publishing Co.，2009
7. SULIEMAN M A. An overview of tooth-bleaching techniques: chemistry，safety and efficacy. Periodontol 2000，2008，48：148-169
8. UBALDINI A L，BAESSO M L，MEDINA NETO A，et al. Hydrogen peroxide diffusion dynamics in dental tissues. J Dent Res，2013，92：661-665
9. MA V S，MI V S，F H G.Gingival retraction methods for fabrication of fixed partial denture: Literature review. J Dent Biomater，2016，3（2）：205-213
10. HEINTZE S D，FORJANIC M，ROUSSON V. Surface roughness and gloss of dental materials as a function of force and polishing time in vitro.Dent Mater，2006，22（2）：146-659

口腔材料学实验教程

第十七章

》》学习要点

通过实验验证理论学习的相关知识，深入理解有关基本知识和概念，通过实验操作，提高动手能力、观察能力和分析概括能力，树立严谨求实的科学作风和科学态度。

实验一　藻酸盐印模材料和蜡型材料的形变实验

【目的和要求】

1. 熟悉提高印模和蜡型尺寸精确度及尺寸稳定性的方法。

2. 了解印模材料和模型材料的形变试验方法。

【实验内容】

1. 藻酸盐印模材料的失水形变实验 *。

2. 藻酸盐印模材料的永久形变实验。

3. 蜡型材料的应力释放形变实验 *。

4. 蜡型材料的线性收缩形变实验。

【实验用品】

1. **实验器械**　石膏调拌刀、橡皮碗、失水形变试样金属模具[外径长(l)80mm、宽(b)60mm、高(h)20mm，其中心型腔 l 50.0mm、b 30.0mm、h 20.0mm]、手术刀、玻璃板、游标卡尺、小架盘药物天平、大架盘药物天平（公用）、恒温干燥箱（公用）、秒表、外圆环金属模具（外径40mm、内径30mm、高16mm）、内圆环试样金属模具（外径25.0mm、内径12.5mm、高20.0mm）、塑料胶片、不锈钢直尺（15cm）、量筒（10ml）、塑料洗瓶、不锈钢盘。搪瓷杯、可调变压器、封闭式电炉、温度计（150℃）、大蜡刀、应力释放形变试样金属模具（外径 l 110mm、b 15mm、h 5mm，其中心型腔 l 100.0mm、b 5.0mm、h 5.0mm）、电热恒温水浴锅（公用）、软化成型金属型圈（图17-1）、大塑料盆（公用）、线性收缩形变试样金属模具（图17-2）、小瓷杯、毛笔。

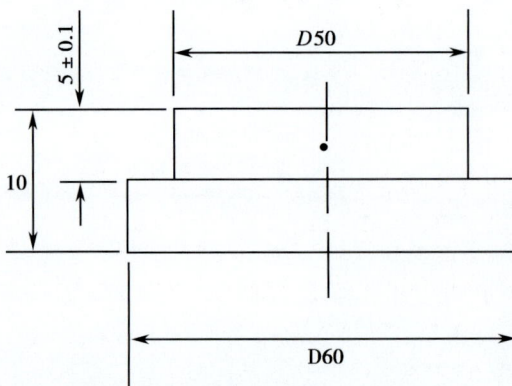

图 17-1　转化成型金属型圈示意图

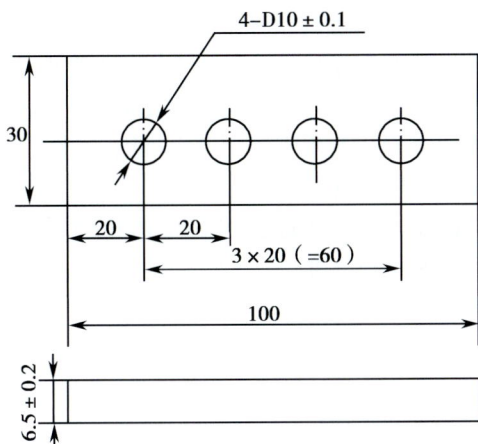

图 17-2　线性收缩形变试样金属模具示意图

2. **实验材料**　糊剂型藻酸盐印模材料、熟石膏粉、粉剂型藻酸盐印模材料、凡士林（分离剂）、基托蜡（冬用蜡）、甘油（分离剂）。

【实验原理】

尺寸变化通常用长度（或体积）变化的百分数来表示，一般采用直接测量法，即对材料变化前后的长度（或体积）直接测量。

1. 藻酸盐印模材料在制取印模后，由于吸水或失水，其体积将发生膨胀或收缩。本实验通过加热或室温放置失去水分后，测定印模材料的失水尺寸收缩形变。

2. 通过对藻酸盐印模材料试样施加一定压力后，测定加压前后试样的永久形变，要求能使试样产生 20% 压应变的力持续施压 5 秒后，永久形变不得超过 5%。

3. 蜡在制作模型的过程中，将产生不同程度的潜伏应力，这种应力将随时间的延长而缓慢释放出来，从而影响蜡型尺寸的精确度。本实验在几种温度下使蜡条软化成型，然后通过水浴加热以加速蜡试样的应力释放，再测定应力释放前后蜡试样的形变。

4. 蜡在制作模型过程中，也产生不同程度的线性收缩形变。本实验把蜡试样放置于两种不同温度的水浴中，通过测量试样高度的变化来表示蜡型材料的线性收缩形变，其值不大于 0.8%。

【方法和步骤】

1. **藻酸盐印模材料的失水形变实验**　按糊剂型藻酸盐印模材料的糊剂和熟石膏粉的质量比 2:1 分别称取 36g 和 18g，放入橡皮碗中，在 30 秒内调拌均匀，然后充填入已涂布凡士林分离剂的失水形变试样模具内。模具上下两面用涂有凡士林的玻璃板压平，去除多余材料后，用石膏调拌刀将表面修平整，待材料凝固后（约 3~5 分钟）取出试样，用手术刀将边缘修平整，再用游标卡尺准确测量试样的长 l_1、宽 b_1 和高 h_1。同法制作 6 个试样。将其中 3 个试样放入 60℃恒温干燥箱中，1 小时后取出试样，再测量试样的长 l_2、宽 b_2 和高 h_2。另外 3 个试样在室温下放置 1、3 和 24 小时后，再分别测量试样的 l_2、宽 b_2 和高 h_2。测量都精确到 0.02mm。按下式计算试样的体积失水形变（L）和体积失水形变率（L'）：

$$L = V_2 - V_1 = l_2 b_2 h_2 - l_1 b_1 h_1 (cm^3)$$

$$L' = \frac{V_2 - V_1}{V_1} \times 100\%$$

上式中 V 为试样的体积（cm^3），脚注 1 为试样失水前的测定值（mm），脚注 2 为试样失水后的测定值（mm）。

每组重复制作 3 个试样，结果以算术平均值表示，取四位有效数字，并得出标准偏差。

粉剂型藻酸盐印模材料的失水形变实验方法同上。但是，粉的质量（g）和水的体积（mL）比为 1:2.0~1:2.5，即分别量取 20g 粉和 40~50mL 水；调和时间为 30~45 秒，凝固时间约 2.5~3 分钟。

2. **藻酸盐印模材料的永久形变实验**　把外圆环金属模具放在一块盖有塑料胶片的玻璃板上，在振动下充填入按前述方法调和的糊剂型和粉剂型藻酸盐印模材料（约 20g）稍多于外圆环金属模具高度的 1/2。然后将涂有凡士林的内圆环试样金属模具放入外圆环金属模具内,并用力压入印模材料中,直到模具接触到玻璃板和印模材料被挤到模具顶上为止。再将另一块覆盖有塑料胶片的玻璃板压在模具顶上,在调和结束 30 秒后,将模具及玻璃板一齐放入(32±1)℃的电热恒温水浴锅中。调和 5 分钟后,将模具及玻璃板从水浴锅中取出,除去溢料,将试样与模具分开,用游标卡尺测量试样高度为 h_0(即内圆环试样金属模具高度)。

把试样放在水平的玻璃板上,按下述时间进行试验,其中 t 为凝固时间(5 分钟)。

t+45 秒:用游标卡尺轻轻测量试样高度;

t+55 秒:把试样高度的测量值记录为 A;

t+60 秒:在试样上放一小块玻璃板,在其上尽量平行且垂直加压,使试样受到 20% 的变形(用不锈钢直尺标示),即把试样高度压缩到 A×80%mm,并保持(5±0.5)秒;

t+90 秒:用游标卡尺轻轻测量试样高度;

t+100 秒:试样高度的测量值记录为 B。

测量精确到 0.02mm,然后按下式计算永久形变(P):

$$P=\frac{A-B}{h_0}\times100\%$$

上式中 A 为应变前试样高度测定值(mm),B 为应变后试样高度测定值(mm),h_0 为试样原高(mm)。

糊剂型和粉剂型藻酸盐印模材料各重复测试 3 个试样,结果以其算术平均值表示,保留四位有效数字,并得出标准偏差。

3. 蜡型材料的应力释放形变实验　将足够的基托蜡制成碎片,放入搪瓷杯中,在封闭式电炉上加热,轻轻晃动,使其温度逐渐达到(75±5)℃,维持此温度直到基托蜡全部熔化。同时将应力释放形变试样金属模具及玻璃板预热到(55±5)℃。把甘油分离剂涂在模具的型腔壁上,然后将模具放在玻璃板上。将熔化的蜡液倒入模具中,随着蜡液冷却,再补加蜡液以充满由于冷却而出现的收缩或气孔部分。凝固后,将模具连同玻璃板放入约 10℃的水中冷却,然后用手术刀修整蜡试样表面,再完整取出蜡条试样,并测量其宽度和厚度。用该法制备 6 个蜡条试样,并分别编号。

将第 1 个蜡条试样在(35±1)℃(软化成型温度)的温水中浸泡 5 分钟以上,使其均匀软化,同时将软化成型金属型圈放入该温水中预热。然后在温水中将蜡试样极缓慢地弯曲成半圆形,并与金属型圈外侧紧密贴合。完全成型后,用手术刀把蜡试样切割成长为金属型圈的半周长,即为蜡试样长度。再将蜡试样从金属型圈上小心取下(注意不要使其变形),用玻璃板迅速转移到盛有室温流水的塑料盆内,使蜡试样在自然状态下冷却 3 分钟以上,然后在室温中冷却 5 分钟。金属型圈也同法冷却,以待下次用。将蜡试样平放于玻璃板上用游标卡尺测量 l_A,如图 17-3 所示。

将已测量 l_A 值的蜡试样浸泡于(39±1)℃(应力释放温度)的温水中 10 分钟,以释放潜伏应力。然后用玻璃板转入室温流水中浸泡 10 分钟,使蜡试样冷却,再在室温中冷却 5 分钟后,按图 17-3 所示同法测定试样的 l_B 值。

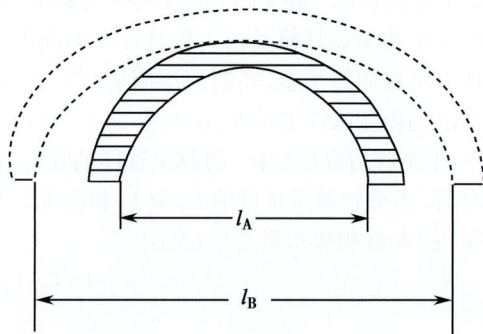

图 17-3　应力释放形变的测定

注意:在整个过程中要防止人为造成的蜡形变,转移蜡试样时最好用玻璃板托住;要保证冷却时间;测量时游标卡尺只能轻轻接触蜡试样,不得使其变形。

将第 2 个蜡试样按上述操作再重复一次。然后按下式计算应力释放形变(R):

$$R=l_B-l_A(mm)$$

上式中 l_A 为试样在应力释放前的测定值(mm),l_B 为试样在应力释放后的测定值(mm)。

同法重复整个上述操作 2 遍(每遍用 2 个蜡试样),但分别在(39±1)℃与(45±1)℃的软化成型温度和（39±1）℃的应力释放温度下测量另外 4 个蜡试样的 l_A 值和 l_B 值，并计算其应力释放形变 R。测量精确到 0.02mm。以两次试验结果的算术平均值（R）表示应力释放形变，保留小数点后第二位。

4. 蜡型材料的线性收缩形变试验　用前述蜡试样制备方法和线性收缩形变试样金属模具制备蜡柱试样。用手术刀修整后的试样端面应与轴线垂直，试样高度应为（6.5±0.2）mm，直径为（10±0.1）mm。将试样放入（40±0.5）℃的电热恒温水浴锅内，20 分钟后用游标卡尺测量其高度值，记为 h_1。然后立即将试样移入（23±0.5）℃的恒温水浴槽内，40 分钟后再次测量试样高度，记为 h_2。高度值精确到 0.02mm。上述操作再重复两次。

按下式计算线性收缩形变（S'）：

$$S' = \frac{h_1 - h_2}{h_1} \times 100\%$$

上式中 h_1 为 40℃的试样高度（mm），h_2 为 23℃的试样高度（mm）。

以三次测试结果的算术平均值表示线性收缩形变，保留小数点后第二位，并得出标准偏差。

【注意事项】

1. 加热快速除水时，藻酸盐印模材料失水形变试样干燥后有裂缝，测量试样尺寸应尽可能减少此误差。

2. 对藻酸盐印模材料的永久形变实验，应尽可能平行且垂直加压，使试样受到 20% 的变形，并保持（5±0.5）秒（在 YY1027 中，采用了专门的测量仪和加荷装置）。

3. 蜡型材料的应力释放形变实验

（1）蜡的熔化温度不能过高，特别是不能冒烟雾，否则不易脱模。

（2）为了简化操作，蜡试样模具也可用水作分离剂，表面浸湿即可，但应无水珠。

（3）蜡试样应自然浸泡于水中，不要施以外力。

（4）蜡试样被转移时最好用玻璃板托住，要防止人为造成的蜡形变。

4. 带"*"的实验内容为推荐选用内容（4 学时），后面的实验相同。

【思考题】

根据本实验，如何才能保证藻酸盐印模和蜡型的尺寸精确度？

【实验报告与评定】

1. 藻酸盐印模材料的加热失水形变实验。

2. 藻酸盐印模材料的室温失水形变实验。

3. 藻酸盐印模材料的永久形变实验。

4. 蜡型材料的应力释放形变实验。

5. 蜡型材料的线性收缩形变实验。

实验二　口腔高分子材料和石膏模型材料的固化实验

【目的和要求】

1. 熟悉自凝基托树脂、化学固化复合树脂和石膏模型材料在固化过程中所产生的一些物理化学变化，如固化放热、固化时间和固化形态等。

2. 掌握上述变化对材料性能的影响以及与临床操作方法的关系，为正确使用这些材料打下基础。

【实验内容】

1. 自凝基托树脂的固化实验*。

2. 化学固化复合树脂的固化实验。

3. 石膏模型材料的凝固实验*。

【实验用品】

1. **实验器械**　调拌刀、调拌瓷杯、小架盘药物天平、温度计 3 个、铝箔纸、塑料胶片、有孔大塑料圈（内径 40mm、高 15mm，侧面中部开一个可插入温度计的小孔）、玻璃板、水砂纸、塑料勺、量筒（10mL）、玻璃吸管、木垫块（l 40mm、b 20mm、h 8mm）、有孔小塑料圈（内径 15mm、高 15mm，侧面中部开一个可插入温度计的小孔）、调拌纸、塑料调拌刀（或棒）、酒精灯、气枪、火柴（或用电吹风替换前三者）、棉球、广口瓶、石膏调拌刀、橡皮碗、量筒（25mL）、塑料洗瓶、无孔大塑料圈（内径 40mm、高 15mm）、不锈钢盘。

2. 实验材料　自凝牙托粉、自凝牙托水、2,6- 二叔丁基对甲酚（简称 264）、化学固化复合树脂、灯用酒精、熟石膏、超硬石膏、人造石、自来水、凡士林。

【实验原理】

1. 自凝牙托粉与自凝牙托水按比例调和后，牙托粉即在牙托水中溶胀和溶解，同时牙托粉中的 BPO（引发剂）与牙托水中的 DMT（促进剂）在室温下反应，生成初级自由基，引发 MMA 进行聚合反应（参见第二章），故可达到在室温下快速固化制备义齿基托的目的。

聚合反应是放热反应，产生的热量加速了尚未固化的 MMA 的挥发，加之搅拌带入的空气等，故容易产生一些微小气泡。在溶胀、溶解和聚合反应的不同时期，材料呈现出不同的形态，最后完全固化。材料从开始调和的湿砂状变成坚硬固体的时间即为固化时间。

2. 化学固化复合树脂快速调和后，引发剂和促进剂在室温下产生氧化还原引发作用，使树脂基质、稀释剂、偶联剂、交联剂等单体发生本体自由基聚合反应。由于反应体系的黏稠度较大，也会产生明显的聚合热。因为一般采用 SiO_2 等无机填料，它不和单体发生溶解与聚合等作用，所以复合树脂的固化状态和自凝基托材料明显不同。复合树脂从开始调和的糊状变成硬质固体的时间即为固化时间。

3. 石膏粉和水按比例调和后，发生凝固放热反应，所以石膏凝固时温度明显升高。材料从开始调和起，15 分钟左右达到初凝，1 小时左右基本凝固，由糊状变成硬质固体，24 小时完全凝固，强度很高。

【方法和步骤】

1. 自凝基托树脂的固化实验　将自凝基托材料的粉剂和液剂按 2∶1 准确取量（每个试样取量 18g 粉剂和 9ml 液剂）后，先把牙托水放入调拌瓷杯中，再加入牙托粉，用调拌刀沿杯壁快速混合均匀，用塑料胶片加盖静置，以进行（1）（2）项实验。

（1）固化放热的测定：将有孔大塑料圈的下端磨平，并放在覆有一层塑料胶片的玻璃板上，把包上一层铝箔纸的温度计经侧面的小孔插至塑料圈中央，温度计头部应在塑料圈中心部位，温度计的另一端用木垫块垫成水平状。然后迅速把调和均匀的已呈糊状后期的自凝基托材料充满塑料圈，同时把玻璃板稍加振动，以尽量除去气泡，表面用调拌刀压平，再覆盖一层塑料胶片。用上述方法制备 2 个相同的试样，其中一个在室温（RT）下，另一个用热空气加热到 35℃，分别进行（1）项和（2）项的同步实验。从材料刚调和开始，每 1～3 分钟记录一次温度，当温度明显上升时应每 30 秒内记录一次温度，以测定各期温度和最高放热温度以及它们的出现时间，直至温度显示明显下降趋势为止。注意保护温度计，避免它与材料粘接或折断。

（2）固化形态的观察和固化时间的测定：在（1）项实验的两个固化放热的测定试样上（从材料开始调和就同步进行本项实验），一边观察温度，一边用调拌刀试探试样表层材料（不能搅动中、下层材料，以避免散热的影响），仔细观察聚合过程中各期的外观现象及其出现时间和持续时间，认真分析最佳临床操作期和最高放热温度时的现象，写出自己的结论。在观察固化形态的过程中，注意观察材料的固化时间，从调和开始到调拌刀用 4N 力压下时不出现压痕的时间即为固化时间（固化前期每隔 3 分钟，固化后期每隔 30 秒压一次）。

（3）阻聚剂对聚合反应的影响：将粉液按质量体积比 2∶1 取量（同前），把自凝牙托水倒入调拌瓷杯内，在其中加入微量（约 $1mm^3$）的 264 阻聚剂，溶解后再与自凝牙托粉快速混合均匀，然后按（1）项和（2）项实验方法与要求操作，并与前述未加阻聚剂的材料进行比较。该实验只做 1 次，仅观察室温下的变化情况。

2. 化学固化复合树脂的固化实验　按产品说明书要求比例取量，在调拌纸（或塑料胶片）上用塑料调拌刀快速调和均匀，进行固化放热的测定、固化形态的观察和固化时间的测定，其实验方

学习笔记

法与要求和自凝基托材料的第(1)项和第(2)项实验相同。为了节省实验材料,把有孔大塑料圈换成有孔小塑料圈。当温度开始上升时,应每30秒内记录一次温度。该实验做2次,分别观察室温和加热下的变化情况。

3. 石膏模型材料的凝固实验

(1)凝固形态观察和凝固时间及凝固放热的测定:熟石膏按水/粉比(W/P)0.5mL/g,即按粉水的质量体积比2:1取量(每个试样取30g粉和15ml水),把水和熟石膏粉顺序放入橡皮碗中,用石膏调拌刀常速调和1分钟,混合均匀后按自凝基托材料的固化放热测定方法操作(使用有孔大塑料圈,下端磨平,涂上凡士林分离剂)。当温度明显上升时,应每1分钟记录一次温度,测定各期凝固温度、最高放热温度及其出现时间,同时进行凝固形态观察和凝固时间测定。从粉水调和开始,至材料表面用调拌刀施加3N力时不出现压痕的时间定为凝固时间(初凝后每隔30秒压一次)。本实验同法做2次,不观察加热下的变化情况。

用人造石和超硬石膏分别按混水率0.3和0.22同法重复上述操作。

(2)凝固时间的测定 *:将熟石膏模型材料按表17-1的条件和前述凝固时间测定方法(使用无孔大塑料圈,下端磨平,涂上凡士林分离剂),每组条件各重复操作三次,把三次凝固时间读数的算术平均值作为实验结果,保留小数点后第一位,并得出标准偏差。该项实验只做室温下的测定,不进行固化放热测定和固化形态观察。

表 17-1 测定熟石膏凝固时间的条件

组号	粉(单位:g)	水(单位:mL)	水/粉比(单位:mL·g^{-1})	调和时间(单位:s)	搅拌速度
1	30	13.5	0.45	60	常速
2	30	15.0	0.50	60	常速
3	30	16.5	0.55	60	常速
4	30	15.0	0.50	90	快1/3

【注意事项】

1. 室温较高则牙托水的挥发性增大,为了避免火灾,应更加注意安全使用酒精灯。可以用电吹风代替气枪加热,特殊情况下也可以不观察加热下的变化情况。

2. 注意保护温度计,避免它与材料粘接或折断。

3. 为了节省实验材料和时间,某些实验是在另外实验的试样上同时进行,例如固化形态观察和固化时间测定就是在固化放热测定试样上同步进行的。

4. 固化放热的测定最好使用精度适当的热电偶和 X-T 记录仪,其试验方法见 YY 1042—2003 的7.6条。

【思考题】

1. 根据本实验,如何才能保证自凝基托材料固化后的较佳性能?

2. 自凝和热凝基托材料在粉液比和最佳临床操作期及其出现时间方面有何不同?

3. 自凝基托材料和化学固化复合树脂在固化形态方面有何异同?

4. 比较实验材料的最高放热温度和固化时间。

5. 阻聚剂对聚合反应有何影响?

6. 操作义齿基托材料时,有的人手上出现皮疹,为什么?

7. 探讨熟石膏的凝固条件与凝固时间的关系。

【实验报告与评定】

1. 自凝基托树脂材料的固化形态观察和固化时间及固化放热测定。

2. 阻聚剂对聚合反应的影响。

3. 化学固化复合树脂的固化形态观察和固化时间及固化放热测定。

4. 石膏模型材料的凝固形态观察和凝固时间及凝固放热测定。

5. 熟石膏模型材料凝固时间的测定。

实验三　粘接材料的粘接性能实验

【目的和要求】

1．掌握口腔常用材料的粘接性能的测试方法，比较不同粘接材料的粘接性能。

2．进一步熟悉口腔粘接材料和粘接技术。

3．本实验方法也可用于测定粘接材料对人牙和陶瓷等的粘接强度。

【实验内容】

1．粘接材料固化时间的测定。

2．拉伸粘接强度试样的制备。

3．剪切粘接强度试样的制备。

4．拉伸粘接强度和剪切粘接强度测定。

【实验用品】

1．**实验器械**　固化时间试样塑料圈（内径8mm，高5mm）、固化时间压头[质量为（400±15）g，端面为直径（D）（1±0.1）mm的平面，高5mm]、玻璃板、塑料胶片、计时器（精确到±1秒）、不锈钢圆片[直径（D）15mm、厚（d）3mm]（或牙本质试样）、不锈钢小棒（D 7.0mm，h 30mm，距一端面3mm处有一个D 2.5mm的小孔）、水砂纸（400#）、塑料洗瓶、小棉球、胶粘带（中心有D 5.0mm的圆孔）、乙醇棉球、酒精灯、火柴、弯头镊、气枪、手术刀、小架盘药物天平、塑料调拌刀、调拌纸（或塑料胶片）、游标卡尺、拉伸试验用的金属棒（D 2mm，l 20mm）、高强度线（拉伸用）、钢板（拉伸用，d 5mm、长和宽与拉力试验机的夹具内尺寸相同，中心有一个D 10mm的孔）、拉力试验机、不锈钢块（或牙）、圆柱体分裂模具（聚四氟乙烯制成，中心有D 5.0mm、h 3mm的型腔）、剪切加载装置、滴瓶（50ml）、广口瓶（100ml）、不锈钢盘。

2．**实验材料**　化学固化正畸粘接剂、化学固化复合树脂、普通聚羧酸锌水门汀、丙酮（化学纯）、灯用酒精、蒸馏水、不锈钢表面处理剂（或牙面处理剂）、小棉球。

【实验原理】

在口腔临床上，通常用粘接材料使修复体与被粘体表面产生化学性粘接和机械性粘接。粘接性能的主要测试方法包括材料与牙或修复体的拉伸粘接强度、剪切粘接强度、拉伸撕裂强度、拉伸剥离强度及粘接边缘封闭性等项目。本实验通过拉伸粘接强度（tensile bonding strength，TBS）和剪切粘接强度（shear bonding strength，SBS）试验，考察粘接材料对金属（或牙）的粘接性能。TBS和SBS分别表示在规定的试验温度、湿度与试验速度下，试样在拉伸应力或切应力作用下被破坏时单位面积上所承受的最大负荷值。

【方法和步骤】

1．**粘接材料固化时间的测定**　按产品说明书要求比例准确取量，在调拌纸（或塑料胶片）上快速调和均匀，把调和物充满放在覆有塑料胶片的玻璃板上的固化时间试样塑料圈，然后刮平表面。在调和开始后60秒起，小心地把固化时间压头端面垂直地放在调和物表面，勿施外力，停留5秒。此后每隔15秒同法压一次，注意在两次试验之间清洁压头，记录从调和开始到压头不能在试样表面产生压痕的时间，即为固化时间。重复以上操作，在上述所得固化时间前30秒开始，每隔10秒压一次。每种材料各重复操作3次，以其算术平均值作为实验结果，取3位有效数字，并得出标准偏差，为后面粘接强度试验提供可靠的操作时间。

2．**拉伸粘接强度试样的制备**　用水砂纸仔细湿磨不锈钢小棒和圆片（或者牙）的粘接面，使之平滑且两端面平行（同时要求小棒和圆片垂直），用塑料洗瓶内的蒸馏水冲洗10秒，用无油热空气吹干，丙酮涂擦，再用热空气吹干（牙不用丙酮处理）。洁净的粘接面用不锈钢表面处理剂处理5分钟（或按产品说明书对牙面进行表面处理），再重复前述冲洗和干燥过程。在干燥的圆片粘接面上紧密地贴上一层中心有圆孔（D 5.0mm）的胶粘带。测量粘接面的尺寸（即胶粘带圆孔直径），准确至0.02mm。将按产品要求调拌均匀的材料迅速涂覆于已经过这种表面处理的小棒端面，垂直压接于贴有圆孔胶粘带的圆片上，试样在室温静置0.5小时后待测试（图17-4）。每种材料不少于5个试样。

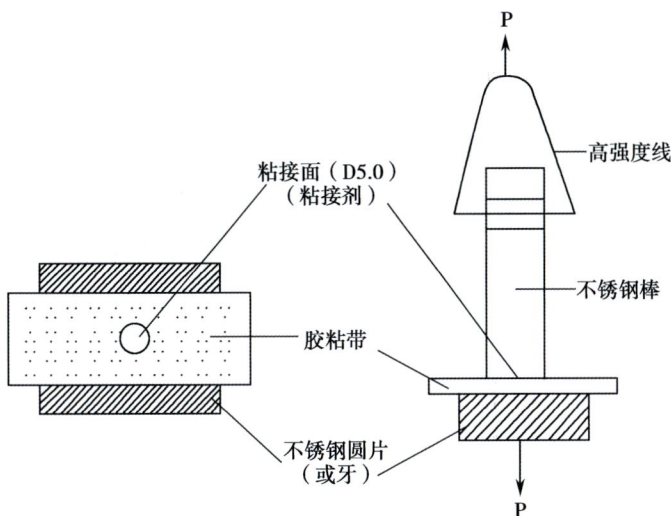

图 17-4 拉伸粘接强度测定示意图

3. 剪切粘接强度试样的制备 将不锈钢块（或牙）用自凝树脂包埋在牙杯中，并略微高于牙杯的边缘。再用前述相同的试样制备方法处理和测量（准确至 0.02mm）粘接面。把圆柱体分裂模具置于粘接面上，其型腔正对并紧贴胶粘带圆孔。将按产品要求已调拌均匀的粘接材料充填入分裂模具中，同时轻轻加压。然后在室温静置 0.5 小时后，去除分裂模具，试样待测试（图 17-5）。每种材料不少于 5 个试样。

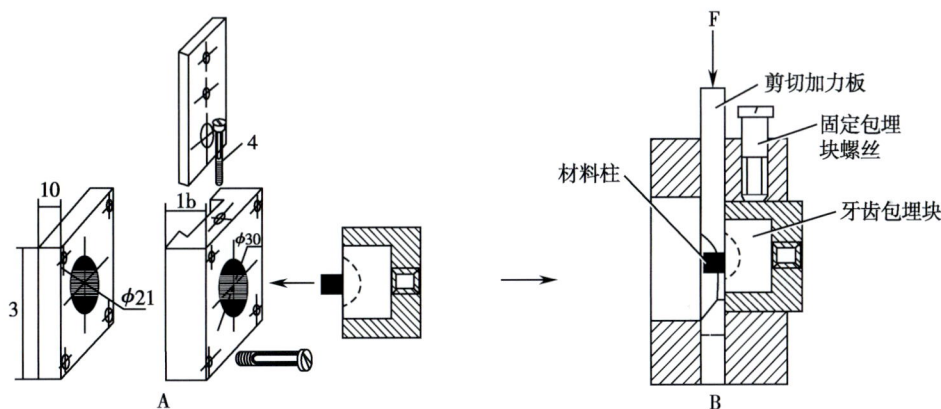

图 17-5 剪切加载装置及加载示意图
A. 剪切加载装置分解示意图 B. 剪切加载装置组合及加载示意图

4. 拉伸粘接强度和剪切粘接强度测定 制备的试样在拉力试验机上测试其拉伸粘接强度（TBS）和剪切粘接强度（SBS）（图 17-4，图 17-5）。每组（即每种材料）不少于 5 个试样。将试样用试验机的夹具固定，拉伸方向必须和试样纵轴方向平行且重合，剪切加载方向必须和滑动方向（主轴方向）一致。加载速度为（0.75±0.3）mm/min，直至断裂，记录最大负荷读数。

（1）拉伸粘接强度（TBS）的计算式为：

$$TBS = \frac{P}{S} = \frac{P}{\pi \times r^2} (MPa)$$

上式中 P 为最大载荷（N），S 为试样粘接面积（mm²），r 为试样粘接面半径（mm），即胶粘带圆孔半径。

由于老式拉力试验机的负荷单位为 kg，因此上式又可变为：

$$TBS = \frac{P}{S} = \frac{P}{\pi \times r^2} (kg/cm^2)$$

上式中 P 的单位为 kg，r 的单位为 cm。

kg/cm² 和 Pa 或 MPa 的换算关系为：

因为 $\qquad$ 1N=0.101 97kg

$\qquad$ 1MPa=10^6Pa=10^6N/m²

$\qquad$ =0.101 97×10^6kg/10^4cm²=10.197kg/cm²

$\qquad$ ≈10kg/cm²

所以 $\qquad$ $TBS=\dfrac{P}{\pi \times r^2}(kg/cm^2)=\dfrac{P}{10 \times \pi \times r^2}(MPa)=\dfrac{10^5 P}{\pi \times r^2}(Pa)$

每组试样不少于 5 个，试验结果以拉伸粘接强度的算术平均值（TBS）表示，取三位有效数字，并得出标准偏差。

（2）剪切粘接强度（SBS）的计算式为：

$$SBS=\dfrac{P}{\pi \times r^2}(MPa)$$

上式中 P 为最大负荷（N），r 为粘接面半径（mm）。

每组试样不少于 5 个，以其算术平均值（TBS）表示试验结果，取三位有效数字，并得出标准偏差。

【注意事项】

1. 操作过程中不应污染已处理过的粘接表面，所用器械应清洁、干燥、无污染，否则将影响试样的测试结果。

2. 试样的粘接应一次到位，移动整个试样只能在粘接材料完全固化后进行。

3. 必须在粘接材料未完全固化前，及时用乙醇棉球清除器械上的粘接材料。

4. 应按产品要求比例取量，特别是粉剂量要足够，否则会降低强度。

5. 要掌握好材料的调和时间和固化时间，以充分利用操作时间。

6. 试验方法可参见拉力试验机使用说明书和 YY0269—1995 标准。标准中要求把试样放于（37±1）℃的蒸馏水中贮存（23±1）小时后再测定其强度。

【思考题】

1. 如何才能充分发挥粘接材料的粘接性能？

2. 正畸粘接剂的粘接面半径增大 1mm，其拉伸粘接强度值有何变化？

【实验报告与评定】

1. 三种粘接材料的固化时间。

2. 三种粘接材料的拉伸粘接强度。

3. 三种粘接材料的剪切粘接强度。

实验四 基托材料、银汞合金和石膏的力学性能实验

【目的和要求】

1. 掌握力学性能试样的制备方法及其对实验结果的影响因素。

2. 熟悉强度指标的物理意义和几种口腔材料力学性能的实验方法。

3. 熟悉拉力试验机、冲击试验机和横向弯曲试验机的使用方法。

4. 了解试样的标准化处理和内外因素对测试结果的影响。

【实验内容】

1. 试样的制备 *（可以提前制备）。

2. 拉伸实验。

3. 弯曲实验。

4. 压缩实验 *。

5. 冲击实验 *。

6. 横向弯曲挠度实验 *。

7. 蠕变试验。

【实验用品】

1. **实验器械** 调拌刀、调拌瓷杯、玻璃板、小架盘药物天平、石膏调拌刀、橡皮碗、量筒（10ml）、银汞合金调和器、银汞合金充填器、水砂纸（400#）、游标卡尺、塑料洗瓶、玻璃吸管、酒精灯、拉伸强度试样金属模具、弯曲强度试样金属模具、冲击强度试样金属模具、压缩强度试样金属模具（2 种）、横向弯曲试样金属模具、银汞合金试样金属模具、计算器、乙醇棉球、塑料胶片、拉力试验机、冲击试验机、横向弯曲试验机、蠕变测定仪（模具尺寸见"方法和步骤"部分）。

2. **实验材料** 自凝基托材料、银合金粉和汞、熟石膏模型材料、凡士林分离剂、自来水、灯用酒精、火柴。

【实验原理】

1. **试样的主要影响因素**

（1）成型方法与条件的影响：本试验的试样是用模塑成型方法制备的，这种试样的测试结果与模塑成型方法、成型温度、成型压力和冷却速度等后处理条件都有很大关系。另外，特别要注意的是材料中如含有水分和溶剂等挥发性物质，或在搅拌中带入空气，或在成型过程中产生的气体若不能排出时，就会形成气泡造成"致命"缺陷，这样的试样不能用于性能测试。因此，在许多产品标准中还注明了成型的条件。

（2）试样尺寸的影响：在标准测试方法中，大多都规定了标准试样的严格尺寸，这样才会使同样一种材料的测试结果不会因尺寸不同而影响重复性，也使不同材料的测试结果有可比性，从而消除尺寸效应对测试结果的影响。材料相同而尺寸不同的试样可能严重影响测试结果，这种现象称为尺寸效应。

（3）试样预处理的影响：测试的外界条件对试样的影响也较大，其中主要是环境温度、湿度和放置时间。这些因素可以引起试样分子形态的变化和内部应力的消存等。因此，为了获得良好的重复性和可靠的结果，必须在测试之前对试样进行上述方面的处理。

2. **拉伸强度** 表示在规定的试验温度、湿度与速度下，在试样上沿纵轴方向施加拉伸负荷使其破坏时，试样所受的最大拉伸应力。

3. **弯曲强度** 表示材料在弯曲负荷下破裂或达到规定挠度时能承受的最大弯曲应力。本试验采用对试样施加静态三点弯曲负荷的测定方法。

4. **压缩强度** 在试样两端施加静态压缩负荷直至破裂（脆性材料）或产生屈服现象（非脆性材料）时，原单位横截面积上所承受的最大压缩应力。本试验在试样的端部表面上沿着主轴方向，以恒定的速率施加一个可测量的负荷压缩试样，直到试样破裂或屈服为止。

5. **冲击强度** 表示试样在冲击负荷作用下，被破坏时所吸收的冲击能量与试样的原始横截面积之比。它能衡量材料在高速冲击状态下的韧性，冲击强度值小则材料较脆。冲击试验方法分为简支梁冲击试验方法和悬臂梁试验方法两种，本实验采用摆锤式冲击试验机进行无缺口试样简支梁冲击试验。

6. **横向弯曲挠度** 是物体承受其比例极限内的应力所发生的弯曲应变。横向弯曲和弯曲强度不同，前者表示材料在长期处于反复的（咀嚼）应力作用下所产生的弯曲形变，后者表示材料在持续受力后直至断裂时能承受的最大应力，因而横向弯曲更能真实地表示材料在口腔环境中的受力后弯曲形变情况，对于义齿基托材料特别明显。

7. **蠕变** 表示在恒定温度和湿度条件下，试样在恒定外力持续作用下，形变随时间延长而增加；外负荷去除后形变逐渐恢复的现象。蠕变值大则强度差。可分为拉伸蠕变、压缩蠕变和弯曲蠕变等。本实验测定银汞合金充填材料的压缩蠕变，其蠕变值应不超过3.0%。

【方法和步骤】

1. **试样的制备**

（1）自凝基托树脂试样和熟石膏试样的制备：在模具型腔内壁和玻璃板使用面均匀涂上一薄层分离剂，将模具放在该玻璃板上。分别按上述材料的产品规定比例取量，迅速调拌均匀。把调和好的材料沿模具一侧慢慢填入型腔内，防止产生气泡。材料充填满后，上面覆盖一张涂有凡士林的塑料胶片和一块玻璃板，加力压成平滑状，材料厚度与模具高度相同，然后去除多余的材料。试样初步固化后脱模，按产品要求处理，最后打磨抛光，待测试用。重复上述操作，每组制备的试样不少于 5 个。

(2) 银汞合金试样的制备：按产品要求和规定比例使 (0.6±0.005) g 的银合金粉和最佳量的汞进行汞齐化，以保证制成一个直径为 4mm，高为 (8±1) mm 的圆柱体试样。采用机械方法制备试样，如图 17-6 所示。在 (23±2)℃的温度下，在 30 秒内用直径略小于 4mm 的银汞合金充填器分几次将银汞合金填入模具中，其间不得将汞挤出。然后塞入 2 号塞杆，施加 (14±1) MPa 的压力。持续加压 15 秒后，在 5 秒内卸去负荷，移去 2 号垫片，重新加上 (14±1) MPa 的压力。持续加压 40 秒后，在 30 秒内卸去负荷，仔细去除挤出的汞，取出试样，不要整修，直接转移到 (37±1)℃的恒温环境中。重复上述操作，共制备 3 个试样。

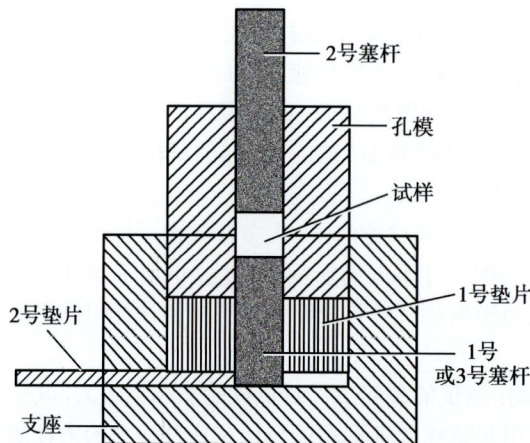

图 17-6　银汞合金试样制备模具示意图

2. 实验条件

(1) 用湿的水砂纸打磨试样，表面应平整，无气泡、孔隙、裂纹和分层等缺陷。

(2) 试验温度为 (25±2)℃，相对湿度为 (65±5)%。

(3) 状态调节：按产品规定和标准方法进行。

3. 拉伸实验

(1) 自凝基托树脂试样尺寸（图 17-7）。

(2) 实验方法：每组不少于 5 个自凝基托塑料试样，于中部有效部分测量宽度和厚度，准确至 0.02mm，算出横断面积，在试样上标记出有效部分区域后，用拉力试验机测试，要使试样纵轴与上下夹具中心连线相重合，负荷相对误差不大于 ±1%，拉伸速度在 2、5、10mm/min±20% 的范围内选取，该拉伸速度应为使试样能在 0.5～5 分钟内断裂的最低速度，试样断裂后记录最大负荷。若试样断裂在非有效部分时，试样作废，另取试样补做。

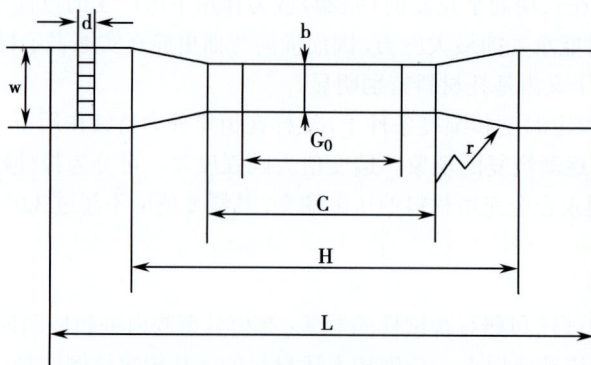

图 17-7　拉伸强度试样尺寸

图 17-7 中 L 为试样总长度（150mm），H 为试样夹持后夹具间距离（115±5.0mm），C 为试样中间平行部分长度（60±0.5mm），G_0 为试样有效部分的长度（50±0.5mm），W 为端部宽度（20±0.2mm），d 为厚度（4mm），b 为中间平行部分宽度（10±0.02mm），t 为弧度半径（60mm）。

拉伸强度（σ_t）可按下式计算：

$$\sigma_t = \frac{P}{bd}(MPa)$$

上式中 P 为最大载荷（N），b 为试样宽度（mm），d 为试样厚度（mm）。

以一组测定值的算术平均值表示试验结果，σ_t 取三位有效数字，并计算标准偏差。

4. 弯曲强度实验

（1）自凝基托树脂试样尺寸：l（64±1）mm，b（10±0.2）mm，d（3.3±0.2）mm。

（2）实验方法：每组不少于 5 个自凝基托塑料试样。测量试样中间部位的宽度和厚度（准确至 0.02mm）。在试验机上装上换向器、弯曲夹持器和压头，调节好跨度，将试样平放在支座上。压头与试样宽度的接触线须垂直于试样长度方向。试验跨度 L=（50±1）mm，加载速度为（5±1）mm/min。试样断裂后记录最大负荷。若试样断裂在试验跨度三等分中间部分以外的应作废，需另取试样补做。

弯曲强度（σ_f）可按下式计算：

$$\sigma_f = \frac{3PL}{2bd_2}(MPa)$$

上式中 P 为最大负荷（N），L 为跨度（mm），b 为试样宽度（mm），d 为试样厚度（mm）。

以一组测定值的算术平均值表示测试结果，取三位有效数字，并计算标准偏差。

5. 压缩试验

（1）试样尺寸：银汞合金圆柱体 D（4.0±0.02）mm；熟石膏圆柱体 D（20±0.2）mm，h（30±0.2）mm。试样两端面应与加载方向垂直，其平行度应小于 0.03mm。

（2）试验方法：每组不少于 5 个试样，测量试样尺寸，准确至 0.02mm，算出横截面积。压缩试验也可使用拉力试验机，一般可以加一个换向器。把试样放在两压板的表面之间，使试样中心线与两压板表面中心连线重合，确保试样端面与压板表面平行，并使压板表面恰好与试样端接触，然后以特定的试验速度施加负荷，记录试样破裂瞬间所承受的负荷。

熟石膏试样在室温下放置 24 小时以后，以（2±0.4）mm/min 的加载速度测定其压缩强度。银汞合金在汞齐化后（60±2）分钟后，用湿的水砂纸按要求迅速打磨，再以（0.5±0.1）mm/min 的试验速度测定其早期压缩强度。

压缩强度（σ_c）按下式计算：

$$\sigma_c = \frac{P}{S} = \frac{P}{\pi \times r^2}(MPa)$$

式中 P 为试样最大载荷（N），r 为试样的原始横截面积半径（mm）。

以一组测定值的算术平均值表示测定结果，取 3 位有效数字，并计算标准偏差。

银汞合金的早期压缩强度的平均值应精确到 1.0MPa，再按下式计算偏差系数 C_v。若 C_v 超过 15%，则该组试样作废，应再做 5 个试样重新试验。

$$C_v = \frac{S}{X} \times 100\%$$

式中 C_v 为偏差系数，S 为标准偏差，X 为算术平均值。

6. 冲击试验

（1）自凝基托树脂试样尺寸：l（60±2）mm，b（6±0.5）mm，d（4±0.2）mm，d<3mm 的试样不能做冲击试验。

（2）试验方法：使用摆锤式冲击试验机，冲击能量 1.0J，冲击速度 2.9m/s±10%，允许最大摩擦损失 2%，支撑线间距离 60mm，支撑刃端部圆弧半径 1mm，冲击刀刃夹角 30°±1°，刀刃端部圆弧半径（2.0±0.5）mm，冲击前刀刃扬角 160°。每组不少于 5 个自凝基托塑料试样，于中部测量宽度和厚度,准确至 0.02mm。校准试验机零点,以后每进行一组测试,校准一次。进行空击试验,保证总摩擦损失 <2%。将试样支撑面紧贴在支撑块上,摆锤垂直时,刀刃与试样打击面中心相重合。抬起并锁住摆锤,然后平稳放下摆锤,从能量度盘读取试样所吸收的冲击能量。凡试样无破坏的则作废,另补试样进行测试。

无缺口(unnotched)试样简支梁冲击强度(σ_i)可按下式计算:

$$\sigma_i = \frac{A}{b \times d} \times 10^3 (\text{kJ·m}^{-2})$$

上式中 A 为试样破坏所吸收的冲击能量(J),b 为试样宽度(mm),d 为试样厚度(mm)。

以一组测定值的算术平均值表示试验结果,取两位有效数字,并计算标准偏差。

7. 横向弯曲挠度试验

(1)自凝基托树脂试样尺寸:l(65±1)mm,b(10±0.03)mm,d(2.5±0.03)mm。

(2)试验方法:用横向弯曲试验机测定,试验跨度 40mm,压头直径 3.2mm,试验机自身对试样空加载荷为 15N,加载速度(5±1)mm/min。每组试样不少于 5 个。测试前将试样在(37±1)℃蒸馏水中浸泡(50±2)小时,然后用干布擦净。在试样中部测量宽度和厚度,准确至 0.02mm,再将试样置于试验机上,放下压头,百分表指针稳定后,记录 15N 负荷时的百分表读数(A)。以后在每分钟的后 30 秒内增加负荷 5N,应小心加载以防止对试样产生冲击力。加至 35N 时记下读数(B),再加至 50N 时(共 7 个配重)记下读数(C)。

横向弯曲挠度值(σ_d)可按下式计算:

15～35N 时的横向弯曲挠度值 σ_d=B-A(mm)

15～50N 时的横向弯曲挠度值 σ_d=C-A(mm)

以一组测定值的算术平均值表示试验结果,精确到 0.05mm,并计算标准偏差。

8. 蠕变试验

(1)银汞合金圆柱体试样尺寸:D 4mm,h(8±1)mm。

(2)试验方法:每组 3 个试样,在(37±1)℃的环境中保存 7 天。试验前,用湿的碳化硅水砂纸(600#)把每个试样的两个端面磨平,并与轴线垂直,测定其长度值(l_0),精确到 0.02mm。在(37±0.5)℃的温度下,1～10 秒内对试样的轴向持续恒定地施加(36±0.2)MPa 压力,分别记录 1 小时和 3 小时读取的长度变化值(l_1 和 l_2)。按下式计算蠕变值(C),用百分比表示:

$$C = \frac{l_1 - l_2}{l_0} \times 100\%$$

上式中 C 为蠕变值(%),l_0 为试样原长度(mm),l_1 为加压 1 小时后长度(mm),l_2 为加压 3 小时后长度(mm)。

以一组测定值的算术平均值表示试验结果,精确到 0.1%,并计算标准偏差。注意,若 3 个试样的蠕变值都不超过 3.0%,则认为合格。若有 1 个试样的蠕变值超过 3.0%,应再测定 2 个试样,在这 5 个试样中若有 4 个试样的蠕变值不超过 3.0%,则认为合格,否则不合格。

【注意事项】

1. 调和均匀的糊状材料应迅速从模具的一侧慢慢填入型腔内,之后不要搅动,防止人为带入气泡。小心脱膜,避免产生应力和形变。

2. 按要求精度测量试样尺寸。

3. 严格按仪器的实验条件操作。

4. 可以把试样的制备和试样的测定分成两部分,并在不同的实验分别做。

5. 在 GB/T 1043—1993 标准中,每组冲击强度试样不少于 10 个。

6. 银汞合金试样的制备模具和制备方法参见 YY 1026—1999。标准中,蠕变值的加压时间比本实验长。

【思考题】

1. 本实验中,对实验结果影响最大的因素是什么?

2. 冲击试验对口腔材料有何实际指导意义?

【附录】 义齿基托聚合物的横向弯曲挠度值应符合表 17-2 中的要求（YY0270—2003 标准）。

表 17-2　义齿基托聚合物的横向弯曲挠度值

负荷 /N	形变 /mm	
	最小	最大
15～35	1.0	2.5
15～50	2.0	5.0

【实验报告与评定】 拉伸强度、弯曲强度、压缩强度、冲击强度、横向弯曲值和蠕变值的试验结果。

实验五　口腔材料的硬度实验

【目的和要求】

1. 掌握硬度试样的制备方法。

2. 了解几种常用硬度的概念。

3. 熟悉几种常用硬度实验方法。

【实验内容】

1. 硬度试样的制备。

2. 布氏硬度、维氏硬度和邵氏（A）硬度测试。

【实验用品】

1. 实验器械　短玻璃管（内径 6mm、高 3mm）、试样金属模具（型腔 l 50mm、b 25mm、h 7mm）、玻璃板、调拌刀、调拌瓷杯、调拌纸、雕刀、小架盘药物天平，水砂纸（600#、2000#）、计算器、游标卡尺、布氏硬度计、维氏硬度计、邵氏（A）硬度计、读数显微镜（精度 0.01mm）。

2. 实验材料　热凝基托树脂、自凝基托树脂、光固化复合树脂、腻子型硅橡胶印模材料、凡士林分离剂、灯用酒精。

【实验原理】

布氏硬度实验、维氏硬度实验和邵氏（A）硬度实验均为压表面入法硬度试验。布氏硬度法压头为直径 5mm 的硬质合金钢球，压痕投影形状为圆形，面积较大，适用于面积较大材料的硬度的测量，能反映出较大范围内材料的综合平均硬度，所得数值分散小，准确性高。义齿基托树脂的硬度通常用布氏硬度表示。维氏硬度压头为金刚石四方角锥体（见图 3-14），其压痕投影形状为正方形。当载荷小于 1 000g 时，压痕非常微小，需要借助于显微镜来测量压痕。适合于脆性材料（如陶瓷、玻璃等）、细小薄片试样、细线材、人牙齿等材料硬度的测定，也适用于坚硬材料微小局部硬度的测量。

邵氏硬度实验使用邵氏硬度计（图 17-8），将标准形状的压针在规定的弹簧压力下经规定的时间压入试样，通过把压针压入深度转换为硬度值来表示邵氏硬度（HS）。邵氏硬度分为邵氏 A（H_A）、邵氏 W（H_W）和邵氏 D（H_D），分别适用于橡胶和较软塑料、橡胶微孔材料和硬质橡胶与硬质塑料。

【方法和步骤】

1. 硬度试样的制备　方法同实验四。但是，硅橡胶和自凝基托树脂材料用试样金属模具，光固化复合树脂用玻璃管作模具。材料充填入模具内 1 小时后，取出试样，研磨抛光其表面。

2. 实验条件　方法同实验四。尤其要注意试样应厚度均匀，上下面平行，表面光滑、平整、干燥，测试面不得有气泡、机械损伤、凹坑、杂质及其他污物。对于硬度与湿度无关的材料，试验前试样应在实验环境中至少放置 1 小时。

3. 试样尺寸

（1）硅橡胶和自凝基托树脂材料：l 50mm，b 25mm，h 7mm（每个测量点与试样边缘距离不小于 12mm，相邻两压痕中心之间的距离不小于 6mm）。

（2）光固化复合树脂：D 6mm，b 3mm（测量点在中心区域）。

4. 硬度实验　自凝基托树脂用布氏硬度计进行测试，硅橡胶试样用邵氏（A）硬度计（图 17-8）进行测试，光固化复合树脂用显微维氏硬度计进行测试。试验中，如试样出现压痕裂纹或试样背面有痕迹时，数据无效，另取试样进行测试。

（1）布氏硬度实验：在布洛维硬度计上测试，压头为直径 5mm 的硬质钢球。把试样置于工作台上，顺时针方向转动旋轮使工作台上升，试样表面慢慢无冲击地与钢球压头接触，继续缓慢转动上升旋轮，使硬度计上的 0 刻度对准基准线，此时试样承受了压杆初始压力。再于 3 秒内平稳地施加主试验力（62.5kg），在总试验力作用下保持 60 秒，然后再在 3 秒内平稳地卸除主试验力。逆时针方向转动旋轮使工作台下降，试样脱离压头，取出试样，然后在读数显微镜（图 17-9）下测量压痕直径，精确到 0.01mm，按下式计算布氏硬度（HB）：

$$HB = \frac{2P}{\pi D \left(D - \sqrt{D^2 - d^2}\right)}$$

式中 P 为载荷（N），D 为压头钢球直径（mm），d 为压痕直径（mm）。

每个试样测试三个点，相互之间距离不少于 10mm，以算术平均值表示该试样的布氏硬度，取 3 位有效数字，并得出标准偏差。

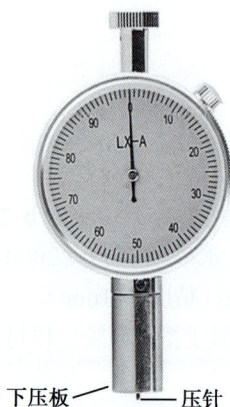

图 17-8　邵氏（A）硬度计

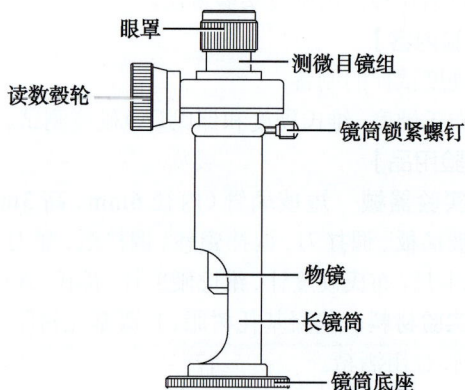

图 17-9　读数显微镜结构示意图

（2）维氏硬度实验：每种材料不少于 3 个试样，在显微维氏硬度计（图 17-10）上进行测试。试样表面要打磨抛光成镜面状。

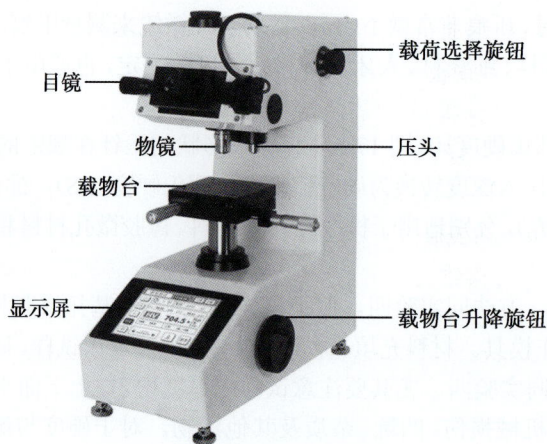

图 17-10　显微维氏硬度计

维氏硬度是指用一个相对面间夹角为 136° 的金刚石正棱锥体压头，在规定载荷 P 作用下压入被测试样表面，保持一定时间后卸除载荷，测量压痕对角线长度 d，进而计算出压痕表面积，最后求出压痕表面积上的平均压力，即为维氏硬度值（HV）。

测试时，将试样抛光面向上放在硬度计的载物台上，旋转载物台升降旋钮使载物台上升，同时在目镜上观察试样表面，直至在目镜内看到清晰的试样表面影像，选择表面没有缺陷的区域作为测试区域，选择载荷选择旋钮，选择载荷为50g，选择载荷停留时间为30秒。按显示屏上的测试按钮，硬度计目镜自动离开，压头自动上位，并对试样表面进行压入。等目镜再次自动上位后，用目镜上的光栅测微计测量压痕的两个对角线长度，以下式计算维氏硬度：

$$HV(MPa) = 0.189\ 1 \times \frac{P}{d^2}$$

上式中P为施加在压头上的负荷（N），d为两个对角线长度平均数。

每个试样表面可以测试3个点，测试点之间应当在试样表面均匀分布，结果以均值表示。

（3）邵氏（A）硬度试验：每组试样测量点数不少于5个，在邵氏（A）硬度计上测试。将硬度计垂直安装在硬度计支架上，按要求分别使读数盘指针指示"100"和"0"，允许最大偏差为±1个邵氏硬度值。把试样置于测定架的试样平台上，平稳而无冲击地使硬度计在规定重锤（邵氏A为1kg）的作用下沿压针轴线方向压在试样上，至下压板（图17-8）与试样完全接触15s后立即读数。在读数度盘上得到的此读数即为所测定的邵氏（A）硬度。更换测试点，重复上述操作。本试验用硅橡胶印模材料试样在邵氏A硬度计上测试，若测得硬度值为50，则表示为H_A50。以一组试样测定值的算术平均值表示邵氏硬度，并计算标准偏差。

【注意事项】

1. 布氏硬度实验

（1）试样上、下面应平行，试验过程中施加的试验力应平稳均匀，不得受到冲击和振动。

（2）在施加初载荷力时，载物台仅允许向上移动，直到初载荷力施加好为止，不准中途退回再向上移动。

（3）必须按规定的测量硬度范围进行试验，以免压头因使用不当而损坏。若不能确定被测试样的硬度范围，应先采用较轻的试验力进行试验。

2. 显微维氏硬度实验

（1）试样上、下面应当平行，不平行的话，压痕投影形状就不是正方形，测定的结果就不准确。如果试样上、下面不平行，可以将试样放在载玻片上，试样底部事先放一些较硬的油泥，然后用压平器对试样加压，使试样表面与载玻片底面平行。最后连同载玻片一起放在硬度计的载物台上测定硬度。

（2）试样表面应当光滑，最好呈镜面状，这样观察的压痕清晰，测量准确。

3. 邵氏硬度实验

（1）压针在自由状态时，表针应指于0°；压针全部压缩时，表针应指100°。

（2）严格避免压针尖与玻璃板强力接触，否则容易损坏针头，而使硬度计表头报废。

（3）硬度计严防摔撞，应保护好压针的外露端部，严防潮湿。

【思考题】 为什么同一个复合树脂试样的显微维氏硬度值变化较大？

【实验报告与评定】

1. 2种义齿基托树脂的布氏硬度。

2. 光固化复合树脂的显微维氏硬度。

3. 硅橡胶印模材料的邵氏（A）硬度。

（赵信义）

参考文献

1. 王嘉德. 口腔医学实验教程. 第3版. 北京：人民卫生出版社，2008

2. 中华人民共和国国家标准GB/T 10623—2008，金属材料，力学性能试验术语

3. 中华人民共和国国家标准GB/T 1041—2008，塑料压缩性能试验

4. 中华人民共和国国家标准GB/T 1043—2008，塑料简支梁冲击试验方法

5. 中华人民共和国国家标准 GB/T 7314—2017，金属材料室温压缩试验方法

6. 中华人民共和国医药行业标准 YY 1026—1999，齿科材料，银合金粉

7. 中华人民共和国医药行业标准 YY 0462—2003，牙科石膏产品

8. 中华人民共和国医药行业标准 YY 0270—2003，牙科学，义齿基托聚合物

9. 中华人民共和国医药行业标准 YY 1027—2001，齿科藻酸盐印模材料

10. 中华人民共和国医药行业标准 YY 0269—2009，牙科正畸托槽粘接材料

11. 中华人民共和国医药行业标准 YY 1070—2008，牙科基托/模型蜡

12. 中华人民共和国医药行业标准 YY 1042—2011，牙科学，聚合物基修复材料

13. 中华人民共和国医药行业标准 YY/T 0519—2009，牙科材料与牙齿结构粘接的测试

14. HIDEHIKO Sano，TSUNEKAZU Shono，HIDEKAZU Sonoda，et al. Relationship between surface area for adhesion and tensile bond strength-Evaluation of a micro tensile bond test. Dent Mater，1994，10：236

学习笔记

附录 口腔材料生物相容性临床前评价与试验项目选择指南

接触部位	接触时间	第一组	第二组								第三组		
		细胞毒性	急性全身毒性-经口途经	急性全身毒性-吸入途径	亚慢性全身毒性-经口途径	皮肤刺激及皮内反应	致敏	亚慢性全身毒性-吸入途径	遗传毒性	植入后局部反应	牙髓及牙本质应用	盖髓	根管内应用
与表面接触的器械	≤24h	X		X		X	X						
	>24h～30d	X		X	X	X	X	X					
	>30d	X		X	X	X	X	X	X				
外部接入器械	≤24h	X	X	X		X					X		
	>24h～30d	X		X	X	X	X	X		X	X		
	>30d	X		X	X	X	X	X	X	X	X		
植入器械	≤24h	X				X						X	X
	>24h～30d	X			X	X				X		X	X
	>30d	X			X	X	X			X		X	X

注：X 表示应考虑评价的试验

中英文名词对照索引

F

G

K

P

Q

R

Y

Z